Siam

Kodierleitfaden für die Psychiatrie und Psychosomatik 2026

Für Jule, Franco, Alex und Anja:
Danke für euer Engagement und euren unermüdlichen Einsatz!

Kodierleitfaden für die Psychiatrie und Psychosomatik 2026

von
Dr. Kristina Siam

15. Auflage 2026

medhochzwei

Anschrift des Autors:
Dr. Kristina Siam
Universitätsklinikum Münster
Geschäftsbereich Operatives Medizincontrolling
Niels-Stensen-Str. 8
48149 Münster

Bibliografische Information der Deutschen Nationalbibliothek
Die Deutsche Nationalbibliothek verzeichnet diese Publikation in der Deutschen Nationalbibliografie; detaillierte bibliografische Daten sind im Internet über http://dnb.d-nb.de abrufbar.

Bei der Herstellung des Werkes haben wir uns zukunftsbewusst für umweltverträgliche und wiederverwertbare Materialien entschieden. Der Inhalt ist auf elementar chlorfreiem Papier gedruckt.

ISBN 978-3-98800-224-2
ISBN eBook: 978-3-98800-225-9

Alte Eppelheimer Str. 42/1
69115 Heidelberg
E-Mail: info@medhochzwei-verlag.de
Web: www.medhochzwei-verlag.de

Satz: Reemers Publishing Services GmbH, Krefeld
Umschlaggestaltung: kreativmedia KONZEPTION & DESIGN, Hückelhoven
Titelbild: Florian Augustin/Shutterstock.com
Druck: ADverts printing house, Dzelzavas Str. 124, Riga, LV-1021, Latvia
A001

Vorwort

Seit dem 01.01.2019 sind mittlerweile alle psychiatrischen, psychosomatischen und kinder- und jugendpsychiatrischen Krankenhäuser verpflichtet, auf Grundlage des PEPP-Entgeltsystems abzurechnen.

Mit dem neuen Entgeltsystem ist die Dokumentation im Rahmen der Abrechnung im Vergleich zu Zeiten, als noch über tagesgleiche Pflegesätze abgerechnet wurde, deutlich komplexer geworden. Eine vollständige und korrekte Dokumentation erbrachter Leistungen bildet jedoch im neuen Vergütungssystem auch zukünftig bei weiterer Ausgestaltung des Entgeltsystems als Budgetsystem die Grundlage für die Abrechnung im Einzelfall.

Die Dokumentation stellt dabei insbesondere auch unter Berücksichtigung der Tatsache, dass die Klassifikationssysteme und das Vergütungssystem jährlich weiterentwickelt werden, eine große Herausforderung für die betroffenen Fachabteilungen und Krankenhäuser dar. Kenntnisse über die Klassifikationssysteme in ihrer jeweils aktuellen Version, aber auch über die zahlreichen darüber hinaus relevanten Richtlinien sind dafür unabdingbar.

Immer wieder kommen dabei neue Herausforderungen hinzu, wie die Konfrontation mit Rechnungsprüfungen oder Änderungen der rechtlichen Rahmenbedingungen.

Dieser Kodierleitfaden soll helfen, einen Überblick über die komplexen Zusammenhänge von Diagnosekodes, Prozedurenschlüssel und den in Psychiatrie und Psychosomatik relevanten Richtlinien zu bekommen, und damit die mit der Dokumentation und Kodierung betrauten Mitarbeiter bei ihrer täglichen Arbeit zu unterstützen.

Münster, Januar 2026

Dr. Kristina Siam

Inhaltsverzeichnis

Auf die für Psychiatrie und Psychosomatik relevanten Änderungen 2026 wird insbesondere auf folgenden Seiten eingegangen:

1 Das Pauschalierende Entgeltsystem in Psychiatrie und Psychosomatik (PEPP)

1.1 Vom Fall zum Erlös

Mit dem Krankenhausfinanzierungsreformgesetz (KHRG)[1] wurde im Jahr 2009 die Einführung eines durchgängigen, leistungsorientierten und pauschalierenden Vergütungssystems auf der Grundlage tagesbezogener Entgelte für die Einrichtungen der Psychiatrie und Psychosomatik bestimmt. Erste Krankenhäuser rechnen bereits seit 2013 über das neue Vergütungssystem und damit nicht mehr über tagesgleiche Pflegesätze wie zuvor ab.

Das mittlerweile in allen Einrichtungen der Psychiatrie und Psychosomatik etablierte Vergütungssystem wird als PEPP-Entgeltsystem bezeichnet. Die Abkürzung PEPP steht dabei für **P**auschalierendes **E**ntgeltsystem für **P**sychiatrie und **P**sychosomatik. Dabei handelt es sich um eine Systematik, mit deren Hilfe Behandlungsfälle anhand von bestimmten Parametern zu Gruppen zusammengefasst werden. Die Bezeichnung PEPP steht dabei nicht nur für das Entgeltsystem im Allgemeinen, sondern auch für die einzelne Fallgruppe. Die im jeweiligen System vorhandenen Fallgruppen sind im sog. Entgeltkatalog aufgeführt, der auf der Internetseite des Instituts für das Entgeltsystem im Krankenhaus (InEK) unter www.g-drg.de veröffentlicht ist.

Jeder Behandlungsfall wird anhand eines komplexen Algorithmus genau einer PEPP-Pauschale zugeordnet – unabhängig davon, ob eine Behandlung nur in einer oder ggf. in unterschiedlichen psychiatrischen und psychosomatischen Fachabteilungen eines Krankenhauses erfolgte. Bei einer Verlegung im selben Krankenhaus in einen anderen Entgeltbereich – beispielsweise durch die Verlegung in eine somatische Fachabteilung – wird

1 Gesetz zum ordnungspolitischen Rahmen der Krankenhausfinanzierung ab dem Jahr 2009 (Krankenhausfinanzierungsreformgesetz – KHRG). Online: http://www.bgbl.de/xaver/bgbl/start.xav?startbk=Bundesanzeiger_BGBl&jumpTo=bgbl109s0534.pdf [abgerufen am 31.12.2025].

jedoch dort ein eigener Fall generiert; die Abrechnung in der Somatik erfolgt dann unabhängig vom psychiatrischen oder psychosomatischen Fall über das DRG-Entgeltsystem. Die Ermittlung der PEPP in Psychiatrie und Psychosomatik erfolgt automatisiert über eine sog. Grouper-Software.

Einfluss auf die Zuordnung eines Falls zu einer PEPP können insbesondere folgende Parameter haben:

- Diagnosen, verschlüsselt über ICD-Kodes nach der jeweils gültigen Version der ICD-10-GM
- Leistungen, verschlüsselt über OPS-Kodes nach der jeweils gültigen Version des OPS, inkl. Leistungsdatum
- das Alter des Patienten oder der Patientin
- der Aufnahmegrund (voll-, teilstationäre oder stationsäquivalente Behandlung)
- die Fachabteilung, in der die Patientin oder der Patient behandelt wird.

Im Entgeltkatalog finden sich keine Eurobeträge für jede PEPP, sondern sog. Bewertungsrelationen. Diese tagesbezogenen Bewertungsrelationen bilden die Grundlage für die Ermittlung des Rechnungsbetrages im Einzelfall. Die Höhe der Bewertungsrelation innerhalb einer PEPP und damit die tagesbezogene Bewertung richtet sich nach der Anzahl der Berechnungstage eines Falls. In Abrechnung gebracht wird dabei immer eine einheitliche Bewertungsrelation je Tag für jeden Berechnungstag.

Berechnungstage sind der Aufnahmetag sowie jeder weitere Tag des Krankenhausaufenthalts bzw. bei stationsäquivalenter Behandlung Tage mit direktem Patientenkontakt inklusive des Verlegungs- oder Entlassungstages aus dem Krankenhaus bzw. der stationsäquivalenten Behandlung; wird ein Patient am gleichen Tag – gegebenenfalls auch mehrfach – aufgenommen und verlegt oder entlassen, gilt dieser Tag als Aufnahmetag und zählt als ein Berechnungstag.

Vollständige Kalendertage der Abwesenheit, die während eines Behandlungsfalles anfallen, sind keine Berechnungstage. Zwischen Beurlaubungen und sozialen Belastungserprobungen im Rahmen des therapeutischen Konzepts wird dabei in den Abrechnungsbestimmungen kein Unterschied gemacht.

Einfluss auf die Anzahl der Berechnungstage können ferner Verlegungen zwischen unterschiedlichen Entgeltbereichen im gleichen Krankenhaus haben. Wird eine Patientin oder ein Patient aus dem Geltungsbereich der Psychiatrie/Psychosomatik (Einrichtung im Geltungsbereich des § 17d KHG) im selben Krankenhaus in den Geltungsbereich der Somatik (Einrichtung im Geltungsbereich des § 17b KHG) verlegt, so gilt der Verlegungstag nicht als Berechnungstag, um eine Doppelabrechnung zu verhindern. Hintergrund ist die Tatsache, dass im PEPP-System ohne diese Regelung der Verlegungstag einen Berechnungstag darstellen würde, der als Aufnahmetag im DRG-System dann erneut zur Abrechnung käme. Gleiches gilt bei Verlegungen innerhalb von Psychiatrie/Psychosomatik bei Verlegungen zwischen teil- und vollstationärer Behandlung am selben Tag.

In vielen PEPPs resultiert bei einer geringeren Anzahl an Berechnungstagen eine höhere Bewertungsrelation pro Tag als bei einer höheren Anzahl an Berechnungstagen. Dieser Umstand wird auch als sog. degressive Vergütung bezeichnet und resultiert aus Analyseergebnissen des InEK bei der Weiterentwicklung des PEPP-Systems, die ergeben haben, dass die durchschnittlichen Kosten pro Tag bei kürzeren Aufenthalten höher sind als bei längerer Verweildauer.

Die Entgelthöhe je Tag ergibt sich aus dem Produkt der maßgeblichen Bewertungsrelation aus dem Entgeltkatalog und dem sog. Basisentgeltwert. Der Basisentgeltwert ist dabei krankenhausindividuell und ergibt sich aus dem zwischen dem jeweiligen Krankenhaus und den Kostenträgern verhandelten Budget sowie den im Rahmen der Budgetverhandlung zugrunde gelegten Leistungen. Die resultierende Entgelthöhe je Tag multipliziert mit der Anzahl der Berechnungstage ergibt den PEPP-Erlös für den jeweiligen Behandlungsfall.

Die Berechnung des PEPP-Erlöses soll anhand von zwei Beispielen erläutert werden, die sich beide auf den in der folgenden Tabelle dargestellten Auszug aus dem Entgeltkatalog beziehen:

PEPP	Bezeichnung	Anzahl Berechnungstage / Vergütungsklasse	Bewertungsrelation je Tag
PA02D	Psychische und Verhaltensstörungen durch psychotrope Substanzen, Alter < 65 Jahre, ohne komplizierende Konstellation, ohne Heroinkonsum oder intravenösen Gebrauch sonstiger Substanzen, ohne Qualifizierten Entzug ab mehr als 14 Behandlungstagen	1	1,3622
		2	1,2464
		3	1,1820
		4	1,1475
		5	1,1067
		6	1,0845
		7	1,0733
		8	1,0621
		9	1,0509
		10	1,0397
		11	1,0285
		12	1,0173
		13	1,0061
		14	0,9949
		15	0,9837
		16	0,9725
		17	0,9613

Quelle: Auszug aus dem PEPP-Entgeltkatalog 2026.[2]

2 GKV-SV/PKV/DKG: Anlage 1a der Vereinbarung über die pauschalierenden Entgelte für die Psychiatrie und Psychosomatik 2026 – PEPPV 2026. 2025.

Beispiel 1

Vollstationäre Aufnahme in die Erwachsenenpsychiatrie:	1.1.2026
Vollstationäre Entlassung aus der Erwachsenenpsychiatrie:	5.1.2026
PEPP-Eingruppierung:	PA02D
Anzahl Berechnungstage:	5
Krankenhausindividueller Basisentgeltwert:	240,00 €

Aus der Anzahl der Berechnungstage ergibt sich im ersten Beispiel die Vergütungsklasse 5 mit einer Bewertungsrelation von 1,1067 pro Tag. Diese multipliziert mit dem angenommenen Basisentgeltwert ergeben einen PEPP-Erlös pro Tag in Höhe von:

1,1067 × 240,00 € = 265,61 €

Daraus ergibt sich für den Gesamtaufenthalt ein PEPP-Erlös in Höhe von: 265,61 € × 5 = 1.328,05 €

Beispiel 2

Vollstationäre Aufnahme in die Erwachsenenpsychiatrie:	1.1.2026
Vollstationäre Entlassung aus der Erwachsenenpsychiatrie:	25.1.2026
PEPP-Eingruppierung	PA02D
Anzahl Berechnungstage	25
Krankenhausindividueller Basisentgeltwert	240,00 €

Aus der Anzahl der Berechnungstage ergibt sich im zweiten Beispiel die Vergütungsklasse 17, da die Anzahl der Berechnungstage in diesem Fall die letzte im Katalog ausgewiesene Vergütungsklasse übersteigt; damit ist für die Berechnungen die letzte, im Katalog ausgewiesene Bewertungsrelation heranzuziehen. Der PEPP-Erlös pro Tag berechnet sich damit aus:

0,9613 × 240,00 € = 230,71 €

Daraus ergibt sich für den Gesamtaufenthalt ein PEPP-Erlös in Höhe von: 230,71 € × 25 = 5.767,75 €

Neben den bundeseinheitlich bewerteten, im Entgeltkatalog mit einer Bewertungsrelation ausgewiesenen PEPPs existieren darüber hinaus sog. unbewertete PEPPs, deren Entgelthöhe im Rahmen der Budgetverhandlungen zwischen individuellem Krankenhaus und Kostenträgern vereinbart werden müssen.

Zusätzlich zum PEPP-Erlös können Krankenhäuser – bei entsprechender Leistungserbringung – Entgelte für Ergänzende Tagesentgelte (ET), Zusatzentgelte (ZP) und Neue Untersuchungs- und Behandlungsmethoden (NUB) in Rechnung stellen:

Ergänzende Tagesentgelte sind wie die PEPPs mit Bewertungsrelationen hinterlegt und bilden hoch aufwendige Leistungen in Psychiatrie und Psychosomatik, wie beispielsweise lange 1:1-Betreuungszeiten bei Erwachsenen und auch bei Kindern und Jugendlichen, ab. Die Entgelthöhe je Tag wird auch hier wie bei den PEPPs durch Multiplikation der ausgewiesenen Bewertungsrelation mit dem krankenhausindividuellen Basisentgeltwert ermittelt. Entgelte für ergänzende Tagesentgelte können zusätzlich zu den PEPP-Erlösen in Rechnung gestellt werden.

Weitere additive Vergütungselemente im PEPP-System stellen Zusatzentgelte und NUBs dar. Zusatzentgelte können für bestimmte, ebenfalls im Entgeltkatalog aufgeführte teure Leistungen zur Abrechnung gebracht werden wie für die Durchführung von Elektrokonvulsionstherapien (EKT) oder repetitiven transkraniellen Magnetstimulationen (rTMS). Darüber hinaus existieren zahlreiche Zusatzentgelte für teure, üblicherweise in der Psychiatrie/Psychosomatik selten vorkommende Therapien mit teuren Medikamente. Das bis einschließlich 2025 etablierte Zusatzentgelt für die intramuskuläre Gabe von Paliperidon wurde 2026 gestrichen.

Eine vollständige Auflistung der für das Jahr 2026 relevanten Zusatzentgelte findet sich ebenfalls im Entgeltkatalog.[3] Die sog. bewerteten Zusatzentgelte sind im Entgeltkatalog mit einem Eurowert bepreist, während die unbewerteten Leistungen wie-

3 GKV-SV/PKV/DKG: Anlagen 3 und 4 der Vereinbarung über die pauschalierenden Entgelte für die Psychiatrie und Psychosomatik 2026 – PEPPV 2026. 2025.

derum zwischen Krankenhäusern und Kostenträgern vereinbart werden müssen.

NUBs stellen zeitlich befristete Entgelte für Neue Untersuchungs- und Behandlungsmethoden dar. Sie spielen in Psychiatrie und Psychosomatik bisher eher eine untergeordnete Rolle. Für 2020 konnten für entsprechende Leistungen erstmals bis zum 31.10. des Vorjahres Anfragen, ob die neue Methode mit den bereits vereinbarten Entgelten und Zusatzentgelten sachgerecht abgerechnet werden kann, beim InEK gestellt werden, die dann bis Ende Januar 2020 mit einem Status versehen wurden. Abhängig vom vergebenen Status können auch für NUBs Entgelte im Rahmen von Budgetverhandlungen zwischen Krankenhaus und Kostenträgern verhandelt werden. Beispielhaft sei hier das NUB für die intranasale Gabe von Esketaminhydrochlorid genannt. Die Beantragung Neuer Untersuchungs- und Behandlungsmethoden muss jedes Jahr neu zur genannten Frist erfolgen. Eine Aufstellung der aktuell beantragten und mit einem Status versehenen NUBs findet sich auf der Seite des Instituts für das Entgeltsystem im Krankenhaus unter www.g-drg.de.

1.2 PEPP-Notation

Das aktuelle PEPP-System besteht – unverändert zu den letzten Jahren – aus 85 PEPPs. Diese bilden vollstationäre, teilstationäre oder Leistungen im Rahmen einer stationsäquivalenten Behandlung ab.

Die Möglichkeit einer stationsäquivalenten Behandlung als eine neue Form der Krankenhausbehandlung wurde 2017 mit dem Gesetz zur Weiterentwicklung der Versorgung und der Vergütung für psychiatrische und psychosomatische Leistungen (PsychVVG)[4] eingeführt. Die stationsäquivalente psychiatrische

4 Gesetz zur Weiterentwicklung der Versorgung und der Vergütung für psychiatrische und psychosomatische Leistungen (PsychVVG). Online: http://www.bgbl.de/xaver/bgbl/start.xav?startbk=Bundesanzeiger_BGBl&jumpTo=bgbl116s2986.pdf [abgerufen am 31.12.2025].

Behandlung umfasst demnach eine psychiatrische Behandlung im häuslichen Umfeld durch mobile, ärztlich geleitete multiprofessionelle Behandlungsteams. Sie soll hinsichtlich der Inhalte sowie der Flexibilität und Komplexität der Behandlung einer vollstationären Behandlung entsprechen.

Eine PEPP besteht immer aus fünf Zeichen. Die ersten beiden Zeichen geben Auskunft über die sog. Strukturkategorie. Die Strukturkategorie wird über den Aufnahmegrund (teilstationär, vollstationär oder stationsäquivalente Behandlung) sowie über die vornehmlich behandelnde Fachabteilung (Kinder- und Jugendpsychiatrie/-psychosomatik, Erwachsenenpsychiatrie oder Psychosomatik) definiert.

Kinder werden bis auf wenige Ausnahmen (Fehler-PEPP, Prä-PEPP) immer der Kategorie Kinder- und Jugendpsychiatrie zugeordnet.

Eine Besonderheit stellen Fehler-PEPPs und PEPPs der sog. Prä-Strukturkategorie dar.

Fehler-PEPPs bilden ungültige Informationen ab.

Eine Fehler-PEPP kann beispielsweise durch eine unvollständige Dokumentation der Parameter, die der Grouper zwingend für die Weiterverarbeitung benötigt, oder aber auch durch relevante Kodierfehler insbesondere im Bereich der Prozedurenschlüssel resultieren. Fehler-PEPPs beginnen immer mit den beiden Buchstaben „PF" und müssen vom Krankenhaus zwingend vor der Abrechnung mit den Kostenträgern korrigiert werden.

Die Prä-Strukturkategorie dient der Identifikation besonders kostenintensiver Fälle. PEPPs dieser Strukturkategorie werden beispielsweise Behandlungsfälle mit besonders hoher Behandlungsintensität wie langen oder häufigen 1:1-Betreuungszeiten zugeordnet.

Entsprechend der beschriebenen Systematik ergeben sich damit folgende Strukturkategorien:

- Teilstationär
  - Kinder- und Jugendpsychiatrie/-psychosomatik: TK
  - Psychosomatik: TP
  - Allgemeine Psychiatrie: TA
- Stationsäquivalente Behandlung
  - Kinder- und Jugendpsychiatrie/-psychosomatik: QK
  - Allgemeine Psychiatrie: QA
- Vollstationär
  - Prä-Strukturkategorie: P0
  - Kinder- und Jugendpsychiatrie/-psychosomatik: PK
  - Psychosomatik: PP
  - Allgemeine Psychiatrie: PA
  - Fehler-PEPP: PF

Innerhalb einer Strukturkategorie – mit Ausnahme von Fehler-PEPPs, Prä-PEPPs und PEPPs zur Abbildung einer stationsäquivalenten Behandlung – werden die Behandlungsfälle anhand ihrer Hauptdiagnose einer Diagnosegruppe (dritte und vierte Stelle der fünfstelligen PEPP, ausschließlich Ziffern) zugeordnet. Mögliche Diagnosegruppen sind – ähnlich der Systematik in der ICD-10-GM – affektive Störungen, psychische Störungen durch psychotrope Substanzen oder auch Schizophrenien. Die ersten vier Zeichen einer PEPP werden als sog. Basis-PEPP bezeichnet und bilden damit – bis auf wenige Ausnahmen – innerhalb einer Strukturkategorie Behandlungsfälle mit ähnlichen Diagnosekodes ab. Über die letzte Stelle, wiederum einem Buchstaben, erfolgt schließlich innerhalb der Basis-PEPP eine Unterscheidung nach unterschiedlichen Aufwänden. Derzeit gibt es bis zu vier Differenzierungen:

- A: höchster Ressourcenverbrauch
- B: zweithöchster Ressourcenverbrauch

- C: dritthöchster Ressourcenverbrauch
- D: vierthöchster Ressourcenverbrauch

Relevante Parameter für die Zuordnung zu einer dann abrechenbaren PEPP können dabei sein:

- Bestimmte Hauptdiagnose
- Ausgewählte somatische oder psychiatrische Nebendiagnosen
- Alter
- Bestimmte Prozeduren

Nicht bei allen Basis-PEPPs erfolgt eine weitere Differenzierung nach Aufwand. Diese PEPPs werden an letzter Stelle mit einem Z notiert.

Die Notation PA04A (Affektive, neurotische, Belastungs-, somatoforme und Schlafstörungen, Alter > 84 Jahre oder mit komplizierender Diagnose und Alter > 64 Jahre oder mit komplizierender Konstellation oder mit hoher Therapieintensität) steht damit für „Vollstationär, Allgemeine Psychiatrie, Diagnosegruppe Affektive Störungen, höchster Ressourcenverbrauch“.

1.3 Bedeutung von Kodierung und Dokumentation im neuen Entgeltsystem

Mit der Einführung des neuen Entgeltsystems hat sich die Abrechnung stationärer Behandlungsfälle in Psychiatrie und Psychosomatik grundlegend geändert. Während im alten Vergütungssystem bei Abrechnung über tagesgleiche Pflegesätze insbesondere die Verweildauer eines Behandlungsfalls Einfluss auf den Rechnungsbetrag nehmen konnte, spielt innerhalb des PEPP-Systems die Kodierung von Diagnosen und Leistungen eine zentrale Rolle. Mit der Dokumentation und Kodierung wird im neuen Vergütungssystem die Rechnung geschrieben.

Entsprechende Angaben insbesondere zu Diagnosen und Prozeduren sind dabei unter Berücksichtigung der einschlägigen Regelwerke zu dokumentieren und zu erfassen. Zu den relevanten Regelwerken gehören:

- Die Klassifikationssysteme zur Abbildung der Diagnosen (ICD-10-GM) und Prozeduren (OPS)
- Die Deutschen Kodierrichtlinien Psychiatrie/Psychosomatik (DKR-Psych)
- Die Vereinbarung zum pauschalierenden Entgeltsystem für psychiatrische und psychosomatische Einrichtungen
- Die Eingruppierungsempfehlungen zur Einstufung nach PPP-RL

Zwar verhandeln Krankenhäuser und Kostenträger weiterhin jährlich ein Budget. Die Abrechnung im Einzelfall stellt jedoch einen Abschlag auf das vereinbarte Budget dar und wird durch die Dokumentation und Kodierung bestimmt. Gelingt es einem Krankenhaus nicht, durch entsprechende Abrechnungen im Einzelfall das vereinbarte Budget zu erreichen, fließt zwischen Kostenträgern und Krankenhaus letztlich weniger Geld als ursprünglich vereinbart.

Einfluss können an dieser Stelle insbesondere durch Kostenträger initiierte Rechnungsprüfungen nehmen. Rechnungskürzungen im Nachgang können mit dazu beitragen, dass ein ursprünglich zwischen Krankenhaus und Kostenträgern vereinbartes Budget durch die tatsächlich geflossenen Erlöse nicht erreicht werden kann (vgl. auch Kapitel 8). Damit spielt auch unter dem Gesichtspunkt von möglichen Rechnungsprüfungen, die mit Einführung des PEPP-Entgeltsystems in den meisten Krankenhäusern zugenommen haben dürften, die Dokumentation eine entscheidende Rolle.

Im Rahmen der Budgetverhandlungen vor Ort können neben zahlreichen anderen Faktoren auch Veränderungen von Art und Menge der Leistungen des Krankenhauses von Bedeutung sein.

Auch in diesem Zusammenhang entfalten Dokumentation und Kodierung damit eine Relevanz.

Nicht zuletzt sei an dieser Stelle betont, dass es sich beim PEPP-System um ein lernendes System handelt. Die jährliche Weiterentwicklung basiert auf den Leistungsdaten aller deutschen Krankenhäuser sowie zusätzlich auf weiteren umfangreichen Datenlieferungen der sog. Kalkulationskrankenhäuser, die neben ihren Leistungsdaten beispielsweise auch Angaben zu fall- und tagesbezogenen Kosten ans InEK liefern. Die PEPP-Version wird damit immer auf Grundlage von zwei Jahre alten Daten kalkuliert. Eine sachgerechtere Abbildung von Leistungen kann damit nur dann erreicht werden, wenn die der Weiterentwicklung des Systems zugrundeliegenden Daten vollständig und korrekt sind. Auch dies kann nur durch eine entsprechend gute Dokumentation und Kodierung insbesondere in den sog. Kalkulationshäusern erreicht werden.

1.4 Relevante Änderungen für 2026 im PEPP-System

Nachdem bereits im Vorjahr nach den „Coronajahren" eine zum Zwecke der Weiterentwicklung des Entgeltsystems ausreichend belastbare Datengrundlage vorgelegen hatte, konnte auch für 2026 eine vollständige Neubewertung aller PEPP-Bewertungsrelationen auf Basis aktueller Daten erfolgen. Auch die Ergänzenden Tagesentgelte sowie die Zusatzentgelte konnten neu bewertet werden.

Die klassifikatorischen Veränderungen blieben auch für 2026 – nicht zuletzt auch bedingt durch die weiterhin verhaltene Beteiligung am Vorschlagsverfahren zur Weiterentwicklung des PEPP-Systems – überschaubar.

Wie bereits in den vergangenen Jahren wurde die Abbildung von COVID-19 (Sekundärkode U07.1!) vom InEK überprüft. Für die Mehrheit der Fälle zeigte sich die höhere Eingruppierung aufgrund der Diagnose U07.1! nicht mehr gerechtfertigt, so dass die Bedingung „COVID-19" aus zahlreichen Splittbedingungen gestrichen wurde. Lediglich innerhalb der Basis-PEPPs PA04, PK02 und PP04 bleibt sie im System 2026 erhalten.

Ferner werden 2026 Behandlungsfälle mit Multisystemischem Entzündungssyndrom in Verbindung mit COVID-19 (ICD-Kode U10.9-) sowie Behandlungsfälle mit psychotischer Störung durch bestimmte Substanzen wie Cannabinoide, Kokain oder Opiate innerhalb des PEPP-Systems aufgewertet.

Die stationsäquivalente Behandlung konnte weiterhin nicht bundeseinheitlich bewertet werden.

Die Anzahl der Zusatzentgelte hat sich von 136 auf 146 erhöht. Von den Veränderungen im Bereich der Zusatzentgelte sind insbesondere in Psychiatrie und Psychosomatik eher seltener eingesetzte Zytostatika und Antikörper betroffen.

Nachdem in den vergangenen Jahren im Vorschlagsverfahren zum Thema Depot-Antipsychotika regelmäßig Vorschläge insbesondere zur Etablierung – neben Paliperidon – weiterer Zusatzentgelte für andere antipsychotisch wirksame Depotpräparate eingereicht worden waren und die Ungleichbehandlung der Wirkstoffe immer wieder thematisiert und diskutiert wurde, erfolgte für 2026 eine eingehende Analyse des Sachverhaltes durch das InEK. Dabei zeigte sich, dass die Voraussetzungen für die Etablierung bzw. Beibehaltung des Zusatzentgeltes für Paliperidon nicht mehr gegeben waren. Damit wurde das seit 2014 existierende unbewertete Zusatzentgelt für die Gabe von Paliperidon (ZE20xx-26) für 2026 gestrichen.[5]

Die Bepreisung der Zusatzentgelte für Elektrokonvulsionstherapien sowie repetitive transkranielle Magnetstimulationen wurde sowohl für die Grundleistungen als auch für die Therapiesitzungen neu kalkuliert. Für die Elektrokonvulsionstherapien resultiert

5 Institut für das Entgeltsystem im Krankenhaus: Abschlussbericht Weiterentwicklung des pauschalierenden Entgeltsystems für Psychiatrie und Psychosomatik (PEPP) für das Jahr 2026. 2025.

aufgrund geänderter Stichprobenzusammensetzung sowie aufgrund von Personalkostenanstiege ein Anstieg der durchschnittlichen Kosten (+3,45 % für die Grundleistung und +4,40 % für die Therapiesitzung). Bei den repetitiven transkraniellen Magnetstimulationen zeigt sich bei Zunahme der Leistungserbringung für die Therapiesitzungen ein leichter Rückgang der durchschnittlichen Kosten (–2,27 %). Für die Grundleistung resultiert mit 126,49 € ein im Vergleich zum Vorjahr höheres Entgelt (+3,37 %).

Insgesamt kann für 2026 von einem weitgehend stabilen System gesprochen werden.

2 Die Deutschen Kodierrichtlinien für die Psychiatrie/Psychosomatik (DKR-Psych)

2.1 Bedeutung der Kodierrichtlinien bei der Abrechnung nach dem neuen Entgeltsystem

Mit Einführung des neuen Vergütungssystems war es notwendig, dass für die Kodierung von Diagnosen und Prozeduren feste Regeln eingeführt wurden, um so in einem System, in dem durch die Dokumentation und Kodierung letztlich die Rechnung geschrieben wird, zu gewährleisten, dass über die einheitliche Anwendung der Diagnosen- und Prozedurenklassifikationen vergleichbare Krankenhausfälle gleichen PEPP-Entgelten zugeordnet werden können. Kodierrichtlinien im Rahmen der stationären Abrechnung sind insbesondere auch deshalb notwendig, da – anders als in der ambulanten Versorgung – die Nutzung von sog. Zusatzkennzeichen zur Angabe der Diagnosesicherheit nicht verwendet werden dürfen. Während damit in der ambulanten Abrechnung über Kennzeichen wie

V – Verdachtsdiagnosen bzw. auszuschließende Diagnose

Z – (symptomloser) Zustand nach der betreffenden Diagnose

A – ausgeschlossene Diagnose

dargestellt werden kann, dass es sich nicht um gesicherte Diagnosen handelt, ist dies im stationären Setting nicht möglich, sodass Regelungen vorgegeben werden müssen, wie entsprechende Sachverhalte abzubilden sind.

Damit wurden erstmals für das Jahr 2010 verbindliche Regelungen in Form der Deutschen Kodierrichtlinien für die Psychiatrie und Psychosomatik (DKR-Psych)[5] verpflichtend eingeführt. Auch die bestehenden Klassifikationssysteme (ICD-10-GM und

5 DKG/GKV-SV/PKV/InEK: Deutsche Kodierrichtlinien für die Psychiatrie/Psychosomatik (DKR-Psych) Version 2026. 2025.

OPS) enthalten bereits Vorgaben zur Verschlüsselung von Diagnosen und Prozeduren (vgl. Kapitel 3 und 4). Für den Fall, dass zwischen den Hinweisen zur Nutzung der Klassifikationssysteme (ICD-10-GM und OPS) und den DKR-Psych Widersprüche bestehen, haben die Kodierrichtlinien Vorrang.

Beim Lesen der Richtlinien könnte man auf den ersten Blick den Eindruck gewinnen, dass doch alle bisherigen Kodiergewohnheiten beibehalten werden können und somit keine besonderen Anpassungen bei der Vergabe von Diagnosen und Prozeduren notwendig sind. Dies ist nur bedingt richtig. Einige Vorgaben der Deutschen Kodierrichtlinien können dazu führen, dass im Rahmen der Abrechnung nach dem PEPP-Entgeltsystem in einzelnen Konstellationen von einer „intuitiv" vorgenommenen Kodierung abgewichen werden muss. Dies betrifft insbesondere:

- Die Reihenfolge von Haupt- und Nebendiagnose(n)
- Die Dokumentation medizinisch relevanter Nebendiagnosen, die für die Abrechnung dann aber nicht an die Kostenträger übermittelt werden dürfen
- Die Berücksichtigung somatischer Diagnosen, die im PEPP-Entgeltsystem an Bedeutung gewonnen haben

Die Verantwortung für die Vergabe von Diagnosen liegt eindeutig bei der ärztlichen Berufsgruppe. Auch die Verantwortung, dass die Diagnosen, die erhobenen Befunde und die Dokumentation konsistent zueinander sind, liegt in ärztlicher Verantwortung. Dies geht explizit aus der Kodierrichtlinie PD001 hervor. Dies bedeutet aber nicht, dass Teilaufgaben bei der Ermittlung der Diagnosen nicht an andere Berufsgruppen delegiert werden dürfen. Genau diese Aufgabe übernehmen mittlerweile auch in vielen psychiatrischen und psychosomatischen Kliniken und Fachabteilungen Kodierfachkräfte.

Die folgenden Ausführungen stellen die wichtigsten Vorgaben der Kodierrichtlinien dar.

2.2 Einfluss der Kodierrichtlinien auf die Auswahl der Diagnosekodes

Die Kodierrichtlinien in Psychiatrie und Psychosomatik bestimmen nicht nur die Reihenfolge der Diagnosekodierung und damit, welche Diagnose als Haupt- und welche Diagnose(n) als Nebendiagnose zu verschlüsseln sind. Auch die Auswahl der Diagnosekodes wird durch sie bestimmt.

Grundsätzlich ist immer so spezifisch wie möglich zu verschlüsseln. „Sonstige" und „nicht näher bezeichnete" Schlüsselnummern bezeichnen Resteklassen und sind immer nur dann anzugeben, wenn keine spezifischere Klassifizierung möglich ist. Dabei ist die Resteklasse „sonstige" (in den meisten Konstellationen auf Viersteller-Ebene an der „.8" zu erkennen) nur dann bei der Kodierung zu verwenden, wenn der Krankheitszustand zwar genau bezeichnet werden kann, die Diagnoseklassifikation für die Störung aber keine eigene Differenzierung vorsieht. So ist eine Binge-Eating-Essstörung mit dem Diagnosekode F50.8 (Sonstige Essstörungen) zu kodieren, da innerhalb der ICD-Kategorie F50.- und darüber hinaus kein spezifischerer ICD-Kode zur Abbildung des Krankheitszustands existiert. Im Gegensatz dazu bildet die Resteklasse „nicht näher bezeichnet" (in den meisten Konstellationen auf Viersteller-Ebene an der „.9" zu erkennen) Zustände ab, in denen eine Krankheit zwar mit ihrem Oberbegriff beschrieben werden kann, weitere Informationen zur spezifischeren Abbildung aber nicht vorliegen. Wenn also bekannt wäre, dass eine Essstörung vorliegt, weitere Informationen zur Auswahl eines spezifischen Kodes aber fehlen, wäre in dem angegebenen Beispiel der ICD-Kode F50.9 (Essstörung, nicht näher bezeichnet) zu kodieren.

Auch im Hinblick auf sog. Kombinationsschlüsselnummern regeln die Kodierrichtlinien, dass immer so spezifisch wie möglich zu verschlüsseln ist.

Als Kombinationsschlüsselnummern werden Kodes bezeichnet, die *„zur Klassifikation von zwei Diagnosen oder einer Diagno-*

se mit einer Manifestation oder einer mit ihr zusammenhängenden Komplikation verwendet" werden. Entsprechende Kodes sind dann zu verwenden, wenn diese die vorliegenden diagnostischen Informationen vollständig abbilden. So ist, wenn bei einem Patienten Zwangsgedanken (ICD-Kode F42.0) und Zwangshandlungen (ICD-Kode F42.1) vorliegen, die Kombinationsschlüsselnummer F42.2 (Zwangsgedanken und -handlungen, gemischt) anzugeben, da dieser Kode sämtliche diagnostische Informationen vollständig abbildet.

Das Prinzip der spezifischen Kodierung wird auch bei der Kodierung eines multiplen Substanzgebrauchs verfolgt. Liegt ein Missbrauch unterschiedlicher psychotroper Substanzen in einem Behandlungsfall vor und soll dieser für die Abrechnung abgebildet werden, sind die einzelnen konsumierten Substanzen, wann immer möglich, so genau wie möglich zu verschlüsseln. Existierende Kombinationskodes für multiplen Substanzgebrauch aus der Kategorie F19.- (Psychische und Verhaltensstörungen durch multiplen Substanzgebrauch und Konsum anderer psychotroper Substanzen) sind hingegen nicht zu verwenden, da sie unspezifisch sind und die differenzierte Abbildung von Art und Auswirkung des Konsums unmöglich machen. Kodes der Kategorie F19.- sind nur in folgenden Konstellationen zu verwenden:

- Es kann nicht entschieden werden, welche Substanz die Störung ausgelöst hat.
- Eine oder mehrere der konsumierten Substanzen sind nicht sicher zu identifizieren oder unbekannt.
- Die Substanzaufnahme verläuft chaotisch und wahllos.

Kodes aus F19.- bilden in den oben aufgeführten Konstellationen dabei nicht den multiplen Substanzgebrauch ab, sodass alle bekannten konsumierten Substanzen so spezifisch wie möglich anzugeben sind.

2.3 Die Kodierung der Hauptdiagnose nach den DKR-Psych

Für jeden stationären Behandlungsfall ist für die Abrechnung genau eine Hauptdiagnose zu setzen. Bei Zusammenführung mehrerer Krankenhausaufenthalte zu einem Abrechnungsfall, was nach den geltenden Abrechnungsbestimmungen vorkommen kann, ist auch hier eine Hauptdiagnose zu definieren. Die dabei anzuwendenden Regeln sind ebenfalls im Folgenden aufgeführt.

Die Hauptdiagnose ist definiert als:

Zitat: *Die Diagnose, die nach Analyse als diejenige festgestellt wurde, die hauptsächlich für die Veranlassung des stationären Krankenhausaufenthaltes des Patienten verantwortlich ist.*

Beispiel

33-jähriger Patient mit massivem Verfolgungserleben und Stimmenhören. Es handelt sich um die dritte stationäre Aufnahme. Das Erleben besteht seit drei Monaten, nachdem er zwei Monate zuvor seine neuroleptische Medikation abgesetzt hat.

Hauptdiagnose	Paranoide Schizophrenie
Nebendiagnose	Keine

Der medizinische Zustand, der für die Abrechnung als Hauptdiagnose gewählt wird, muss damit bei Aufnahme vorgelegen und kann sich nicht erst im Verlauf des stationären Aufenthaltes entwickelt haben. Die Diagnose muss jedoch bei Aufnahme noch nicht direkt gestellt worden sein, wenn der Patient sich beispielsweise zunächst mit Symptomen vorstellt, die im weiteren Verlauf dann zur Diagnose führen. Die Hauptdiagnose muss damit auch nicht der Aufnahme- oder Einweisungsdiagnose entsprechen.

In den meisten Fällen in Psychiatrie und Psychosomatik werden Diagnosen aus dem Kapitel „Psychische und Verhaltensstörungen" der ICD-10-GM die Hauptdiagnose stellen. Die Vorgaben in den Kodierrichtlinien können jedoch durchaus auch dazu führen, dass eine Diagnose außerhalb dieses Kapitels als Hauptdiagnose anzugeben ist, wie das folgende Beispiel aus den Kodierrichtlinien zeigt:

Beispiel aus den Deutschen Kodierrichtlinien

Ein Patient wird wegen zunehmender Persönlichkeitsveränderungen (Distanzlosigkeit, Wutausbrüche, Vergesslichkeit, Konzentrationsstörungen, Stimmungsschwankungen) und Kopfschmerzen stationär aufgenommen. Der neurologische Befund und die weiterführende apparative Diagnostik ergeben die Diagnose eines Hirntumors. Es wird eine organische Persönlichkeitsstörung bei Hirntumor diagnostiziert. Der Patient wird drei Tage nach stationärer Aufnahme zur Operation des Hirntumors in die Neurochirurgie verlegt. Eine umfassende psychologisch-psychiatrische Persönlichkeitsdiagnostik wurde nicht durchgeführt.

Hauptdiagnose	Hirntumor
Nebendiagnose	Organische Persönlichkeitsstörung

Der Begriff „nach Analyse" bezeichnet die Evaluation der Befunde am Ende des stationären Aufenthaltes. Damit sind auch Befunde, die möglicherweise erst nach Entlassung des Patienten vorliegen, aber im stationären Aufenthalt erhoben wurden, bei der Kodierung zu berücksichtigen.

Im oben aufgeführten Beispiel führten die Symptome des Hirntumors zur stationären Aufnahme. Das Vorliegen eines Hirntumors war zu diesem Zeitpunkt noch nicht bekannt. Erst im Verlauf des stationären Aufenthaltes wurde dieser diagnostiziert, ist dann aber – auch wenn es sich nicht um eine Diagnose aus dem Kapitel der psychischen und Verhaltensstörungen handelt – als Hauptdiagnose zu kodieren.

Dieser Sachverhalt wird in den Deutschen Kodierrichtlinien auch noch einmal explizit geregelt und anhand von einem Beispiel verdeutlicht:

Zitat: *Wenn sich ein Patient mit einem Symptom vorstellt und die zugrunde liegende Krankheit bzw. Störung zum Zeitpunkt der Aufnahme bekannt ist und behandelt wird bzw. während des Krankenhausaufenthaltes diagnostiziert wird, so ist die zugrunde liegende Krankheit bzw. Störung als Hauptdiagnose zu kodieren.*

Beispiel aus den Deutschen Kodierrichtlinien

Ein Patient wird mit einer akuten Alkoholintoxikation aufgenommen. Nach Detoxikation stellt sich heraus, dass der Alkoholmissbrauch aufgrund exazerbierter Wahnvorstellungen bei bekannter paranoider Schizophrenie ausgelöst wurde, die behandelt wird.

Hauptdiagnose	Paranoide Schizophrenie
Nebendiagnose	Akute Alkoholintoxikation Alkoholmissbrauch

Von den beschriebenen Beispielen abzugrenzen sind Konstellationen, in denen mehrere unabhängige Diagnosen gleichermaßen – unter Berücksichtigung von Aufnahme, Untersuchungsbefunden und/oder durchgeführter Therapie – die Definition der Hauptdiagnose erfüllen. In diesen Fällen ist die Diagnose als Hauptdiagnose zu verschlüsseln, die für Untersuchung und/oder Behandlung die meisten Ressourcen verbraucht hat. Dies ist nicht gleichzusetzen mit der Entscheidung, welche Diagnose zum höchsten Rechnungsbetrag führt. In einem pauschalierenden Entgeltsystem haben die Erlöse im Einzelfall erst einmal nichts mit den tatsächlich verbrauchten Ressourcen zu tun. Die Entscheidung, bei konkurrierenden Hauptdiagnosen diejenige Diagnose auszuwählen, die die meisten Ressourcen verbraucht hat, gestaltet sich damit in vielen Fällen schwierig. Orientierungsmöglichkeiten ergeben sich durch Behandlungstage und Therapiekonzepte, die möglicherweise der einen oder anderen Diagnose zugeordnet werden können.

Nicht immer ist es medizinisch möglich, für die zur Aufnahme führende Symptomatik eine Diagnose zu stellen. Oder aber eine Diagnose, für die es zuvor einen begründeten Verdacht gab, wird im Verlauf des stationären Aufenthaltes ausgeschlossen. Für die Kodierung stellen diese Konstellationen eine Herausforderung dar, da dann überlegt werden muss, welcher ICD-Kode als Hauptdiagnose angegeben werden kann. In Konstellationen, in denen medizinisch und/oder aufgrund der geltenden Kodierrichtlinien keine die Symptomatik erklärende definitive Diagnose angegeben werden kann, ist auf Schlüsselnummern für Symptome, Befunde und ungenau bezeichnete Zustände zurückzugreifen. Entsprechende Kodes finden sich insbesondere – aber nicht nur – in Kapitel XVIII (Symptome und abnorme klinische und Laborbefunde, die anderenorts nicht klassifiziert sind) der ICD-10-GM. Ausgeschlossene Diagnosen dürfen nach den Deutschen Kodierrichtlinien nicht verschlüsselt werden, egal, wie viel Aufwand möglicherweise diesbezüglich betrieben wurde.

Beispiel

Ein Patient wird mit optischen Halluzinationen stationär aufgenommen. Die ersten Untersuchungen lassen es noch nicht zu, eine Diagnose zu stellen. Da der Patient bereits am zweiten stationären Tag das Krankenhaus auf eigenen Wunsch und gegen ärztlichen Rat verlässt, kann die Diagnostik noch nicht abgeschlossen werden. Eine spezifische Behandlung wurde nicht durchgeführt.

Hauptdiagnose	R44.1 Optische Halluzinationen

In Einzelfällen wird es möglicherweise aufgrund der besonderen Fallkonstellation auch nicht möglich sein, Symptome anzugeben. Das folgende Beispiel aus den Deutschen Kodierrichtlinien soll eine solche Konstellation verdeutlichen:

Beispiel aus den Deutschen Kodierrichtlinien

Ein Patient wird in einer Krisensituation nach einem Autounfall fremdanamnestisch als psychisch auffällig beschrieben. Er sei verwirrt und berichte zusammenhangslos. In der Akutsituation ist eine genaue Klärung der Umstände nicht möglich. Der Patient stimmt einer stationären Aufnahme zur Beobachtung und weiteren Abklärung zu. Im Verlauf zeigt sich kein Anhalt für eine akute Belastungsreaktion oder eine andere psychische Krankheit oder Verhaltensstörung.

Hauptdiagnose	Z03.2 Beobachtung bei Verdacht auf psychische Krankheiten oder Verhaltensstörungen
Nebendiagnose	Keine

Schlüsselnummern aus Z03.- (Ärztliche Beobachtung und Beurteilung von Verdachtsfällen, Verdacht ausgeschlossen) sind nur dann als Hauptdiagnose zu kodieren, wenn es Hinweise auf die Existenz eines abnormen Zustandes ohne Vorliegen von Symptomen gibt und sich der Krankheitsverdacht nicht bestätigt und eine Behandlung nicht erforderlich ist. Diese Konstellationen dürften im stationären Setting lediglich in Einzelfällen eine Rolle spielen. Liegen Symptome vor, so sind diese der Kodierung eines Kodes aus Z03.- als Hauptdiagnose immer vorzuziehen.

Eine besondere Konstellation im Hinblick auf ihre Kodierung stellen sog. Verdachtsdiagnosen dar. Als Verdachtsdiagnosen werden – insbesondere im Unterschied zu ausgeschlossenen Diagnosen – Diagnosen bezeichnet, die am Ende eines stationären Aufenthaltes weder sicher bestätigt noch sicher ausgeschlossen werden konnten. In der Psychiatrie und Psychosomatik ist es nicht selten so, dass Diagnosen bis zum Ende des Aufenthaltes mit einer diagnostischen Unsicherheit behaftet sind. Die Kodierrichtlinien verlangen aber eine Festlegung. Die Kodierung erfolgt bei Verdachtsdiagnosen abhängig von der Entlassungsart. Erfolgt die Entlassung nach Hause, ist die Verdachtsdiagnose nur dann zu kodieren, wenn sie spezifisch behandelt wurde; andernfalls sind lediglich die vorhandenen Symptome zu verschlüsseln. Erfolgt die Verlegung in ein anderes Krankenhaus, darf hingegen unabhängig von einer spezifischen Behandlung die Verdachtsdiagnose kodiert werden. Diese Regelungen gelten sowohl für die Kodierung als Hauptdiagnose als auch für die Verschlüsselung an Nebendiagnoseposition.

Beispiel aus den Deutschen Kodierrichtlinien

Ein Patient wird mit akustischen Halluzinationen stationär aufgenommen. Die ersten Untersuchungen lassen die Diagnose einer paranoiden Schizophrenie vermuten. Da der Patient bereits am 3. stationären Tag das Krankenhaus auf eigenen Wunsch und gegen ärztlichen Rat verlässt, kann die Diagnostik noch nicht abgeschlossen werden. Eine spezifische Behandlung der Schizophrenie wurde nicht durchgeführt.

Hauptdiagnose	R44.0 Akustische Halluzinationen

Im aufgeführten Beispiel besteht die Verdachtsdiagnose einer paranoiden Schizophrenie, die aber nicht sicher bestätigt werden konnte. Eine Behandlung im Hinblick auf die Verdachtsdiagnose wurde nicht eingeleitet, sodass – bei Entlassung nach Hause – nicht die Verdachtsdiagnose, sondern lediglich das Symptom verschlüsselt werden darf.

Beispiel aus den Deutschen Kodierrichtlinien

Ein Patient wird gereizt, verbal aggressiv, massiv antriebsgesteigert und mit Größenideen stationär aufgenommen. Die Untersuchungen während des stationären Aufenthaltes haben die Diagnose einer bipolaren Störung weder bestätigt noch sicher ausgeschlossen. Eine spezifische Behandlung der bipolaren Störung wurde jedoch eingeleitet. Der Patient war nicht krankheitseinsichtig und verließ das Krankenhaus frühzeitig auf eigenen Wunsch und gegen ärztlichen Rat. Es besteht keine Fremd- und Selbstgefährdung.

Hauptdiagnose	F31.2 Bipolare affektive Störung, gegenwärtig manische Episode mit psychotischen Symptomen

Im aufgeführten Beispiel besteht die Verdachtsdiagnose einer affektiven Störung, die – wie im Beispiel vorher – jedoch nicht sicher bestätigt werden konnte. Eine Behandlung im Hinblick auf die Verdachtsdiagnose wurde jedoch eingeleitet, sodass – bei Entlassung nach Hause – hier die Verdachtsdiagnose zu verschlüsseln ist.

Die Wahl der Hauptdiagnose bei sog. Fallzusammenführung, d. h. die Zusammenfassung von mindestens zwei Krankenhausaufenthalten zu einem Abrechnungsfall, ist – abweichend von den hier darüber hinaus dargestellten Richtlinien – in den Abrechnungsbestimmungen geregelt. Für die Bestimmung der Hauptdiagnose sind zunächst die Berechnungstage einzelner Aufenthalte mit gleicher Hauptdiagnose aufzusummieren. Dies kann insbesondere dann von Bedeutung sein, wenn mehr als zwei Aufenthalte zusammenzufassen sind und darüber hinaus unterschiedliche Hauptdiagnosen verschlüsselt wurden. Für den Gesamtaufenthalt ist dann die Hauptdiagnose mit der höchsten Anzahl an Berechnungstagen auszuwählen. Ist die Anzahl der Berechnungstage für mehrere Hauptdiagnosen gleich hoch, so ist als Hauptdiagnose die Diagnose des zeitlich früheren Aufenthaltes zu wählen. Dabei handelt es sich um eine rein administrative Regelung, sodass die Wahl der Hauptdiagnose bei Fallzusammenführungen von vielen Krankenhausinformationssystemen unterstützt wird.

Es ist nicht auszuschließen, dass die Regelungen zur Definition der Hauptdiagnose nicht in allen Fällen eine sachgerechte Abbildung der Leistung im Einzelfall erlaubt. Dieser Sachverhalt muss jedoch im Rahmen der Weiterentwicklung des PEPP-Entgeltsystems verfolgt werden und darf nicht dazu führen, dass der vermeintlich sachgerechte Erlös durch eine nicht den Kodierrichtlinien entsprechende Wahl der Hauptdiagnose „herbeikodiert" wird.

2.4 Die Kodierung von Nebendiagnosen nach den DKR-Psych

Nebendiagnosen sind definiert als:

Zitat: *Eine Krankheit bzw. Störung oder Beschwerde, die entweder gleichzeitig mit der Hauptdiagnose besteht oder sich während des Krankenhausaufenthaltes entwickelt.*

Für Kodierungszwecke müssen Nebendiagnosen als Krankheiten bzw. Störungen interpretiert werden, die das Patientenmanagement in der Weise beeinflussen, dass einer der folgenden Faktoren erforderlich ist:

- Therapeutische Maßnahmen (Beispiele: therapeutische Gespräche, medikamentöse Therapie)
- Diagnostische Maßnahmen (Beispiele: Laboruntersuchungen, diagnostische Bildgebung wie CT, MRT, Ultraschall)
- Erhöhter Betreuungs-, Pflege und/oder Überwachungsaufwand (Beispiele: 1:1-Betreuung des Patienten durch das Pflegepersonal, Monitoring der Vitalzeichen)

Dazu gehört auch, dass eine Begleiterkrankung das Standardvorgehen für eine spezielle Prozedur beeinflusst hat. Beeinflusst beispielweise eine somatische Komorbidität die Auswahl eines Medikaments zur Behandlung der psychischen Erkrankung, so ist dies als Ressourcenverbrauch im Hinblick auf die somatische Erkrankung zu werten.

Die dokumentierten Maßnahmen können sich dabei auch gegen mehrere Diagnosen (Hauptdiagnose und Nebendiagnose(n) oder mehrere Nebendiagnosen) richten und rechtfertigen dann die Kodierung dieser als Nebendiagnose, wie das folgende Beispiel aus den Kodierrichtlinien zeigt:

Beispiel aus den Deutschen Kodierrichtlinien

Ein Patient erhält wegen der Nebendiagnosen Alkohol- und Medikamentenabhängigkeit eine Motivationsbehandlung.

Nebendiagnosen	Alkoholabhängigkeit Medikamentenabhängigkeit

Eine künstliche Grenze, ab wann ein Aufwand die Kodierung einer Nebendiagnose rechtfertigt, existiert nicht.

Abnorme Befunde sind hingegen – davon abweichend – nur dann an Nebendiagnoseposition zu verschlüsseln, wenn sie eine klinische Bedeutung im Sinne einer therapeutischen Konsequenz oder einer weiterführenden Diagnostik haben. Die alleinige Kontrolle der abnormen Werte reicht dabei nicht aus:

Beispiel aus den Deutschen Kodierrichtlinien

Ein Patient wird zur stationären Psychotherapie einer somatoformen Schmerzstörung aufgenommen. Im Labortest wird eine leichte Leukozytose, die ausschließlich kontrolliert wird und keine weiteren diagnostischen oder therapeutischen Maßnahmen nach sich zieht, gefunden.

Hauptdiagnose	Somatoforme Schmerzstörung
Nebendiagnose(n)	Keine (insbesondere keine Leukozytose)

Die Leukozytose erfüllt nicht die Definition einer Nebendiagnose und wird deshalb für die stationäre Abrechnung nicht dokumentiert. Würde jedoch aufgrund des oben genannten Befundes der medizinische Zustand als echte Pathologie gewertet werden und daraufhin eine weiterführende Diagnostik beispielsweise in Form einer Infektfokussuche erfolgen, ohne dass eine definitive Diagnose gestellt werden könnte oder andere Symptome vorlägen, könnte die Leukozytose hingegen verschlüsselt werden.

Die unter Kodierung der Hauptdiagnose aufgeführten Regelungen zu ausgeschlossenen Diagnosen und Verdachtsdiagnosen gelten ebenfalls für die Kodierung von Nebendiagnosen.

Für die Kodierung von Symptomen als Nebendiagnosen gelten die gleichen, oben aufgeführten Vorgaben zum Ressourcenverbrauch. Dabei ist allerdings eine „Überdokumentation" zu vermeiden; in vielen Fällen wird die zusätzliche Kodierung von Symptomen, wie beispielsweise die Kodierung des Symptoms „Unglücklichsein" bei einer Depression, nicht zu einer verbesserten Abbildung im PEPP-Entgeltsystem führen. Die Selbstverwaltungspartner empfehlen daher die Kodierung von Symptomen, die besondere Maßnahmen erfordern und deshalb für eine sachgerechte Fallabbildung erforderlich sind.

Angaben insbesondere zu früheren psychiatrischen, aber auch früheren somatischen Erkrankungen stellen immer wieder eine Herausforderung für die Kodierung dar. Auch wenn entsprechende Informationen möglicherweise für die medizinische Dokumentation und ärztliche Kommunikation (noch) relevant sind, bedeutet dies nicht, dass sie auch im Rahmen der Abrechnung dokumentiert werden dürfen. Im Hinblick auf die Kodierung für die stationäre Abrechnung stellt sich zunächst einmal die Frage, über welchen ICD-Kode der medizinische Zustand überhaupt abzubilden wäre. Bei psychiatrischen Erkrankungen ist hier insbesondere die Entscheidung zu treffen, ob ein ICD-Kode aus dem Kapitel der psychischen und Verhaltensstörungen oder aber ggf. ein ICD-Kode aus Z86.- (Bestimmte andere Krankheiten in der Eigenanamnese) zu wählen ist. Ferner sind die Deutschen Kodierrichtlinien zu berücksichtigen, die vorgeben, dass anamnestische Diagnosen, die das Patientenmanagement nicht beeinflusst haben, nicht als Nebendiagnose zu kodieren sind. Das folgende Beispiel soll verdeutlichen, wie mit anamnestischen Angaben umzugehen ist:

Beispiel

Eine 65-jährige Patientin mit langjähriger Panikstörung und Benzodiazepinabhängigkeit kommt zur stationären Aufnahme. Vom 58. bis zum 60. Lebensjahr fand eine ambulante Psychotherapie mit vollständiger Remission statt. Es besteht kein Benzodiazepinmissbrauch mehr. Vor sechs Monaten verstarb nach 30-jähriger Ehe ihr Ehemann. Danach entwickelte die Patientin eine depressive Symptomatik mit Schlafstörungen, Antriebslosigkeit und gedrückter Stimmung. Nachdem in den letzten Wochen Suizidgedanken hinzukamen, ohne dass die Panikstörung erneut exazerbierte, wurde sie von ihrem niedergelassenen Arzt zur stationären Behandlung eingewiesen.

Hauptdiagnose	Anpassungsstörung im Sinne einer prolongierten Trauerreaktion
Nebendiagnose	Keine (insbes. keine Panikstörung und kein Benzodiazepinmissbrauch)

Liegen hingegen Folgezustände oder Spätfolgen einer Krankheit und damit aktuelle Krankheitszustände vor, die durch eine frühere Krankheit hervorgerufen wurden, ist davon abweichend über zwei Schlüsselnummern zu kodieren:

- Eine Schlüsselnummer für den aktuellen Zustand und danach
- eine Schlüsselnummer, die über die Bezeichnung Folgen von ... ausdrückt, dass der aktuelle Krankheitszustand Folge einer früheren Krankheit ist.

Die häufigste Konstellation insbesondere in der Gerontopsychiatrie dürfte die Abbildung von aktuell vorliegenden Defiziten nach einem Schlaganfall sein. So wird das Vorliegen einer spastischen

Hemiplegie aufgrund eines früheren Hirninfarkts kodiert über die beiden Schlüsselnummern:

- G81.1 (Spastische Hemiparese und Hemiplegie) zur Abbildung des aktuellen Krankheitszustands zusammen mit
- I69.3 (Folgen eines Hirninfarktes) zur Abbildung des zurückliegenden Infarkts.

Die dargestellten Regelungen zur Kodierung von Nebendiagnosen beziehen sich sowohl auf somatische als auch auf psychiatrische Diagnosen. Die Reihenfolge der Kodierung spielt dabei für die PEPP-Zuordnung keine Rolle.

Das folgende Kapitel enthält Ausführungen zu Nebendiagnosen, auf die entweder aufgrund ihrer Relevanz bei der PEPP-Zuordnung und damit für den Rechnungsbetrag im Einzelfall oder aufgrund ihrer medizinischen Relevanz in Psychiatrie/Psychosomatik ein besonderes Augenmerk gelegt werden sollte.

Die wenigen Kodierrichtlinien, die für die Prozedurenverschlüsselung in Psychiatrie/Psychosomatik unmittelbar relevant sind, sind mit in Kapitel 4 aufgeführt.

2.5 Fazit für die Anwendung der Deutschen Kodierrichtlinien im klinischen Alltag

Die folgenden Punkte fassen die für die Anwendung der Deutschen Kodierrichtlinien im klinischen Alltag wichtigsten Sachverhalte zusammen:

- Die Kodierrichtlinien beeinflussen sowohl die Auswahl der Kodes zur Beschreibung eines medizinischen Sachverhalts als auch deren Kodierbarkeit für die Abrechnung.
- Die Hauptdiagnose ist die Diagnose, die hauptsächlich den stationären Krankenhausaufenthalt veranlasst hat; weitere Regelungen zur Kodierung der Hauptdiagnose in den Kodierrichtlinien betreffen die Kodierung medizinischer Kau-

salzusammenhänge (Symptom und zugrunde liegende Erkrankung) sowie die Kodierung bei mehreren unabhängigen Hauptdiagnosen.

- Neben der Hauptdiagnose sind die nach den geltenden Kodierrichtlinien relevanten Nebendiagnosen eines Falles zu verschlüsseln. Das betrifft sowohl psychiatrische als auch somatische Komorbiditäten und Komplikationen.
- Für die Kodierung als Nebendiagnose ist ein dokumentierter Ressourcenverbrauch erforderlich.
- Durch die Version 2026 der DKR-Psych wurden keine neuen Kodierprinzipien eingeführt.

3 Diagnosekodierung in Psychiatrie und Psychosomatik

3.1 Hauptdiagnosekodierung

Anders als ursprünglich vielleicht bei der Einführung des PEPP-Entgeltsystems in Psychiatrie und Psychosomatik erwartet, spielen Diagnosen – sowohl als Hauptdiagnose als auch an Nebendiagnoseposition kodiert – bei der Zuordnung zur PEPP eine wesentliche Rolle. Die Hauptdiagnose bestimmt dabei in den meisten Fällen die Zuordnung zur Basis-PEPP. Ausnahmen stellen beispielsweise Behandlungsfälle dar, die aufgrund ihres hohen Einzelbetreuungsaufwands unabhängig von der kodierten Hauptdiagnose einer der hoch bewerteten Prä-PEPPs zugeordnet werden.

Bei der Zuordnung zur Basis-PEPP spielt dabei in der Regel die Gruppenzuordnung der Hauptdiagnose eine Rolle. Für die reine PEPP-Zuordnung ist es damit irrelevant, ob bei einem Patienten eine schwere depressive Episode ohne psychotische Symptome (Hauptdiagnose F32.2) oder eine Manie ohne psychotische Symptome (Hauptdiagnose F30.1) vorlag. In beiden Fällen erfolgt die Zuordnung – abhängig von der jeweiligen Strukturkategorie – in die gleiche Basis-PEPP.

Die folgende Tabelle gibt eine Übersicht der im Kapitel zur Abbildung psychischer und Verhaltensstörungen (Kapitel V der ICD-10-GM) vorhandenen Diagnosegruppen:

Diagnose-gruppe	Bezeichnung
F00 – F09	Organische, einschließlich symptomatischer psychischer Störungen
F10 – F19	Psychische und Verhaltensstörungen durch psychotrope Substanzen
F20 – F29	Schizophrenie, schizotype und wahnhafte Störungen
F30 – F39	Affektive Störungen
F40 – F48	Neurotische, Belastungs- und somatoforme Störungen

Diagnose-gruppe	Bezeichnung
F50 – F59	Verhaltensauffälligkeiten mit körperlichen Störungen und Faktoren
F60 – F69	Persönlichkeits- und Verhaltensstörungen
F70 – F79	Intelligenzstörung
F80 – F89	Entwicklungsstörungen
F90 – F98	Verhaltens- und emotionale Störungen mit Beginn in der Kindheit und Jugend

Die weitere Differenzierung innerhalb der Diagnosegruppen ist für die spätere PEPP-Zuordnung des Falls jedoch nicht in allen Fällen irrelevant. So spielt es sowohl medizinisch als auch für die Abrechnung des Behandlungsfalls eine Rolle, ob eine organisch bedingte psychische Störung und damit eine psychische Störung, die ihre Ursache sicher in einer körperlichen Erkrankung oder Schädigung hat, mit dem korrekten ICD-Kode aus Diagnosegruppe F00 bis F09 oder aber fälschlicherweise mit einem ICD-Kode zur Abbildung einer nicht organisch bedingten psychischen Störung verschlüsselt wird.

Beispiel

50-jähriger Patient mit einer organisch bedingten Persönlichkeitsstörung wird in der Erwachsenenpsychiatrie vollstationär behandelt.

	Fehlerhafte Kodierung	Korrekte Kodierung
Hauptdiagnose	Sonstige spezifische Persönlichkeitsstörungen (F60.8)	Organische Persönlichkeitsstörung (F07.0)
PEPP-Zuordnung	PA14**B**	PA14**A**

In den meisten Fällen sind bei Patientinnen und Patienten, die in der Psychiatrie/Psychosomatik behandelt werden, ICD-Kodes aus Kapitel V (Psychische und Verhaltensstörungen) als Hauptdiagnose anzugeben. Liegen Konstellationen vor, in denen die Deutschen Kodierrichtlinien (DKR-Psych) eine andere Hauptdiagnose vorgeben, sind Diagnosen außerhalb des Kapitels V ebenfalls möglich, wie das folgende Beispiel aus den DKR-Psych zeigt:

Beispiel aus den Deutschen Kodierrichtlinien

Ein Patient wird wegen zunehmender Persönlichkeitsveränderungen (Distanzlosigkeit, Wutausbrüche, Vergesslichkeit, Konzentrationsstörungen, Stimmungsschwankungen) und Kopfschmerzen stationär aufgenommen. Der neurologische Befund und die weiterführende apparative Diagnostik ergeben die Diagnose eines Hirntumors des Frontallappens. Es wird eine organische Persönlichkeitsstörung bei Hirntumor diagnostiziert. Der Patient wird drei Tage nach stationärer Aufnahme zur Operation des Hirntumors in die Neurochirurgie verlegt. Eine umfassende psychologisch-psychiatrische Persönlichkeitsdiagnostik wurde nicht durchgeführt.

Hauptdiagnose	C71.1 (Bösartige Neubildung des Gehirns: Frontallappen)
Nebendiagnose	F07.0 (Organische Persönlichkeitsstörung)

Merke

Es ist immer so spezifisch wie möglich zu kodieren. Die Auswahl des ICD-Kodes als Hauptdiagnose kann, muss aber nicht in jedem Fall Auswirkungen auf die resultierende PEPP haben. Bei psychiatrischen und psychosomatischen Fällen können auch Diagnosen außerhalb des Kapitels V als Hauptdiagnose kodiert werden.

Die Kodierung wird in manchen Konstellationen durch bestimmte Regelungen in den Klassifikationssystemen und den Kodierrichtlinien erschwert. Dazu gehört insbesondere die sog. Mehrfachkodierung, die die Kodierung einer medizinischen Diagnose über mehr als einen ICD-Kode vorsieht. Mehrfachkodierung kommt im Rahmen des Kreuz-Stern-Systems zur Anwendung, d.h. neben einer Schlüsselnummer zur Abbildung der Ursache/Ätiologie der Erkrankung (sog. „Kreuzkode", Primärkode) ist eine zweite Schlüsselnummer zur Darstellung der Manifestation (sog. „Sternkode", Sekundärkode) anzugeben. Diese Systematik bei der Verschlüsselung von Diagnosen wurde etabliert, weil die Verschlüsselung allein nach der Grundkrankheit für diejenigen, die Statistiken für bestimmte Fachgebiete zusammenstellen möchten, häufig unbefriedigend war. Es bestand der Wunsch, Krankheitszustände auch in den für die Manifestation relevanten Kapiteln klassifiziert zu sehen. Im Kapitel für psychische und Verhaltensstörungen ist die

Kreuz-Stern-Systematik bei der Verschlüsselung bestimmter Demenzen anzuwenden, wie das folgende Beispiel zeigt:

Beispiel aus den Deutschen Kodierrichtlinien		
63-jähriger Patient mit einer Demenz bei Alzheimer-Krankheit		
Hauptdiagnose	G30.0†	Alzheimer-Krankheit mit frühem Beginn
Nebendiagnose	F00.0*	Demenz bei Alzheimer-Krankheit mit frühem Beginn (Typ 2)
Beispiel		
55-jähriger Patient mit einer Demenz bei Pick-Krankheit		
Hauptdiagnose	G31.0	Umschriebene Hirnatrophie
Nebendiagnose	F02.0*	Demenz bei Pick-Krankheit

Sternkodes dürfen bei der Kodierung nie alleine stehen; sie müssen immer einem Primärkode, der wiederum alleine stehen kann, zugeordnet werden. Auch die Krankenhausinformationssysteme fordern in der Regel zuerst die Kodierung des Primärkodes, gefolgt von einem oder mehreren Sekundärkodes. Nicht alle Kreuzkodes sind in der ICD-10-GM als solche gekennzeichnet. Letztlich kann jeder ICD-Kode, der kein Sekundärkode ist, als Primärkode fungieren. Sternkodes sind hingegen in der ICD-10-GM immer als solche gekennzeichnet. Sternkodes spielen im Kapitel V der ICD-10-GM (Psychische und Verhaltensstörungen) lediglich bei den Demenzen eine Rolle:

- F00.-* (Demenz bei Alzheimer-Krankheit)
- F02.-* (Demenz bei anderenorts klassifizierten Krankheiten)

Bei der Kodierung der vaskulären Demenz (ICD-Kategorie F01.-) sowie der nicht näher bezeichneten Demenz (F03) kommt die Kreuz-Stern-Systematik jedoch nicht zur Anwendung.

Zur Mehrfachkodierung gehört ferner die Kodierung zusätzlicher Informationen zu einem ICD-Kode über sog. Ausrufezeichenkodes. Auch sie werden als Sekundärkodes bezeichnet und dürfen nie alleine stehen. Mit einem Ausrufezeichen gekennzeichnete Sekundärkodes sind zum Teil optional. Entsprechend dem Hinweis der Selbstverwaltungspartner in den Deutschen Kodierrichtlinien sollen sie in aus klinischer Sicht sinnvollen Fällen angegeben werden, insbesondere dann, wenn dies zur Abbildung des Behandlungsaufwands notwendig ist.

Für die Kodierung in Psychiatrie und Psychosomatik insbesondere auch in Kombination mit der kodierten Hauptdiagnose dürften die Sekundärkodes aus U69.3.- (Sekundäre Schlüsselnummern für die Art des Konsums psychotroper Substanzen bei durch diese verursachten psychischen und Verhaltensstörungen) eine Rolle spielen:

U69.30!	Intravenöser Konsum von Heroin
U69.31!	Nichtintravenöser Konsum von Heroin
U69.33!	Intravenöser Konsum (Meth-)Amphetamin-haltiger Stoffe
U69.34!	Nichtintravenöser Konsum (Meth-)Amphetamin-haltiger Stoffe
U69.35!	Intravenöser Konsum sonstiger Stimulanzien, außer Koffein
U69.36!	Nichtintravenöser Konsum sonstiger Stimulanzien, außer Koffein
U69.32!	Intravenöser Konsum sonstiger psychotroper Substanzen

Die aufgeführten Schlüsselnummern sind nur in Kombination mit passenden Schlüsselnummern aus der Gruppe F10 bis F19 (Psychische und Verhaltensstörungen durch psychotrope Substanzen) für die Kodierung der Art des Konsums der jeweiligen Substanz anzugeben. Die Abbildung eines Heroin- oder sonstigen intravenösen Konsums kann dabei insbesondere im Suchtbereich, aber mittlerweile auch in anderen PEPPs (im Rahmen einer psychiatrischen Komorbidität) eine Relevanz für die PEPP-Zuordnung und damit für den Rechnungsbetrag im Einzelfall haben.

Um bei einer Demenz (ICD-Kodes aus F00 bis F03) das Vorliegen von psychischen und Verhaltensstörungen spezifisch angeben zu können, wurden mit der Version 2023 der ICD-10-GM entsprechende Sekundärkodes (Ausrufezeichenkodes) eingeführt.

Verhaltensstörungen bei Demenz treten – in unterschiedlichen Ausprägungen und Kombinationen – bei vielen der betroffenen Patientinnen und Patienten auf. Sie stellen eine erhebliche

Krankheitslast dar und bedingen einen nicht unwesentlichen Versorgungsaufwand. Die Verhaltensstörungen sind gemäß Exklusivum in der ICD-10-GM nicht mit einem Kode der Kategorie F06.- (Andere psychische Störungen aufgrund einer Schädigung oder Funktionsstörung des Gehirns oder einer körperlichen Krankheit) zu verschlüsseln! Mit den unten aufgeführten Sekundärkodes besteht seit 2023 die Möglichkeit, entsprechende Zustände spezifisch anzugeben:

U63.0!	Psychotische Symptome bei Demenz
U63.1!	Affektive Symptome bei Demenz
U63.2!	Angstsymptome bei Demenz
U63.3!	Apathie bei Demenz
U63.4!	Agitation oder Aggression bei Demenz
U63.5!	Enthemmung bei Demenz
U63.6!	Wanderverhalten bei Demenz

Weitere für Psychiatrie und Psychosomatik möglicherweise ebenfalls relevante Sekundärkodes sind an der passenden Stelle in weiteren Abschnitten dieses Kapitels aufgeführt.

3.2 Kodierung somatischer und psychischer Komorbiditäten

Im mittlerweile vierzehnten Entgeltkatalog spielen somatische und psychiatrische Komorbiditäten weiterhin bei der Differenzierung unterschiedlich aufwendiger Fallkollektive im PEPP-System eine große Rolle. Als Nebendiagnose verschlüsselt können sie zu einer anderen PEPP-Zuordnung und damit zu einem anderen Rechnungsbetrag führen. Im Rahmen der PEPP-Bezeichnungen werden sie häufig als komplizierende Konstellation bezeichnet.

Nicht jede potenziell relevante Nebendiagnose hat dabei in jeder Fallkonstellation Einfluss auf die PEPP-Zuordnung. Die tatsächliche Relevanz ist vielmehr abhängig davon, welche Hauptdiagnose sowie welche weiteren Parameter wie zusätzliche Nebendiagnosen und Prozeduren angegeben wurden.

Die somatischen und psychiatrischen Komorbiditäten, die potenziell unter Berücksichtigung der kodierten Hauptdiagnose sowie weiterer Parameter Einfluss nehmen können, umfassen mittlerweile lange Listen, die in ihrer Gesamtheit kaum zu erfassen sind. Die Komplexität möglicher komplizierender Konstellationen soll anhand der somatischen Nebendiagnose E66.06 (Adipositas durch übermäßige Kalorienzufuhr, Adipositas Grad III (WHO) bei Patienten von 18 Jahren und älter, Body-Mass-Index [BMI] von 40 bis unter 50) erläutert werden:

<table>
<tr><td colspan="4">Beispiel
Vollstationäre Behandlung eines 40-jährigen Patienten mit Persönlichkeitsstörung vom Borderline-Typ in der Erwachsenenpsychiatrie</td></tr>
<tr><td>Hauptdiagnose</td><td colspan="3">F60.31 (Emotional instabile Persönlichkeitsstörung vom Borderline-Typ)</td></tr>
<tr><td>Nebendiagnose</td><td colspan="3">E66.06 (Adipositas durch übermäßige Kalorienzufuhr, Adipositas Grad III (WHO) bei Patienten von 18 Jahren und älter Body-Mass-Index [BMI] von 40 bis unter 50)</td></tr>
<tr><td colspan="2">PEPP-Zuordnung mit Nebendiagnose E66.06</td><td colspan="2">PEPP-Zuordnung ohne Nebendiagnose E66.06</td></tr>
<tr><td>PA14A</td><td>Persönlichkeits- und Verhaltensstörungen, Essstörungen und andere Störungen, Alter > 64 Jahre oder mit komplizierender Konstellation oder mit hoher Therapieintensität oder mit erheblicher Pflegebedürftigkeit</td><td>PA14B</td><td>Persönlichkeits- und Verhaltensstörungen, Essstörungen und andere Störungen, Alter < 65 Jahre, ohne komplizierende Konstellation, ohne hohe Therapieintensität, ohne erhebliche Pflegebedürftigkeit</td></tr>
<tr><td colspan="4">Die Nebendiagnose E66.06 (Adipositas durch übermäßige Kalorienzufuhr, Adipositas Grad III (WHO) bei Patienten von 18 Jahren und älter, Body-Mass-Index [BMI] von 40 bis unter 50) hat in der beschriebenen Konstellation Einfluss auf die PEPP-Zuordnung.</td></tr>
</table>

Beispiel

Vollstationäre Behandlung eines 40-jährigen Patienten mit schwerer Depression ohne psychotische Symptome in der Erwachsenenpsychiatrie

<table>
<tr><td>Hauptdiagnose</td><td colspan="3">F32.2 (Schwere depressive Episode ohne psychotische Symptome)</td></tr>
<tr><td>Nebendiagnose</td><td colspan="3">E66.06 (Adipositas durch übermäßige Kalorienzufuhr, Adipositas Grad III (WHO) bei Patienten von 18 Jahren und älter, Body-Mass-Index [BMI] von 40 bis unter 50)</td></tr>
<tr><td colspan="2">PEPP-Zuordnung mit Nebendiagnose E66.06</td><td colspan="2">PEPP-Zuordnung ohne Nebendiagnose E66.06</td></tr>
<tr><td>PA04C</td><td>Affektive, neurotische, Belastungs-, somatoforme und Schlafstörungen, Alter < 65 Jahre, ohne komplizierende Konstellation, ohne komplizierende Diagnose, ohne erhebliche Pflegebedürftigkeit</td><td>PA04C</td><td>Affektive, neurotische, Belastungs-, somatoforme und Schlafstörungen, Alter < 65 Jahre, ohne komplizierende Konstellation, ohne komplizierende Diagnose, ohne erhebliche Pflegebedürftigkeit</td></tr>
<tr><td colspan="4">Die Nebendiagnose E66.06 (Adipositas durch übermäßige Kalorienzufuhr, Adipositas Grad III (WHO) bei Patienten von 18 Jahren und älter, Body-Mass-Index [BMI] von 40 bis unter 50) hat in der beschriebenen Konstellation keinen Einfluss auf die PEPP-Zuordnung.</td></tr>
</table>

Beispiel

Vollstationäre Behandlung eines 40-jährigen Patienten mit Persönlichkeitsstörung vom Borderline-Typ in der Erwachsenenpsychiatrie; als somatische Komorbidität besteht eine Multiple Sklerose

Hauptdiagnose	F60.31 (Emotional instabile Persönlichkeitsstörung vom Borderline-Typ)
Nebendiagnose	E66.06 (Adipositas durch übermäßige Kalorienzufuhr, Adipositas Grad III (WHO) bei Patienten von 18 Jahren und älter, Body-Mass-Index [BMI] von 40 bis unter 50) G35.10 (Multiple Sklerose mit vorherrschend schubförmigem Verlauf: ohne Angabe einer akuten Exazerbation oder Progression)

PEPP-Zuordnung mit Nebendiagnose E66.06		PEPP-Zuordnung ohne Nebendiagnose E66.06	
PA14**A**	Persönlichkeits- und Verhaltensstörungen, Essstörungen und andere Störungen, Alter > 64 Jahre oder mit komplizierender Konstellation oder mit hoher Therapieintensität oder mit erheblicher Pflegebedürftigkeit	PA14**A**	Persönlichkeits- und Verhaltensstörungen, Essstörungen und andere Störungen, Alter > 64 Jahre oder mit komplizierender Konstellation oder mit hoher Therapieintensität oder mit erheblicher Pflegebedürftigkeit

Aufgrund der ebenfalls in diesem Fall vorhandenen Nebendiagnose G35.10 (Multiple Sklerose mit vorherrschend schubförmigem Verlauf: ohne Angabe einer akuten Exazerbation oder Progression) hat die Nebendiagnose E66.06 (Adipositas durch übermäßige Kalorienzufuhr, Adipositas Grad III (WHO) bei Patienten von 18 Jahren und älter, Body-Mass-Index [BMI] von 40 bis unter 50) im Unterschied zur ersten Konstellation keinen Einfluss auf die PEPP-Zuordnung.

Dabei ist zusätzlich zu berücksichtigen, dass sich die Diagnosen, die Einfluss auf die PEPP-Zuordnung und damit auf den Rechnungsbetrag haben können, von Jahr zu Jahr ändern. Die jeweils anzuwendende Version der Regelwerke bezieht sich immer auf das Aufnahmejahr des Behandlungsfalls. Dies gilt sowohl für die Klassifikationssysteme als auch für die Kodierrichtlinien und Abrechnungsbestimmungen. Auch die Abrechnung erfolgt immer nach dem PEPP-System, das sich nach dem Aufnahmejahr des Behandlungsfalls richtet.

Diagnosen können im Rahmen der jährlichen Anpassungen auf- oder abgewertet werden. Ferner können Diagnosen erstmalig überhaupt im System berücksichtigt werden. In Einzelfällen ist es in der Vergangenheit auch zu vollständigen Streichungen von Diagnosen gekommen. Von den Änderungen sind in der Regel immer nur ausgewählte PEPPs betroffen.

Die klassifikatorischen Umbauten im Hinblick auf Diagnosen für die Version 2026 des PEPP-Systems sind überschaubar.

Wie bereits in den vergangenen Jahren wurde die Abbildung von COVID-19 (Sekundärkode U07.1!) vom InEK überprüft. Für die Mehrheit der Fälle zeigte sich die höhere Eingruppierung aufgrund der Diagnose U07.1! nicht mehr gerechtfertigt, so dass die Bedingung „COVID-19" aus zahlreichen Splittbedingungen gestrichen wurde. Lediglich innerhalb der Basis-PEPPs PA04, PK02 und PP04 bleibt sie im System 2026 erhalten.

Ferner werden 2026 Behandlungsfälle mit Multisystemischem Entzündungssyndrom in Verbindung mit COVID-19 (ICD-Kode U10.9-), einem Erkrankungsbild, das mit Hyperinflammation und Dysfunktion verschiedener Organe einhergeht und auf eine verzögerte, dysregulierte Immunreaktion auf eine SARS-CoV-2-Infektion zurückzuführen ist, innerhalb der Basis-PEPPs zur Abbildung von Behandlungsfällen mit affektiven, neurotischen, Belastungs-, somatoformen und Schlafstörungen PA04 und PK04 aufgewertet. Aufgrund der Seltenheit der Erkrankung sowie ihrer Schwere dürfte diese klassifikatorische Änderung für 2026 jedoch im PEPP-System keine große Rolle spielen.

Aufgewertet wurden darüber hinaus innerhalb der Basis-PEPP PA02 (Psychische und Verhaltensstörungen durch psychotrope Substanzen) Behandlungsfälle mit psychotischer Störung durch bestimmte psychotrope Substanzen wie Opioide (F11.5), Cannabinoide (F12.5), Sedativa/Hypnotika (F13.5), Kokain (F14.5), Halluzinogene (F16.5), flüchtige Lösungsmittel (F18.5) oder multiplen Substanzgebrauch (F19.5). Behandlungsfälle, die zuvor der PEPP PA02D zugeordnet wurden, werden 2026 bei entsprechender Diagnosekodierung in den höheren Splitt PA02C gruppiert.

Bei der Erfassung von somatischen Komorbiditäten ist ferner zu beachten, dass bei einigen Diagnosen auch der Schweregrad der Erkrankung eine Rolle spielen kann. Während ein geringerer Schweregrad oder eine unspezifische Kodierung der Erkrankung keine besondere Berücksichtigung bei der PEPP-Zuordnung findet, führen schwerere Verlaufsformen in eine höher bewertete PEPP. Zu den Diagnosen, die abhängig von ihrem Schweregrad eine Relevanz bei der PEPP-Zuordnung haben können, gehören insbesondere:

- Diabetes mellitus
- COPD
- Linksherzinsuffizienz
- Chronische Niereninsuffizienz
- Adipositas
- Dekubitus
- Primäres Parkinson-Syndrom
- Hepatische Enzephalopathie
- Motorische und kognitive Funktionseinschränkungen
- Sehbeeinträchtigung

Beispiel

Vollstationäre Behandlung eines 60-jährigen Patienten mit schwerer Depression ohne psychotische Symptome in der Erwachsenenpsychiatrie. Als somatische Komorbidität besteht ein Diabetes mellitus Typ 2 ohne Komplikationen. Im Verlauf werden Stoffwechselentgleisungen des Diabetes diagnostiziert, denen mit Hilfe der konsiliarisch hinzugezogenen Internisten mittels Therapieanpassungen begegnet wird.

Hauptdiagnose	F32.2 (Schwere depressive Episode ohne psychotische Symptome)

PEPP-Zuordnung bei Nebendiagnose E11.91 (Diabetes mellitus, Typ 2, ohne Komplikationen, als entgleist bezeichnet)		PEPP-Zuordnung bei Nebendiagnose E11.90 (Diabetes mellitus, Typ 2, ohne Komplikationen, nicht als entgleist bezeichnet)	
PA04**B**	Affektive, neurotische, Belastungs-, somatoforme und Schlafstörungen, Alter < 85 Jahre, ohne komplizierende Konstellation, mit Mutter/Vater-Kind-Setting oder mit komplizierender Diagnose oder mit erheblicher Pflegebedürftigkeit oder Alter > 64 Jahre	PA04**C**	Affektive, neurotische, Belastungs-, somatoforme und Schlafstörungen, Alter < 65 Jahre, ohne komplizierende Konstellation, ohne komplizierende Diagnose, ohne erhebliche Pflegebedürftigkeit
Der Diabetes mellitus gehört zu den somatischen Diagnosen, die schweregradabhängig (Vorliegen eines entgleisten oder nicht entgleisten Diabetes mellitus) eine Relevanz auf die PEPP-Zuordnung haben können. Hier ist damit besonders auf die spezifische Kodierung zu achten!			

Mit der Version 2023 der ICD-10-GM wurden neue Sekundärkodes (Ausrufezeichenkodes) zur Angabe des Schweregrades einer Hypoglykämie oder des Vorliegens einer Hypoglykämiewahrnehmungsstörung eingeführt, um bei Vorliegen eines Diabetes mellitus (ICD-Kodes aus E10 bis E14) oder anderen Zuständen, die mit einer Hypoglykämie einhergehen, entsprechende Informationen ergänzend angeben zu können. Mit der Version 2024 der ICD-10-GM wurde ferner die Möglichkeit geschaffen, das Vorliegen einer Insulinresistenz bei Diabetes mellitus Typ 1 bei Erwachsenen (Sekundärkode U69.75!) anzugeben:

U69.70!	Milde Hypoglykämie, als nicht rezidivierend bezeichnet Die Person ist nicht auf Fremdhilfe angewiesen, Blutzucker von 60 mg/dl bzw. 3,3 mmol/l und weniger.
U69.71!	Milde Hypoglykämie, als rezidivierend bezeichnet Die Person ist nicht auf Fremdhilfe angewiesen, Blutzucker von 60 mg/dl bzw. 3,3 mmol/l und weniger.

U69.72!	Schwere Hypoglykämie ohne Koma Die Person ist auf Fremdhilfe angewiesen, Blutzucker von 60 mg/dl bzw. 3,3 mmol/l und weniger. Schwere Hypoglykämie ohne Koma (rezidivierend) (nicht rezidivierend)
U69.73!	Hypoglykämisches Koma bei Diabetes mellitus
U69.74!	Hypoglykämiewahrnehmungsstörung bei Diabetes mellitus Rezidivierend unbemerkte Hypoglykämien mit Blutzucker von 60 mg/dl bzw. 3,3 mmol/l und weniger.
U69.75!	Insulinresistenz bei Diabetes mellitus, Typ 1, bei Personen von 18 Jahren und älter Insulinbedarf von 1 IE/kg Körpergewicht pro Tag oder mehr, bei laborchemisch nachgewiesenem Insulinmangel (C-Peptid negativ)

Die Schlüsselnummern U69.70!, U69.71!, U69.72! und U69.74! sind dabei nur bei Jugendlichen und Erwachsenen (13 Jahre und älter), der Sekundärkode U69.75! nur bei Patientinnen und Patienten mit einem Alter bei Aufnahme vom 18 Jahren und älter anzugeben.

Fremdhilfe liegt laut Hinweis in der ICD-10-GM vor, wenn eine Person aufgrund der durch Hypoglykämie bedingten Bewusstseinseinschränkung nicht mehr in der Lage ist, selbstständig Maßnahmen zur Beendigung der Hypoglykämie durchzuführen, und deshalb auf die Unterstützung durch An-/Zugehörige oder medizinisches Personal angewiesen ist. Fremdhilfe beinhaltet neben der Gabe von Glukose i.v., Glukagon i.m., s.c. oder nasal auch die durch die unterstützende Person durchgeführte orale Zufuhr von Glukose.

Rezidivierende Hypoglykämien sind definiert als Hypoglykämien mit einer Häufigkeit von drei oder mehr hypoglykämischen Ereignissen (Blutzucker von 60 mg/dl bzw. 3,3 mmol/l und weniger) innerhalb von fünf Tagen.

Darüber hinaus können mittlerweile zahlreiche weitere somatische Nebendiagnosen – unabhängig von ihrem Schweregrad – die PEPP-Zuordnung und damit den Abrechnungsbetrag im Einzelfall beeinflussen. Die folgende Aufstellung gibt einen Überblick über entsprechende somatische Nebendiagnosen. Betroffen sind dabei insbesondere PEPPs der Erwachsenenpsychiatrie sowie der Psychosomatik. Die Diagnosen, die auch (mit) in der Kinder- und Jugendpsychiatrie (KJP) bei der PEPP-Zuordnung eine Rolle spielen können, sind in der folgenden Aufstellung entsprechend gekennzeichnet.

ICD	**Bezeichnung**	**Relevanz in Strukturkategorie KJP**
G10	Chorea Huntington	X
G21.0	Malignes Neuroleptika-Syndrom	
G40.-/G41.-	Epilepsie, Status epilepticus	X
G47.4	Narkolepsie und Kataplexie	X
G80.-	Infantile Zerebralparese	
G81.-/G82.-	Zerebrale Lähmung	
G35.-	Multiple Sklerose	
G11.-/G12.-/G13.-	Hereditäre Ataxien und verwandte Syndrome	
G70.0/G70.2/G71.0-/G71.1	Hereditäre muskuläre Erkrankungen	
H47.2	Optikusatrophie	X
H90.0/H90.3/H90.6	Beidseitiger Hörverlust	X
H91.3	Taubstummheit	X
C71.-/C72.8/C79.3/C79.4/C91.10/C92.10	Bösartige oder sekundärbösartige Neubildung des Gehirns	X
C79.5	Sekundäre bösartige Neubildung des Knochens und des Knochenmarks	
A52.1/A81.0/A81.1/A81.2	ZNS-Infektionen	
A04.7-/A02.0/A02.1/A04.5/A04.6	Gastroenteritiden	
A46	Erysipel	

ICD	Bezeichnung	Relevanz in Strukturkategorie KJP
J13/J14/J15.-/J16.-/J17.-/J18.1	Pneumonien	x
U07.1	COVID-19, Virus nachgewiesen	x
J69.0	Pneumonie durch Nahrung oder Erbrochenes	x
B17.1	Akute Virushepatitis	x
B18.-	Chronische Virushepatitis	x
B20.-/B21.-/B22.-/B23.-/B24.-/Z21	HIV	x
E03.2/E03.3/E06.3	Bestimmte Schilddrüsenerkrankungen	x
E23.0	Hypopituitarismus	x
E51.2	Wernicke-Enzephalopathie	x
L02.4	Hautabszess, Furunkel und Karbunkel, Extremität	x
L03.10/L03.11	Phlegmone obere/untere Extremität	x
J90/J91*	Pleuraerguss	
I27.0-	Primäre pulmonale Hypertonie	
I49.5	Sick-Sinus-Syndrom	
O09.-!	Schwangerschaft	x
K50.-	Crohn-Krankheit	
K90.0	Zöliakie	x
Q86.0	Alkohol-Embryopathie (mit Dysmorphien)	x
R64	Kachexie	x
U10.9-	Multisystemisches Entzündungssyndrom in Verbindung mit COVID-19, nicht näher bezeichnet	x

Die Relevanz psychischer und somatischer Komorbiditäten soll abschließend noch einmal anhand unterschiedlicher komplizierender Konstellationen exemplarisch dargestellt werden:

Beispiele für somatische Nebendiagnosen, die die PEPP-Zuordnung beeinflussen können

1.
Komplizierende somatische Nebendiagnosen bei tagesklinischen psychiatrischen Aufenthalten von Erwachsenen.

Zu den komplizierenden somatischen Nebendiagnosen bei teilstationären Aufenthalten in der Erwachsenenpsychiatrie gehören in der Version 2026 beispielsweise:

A46	Erysipel [Wundrose]
B20-B24	HIV
E1-.-1/3/5	Diabetes mellitus, als entgleist bezeichnet
E66.-6	Adipositas, Grad III, BMI von 40 bis unter 50

2.
Komplizierende somatische Nebendiagnosen bei der vollstationären psychiatrischen Behandlung bei substanzinduzierten Störungen von Erwachsenen

Zu den komplizierenden somatischen Diagnosen bei der vollstationären psychiatrischen Behandlung bei substanzinduzierten Störungen von Erwachsenen gehören in der Version 2026 beispielsweise:

B20-B24	HIV
E51.2	Wernicke-Enzephalopathie
J69.0	Pneumonie d. Nahrung od. Erbrochenes
Z21	Asymptomatische HIV-Infektion

Beispiel für psychiatrische Nebendiagnosen, die die PEPP-Zuordnung beeinflussen können

Komplizierende psychiatrische Nebendiagnosen in der vollstationären Behandlung affektiver Störungen in der Kinder- und Jugendpsychiatrie

Zu den komplizierenden psychiatrischen Diagnosen bei der vollstationären Behandlung affektiver Störungen in der Kinder- und Jugendpsychiatrie gehören in der Version 2026 beispielsweise:

F50.00 Anorexia nervosa, restriktiver Typ
F50.01 Anorexia nervosa, aktiver Typ
F84.0 Frühkindlicher Autismus
F94.1 Reaktive Bindungsstörung des Kindesalters

Merke

Ziel bei der Erfassung von Komorbiditäten sollte unter Berücksichtigung der Ausführungen zur Bedeutung der somatischen und psychiatrischen Nebendiagnose daher sein, alle nach den gültigen Abrechnungsvorschriften (Klassifikationssysteme, Abrechnungsbestimmungen, Deutsche Kodierrichtlinien Psychiatrie/Psychosomatik) relevanten Diagnosen vollständig und so spezifisch wie möglich zu erfassen und für die Abrechnung zu dokumentieren. Ein besonderes Augenmerk kann dabei auf die Diagnosen gelegt werden, die potenziell komplizierende Konstellationen innerhalb des PEPP-Systems darstellen können. Diese Diagnosen sollten bei der Kodierung genau geprüft und auf keinen Fall vergessen werden!

Zusätzlich zu den aufgeführten somatischen und psychiatrischen Komorbiditäten, die für die PEPP-Zuordnung und den Rechnungsbetrag im Einzelfall eine Relevanz haben können, spielen für die tägliche Kodierung zahlreiche weitere, insbesondere somatische Nebendiagnosen eine Rolle. Diese reichen von bereits vor stationärer Aufnahme bestandenen Komorbiditäten über Erkrankungen, die sich im Verlauf des stationären Aufenthaltes entwickeln bis hin zu möglichen Nebenwirkungen der durchgeführten Therapien. Die folgenden Auflistungen sollen dabei eine Hilfestellung bei der Kodierung entsprechender Zustände sein. Die Liste erhebt keinen Anspruch auf Vollständigkeit:

Krankheiten und Symptome, die das Herz-Kreislauf-System betreffen

Arterielle Hypertonie

I10.00	Benigne essentielle Hypertonie ohne Angabe einer hypertensiven Krise
I10.01	Benigne essentielle Hypertonie mit Angabe einer hypertensiven Krise
I10.10	Maligne essentielle Hypertonie ohne Angabe einer hypertensiven Krise
I10.11	Maligne essentielle Hypertonie mit Angabe einer hypertensiven Krise
I10.90	Essentielle Hypertonie, nicht näher bezeichnet ohne Angabe einer hypertensiven Krise
I10.91	Essentielle Hypertonie, nicht näher bezeichnet mit Angabe einer hypertensiven Krise

Für die Verschlüsselung einer Bluthochdruckerkrankung, die in kausalem Zusammenhang mit einer Herz- und/oder Nierenerkrankung steht, stehen in der ICD-10-GM weitere ICD-Kodes zur Verfügung.

Atherosklerotische Herzkrankheit (Koronare Herzkrankheit, KHK)

I25.10	Atherosklerotische Herzkrankheit: Ohne hämodynamisch wirksame Stenosen
I25.11	Atherosklerotische Herzkrankheit: Ein-Gefäß-Erkrankung
I25.12	Atherosklerotische Herzkrankheit: Zwei-Gefäß-Erkrankung
I25.13	Atherosklerotische Herzkrankheit: Drei-Gefäß-Erkrankung
I25.14	Atherosklerotische Herzkrankheit: Stenose des linken Hauptstammes
I25.15	Atherosklerotische Herzkrankheit: Mit stenosierten Bypass-Gefäßen
I25.16	Atherosklerotische Herzkrankheit: Mit stenosierten Stents
I25.19	Atherosklerotische Herzkrankheit: Nicht näher bezeichnet

Kardiale Arrhythmien

I48.0	Vorhofflimmern, paroxysmal Bradyarrhythmia absoluta, paroxysmal Tachyarrhythmia absoluta, paroxysmal
I48.1	Vorhofflimmern, persistierend Bradyarrhythmia absoluta, persistierend Tachyarrhythmia absoluta, persistierend
I48.2	Vorhofflimmern, permanent Bradyarrhythmia absoluta, permanent Tachyarrhythmia absoluta, permanent
I48.3	Vorhofflattern, typisch, Typ I
I48.4	Vorhofflattern, atypisch, Typ II

Störungen des Herzschlags

R00.0	Tachykardie, nicht näher bezeichnet Beschleunigung des Herzschlages
R00.1	Bradykardie, nicht näher bezeichnet Verlangsamung des Herzschlages
R00.2	Palpitationen, Herzklopfen

Brustschmerzen

R07.1	Brustschmerzen bei der Atmung Schmerzhafte Atmung
R07.2	Präkordiale Schmerzen

Sonstige Symptome

R55	Synkope und Kollaps Ohnmacht

Krankheiten und Symptome, die das Verdauungssystem betreffen, inkl. Infektionen

Gastroenteritiden

A02.0	Salmonellenenteritis
A04.4	Sonstige Darminfektionen durch Escherichia coli Enteritis durch Escherichia coli ohne nähere Angaben
A04.5	Enteritis durch Campylobacter
A04.7-	Enterokolitis durch Clostridium difficile
A08.0	Enteritis durch Rotaviren
A08.1	Akute Gastroenteritis durch Norovirus Norovirus-Enteritis
A09.0	Sonstige und nicht näher bezeichnete Gastroenteritis und Kolitis infektiösen Ursprungs (auch vermutlich infektiösen Ursprungs)
K52.9	Nichtinfektiöse Gastroenteritis und Kolitis, nicht näher bezeichnet

Gastroösophageale Refluxkrankheit und Gastritis

K21.0	Gastroösophageale Refluxkrankheit mit Ösophagitis Refluxösophagitis
K21.9	Gastroösophageale Refluxkrankheit ohne Ösophagitis Ösophagealer Reflux o.n.A.
K29.0	Akute hämorrhagische Gastritis
K29.1	Sonstige akute Gastritis
K29.2	Alkoholgastritis
K29.3	Chronische Oberflächengastritis
K29.4	Chronische atrophische Gastritis

Alkoholische Leberkrankheit

K70.0	Alkoholische Fettleber
K70.1	Alkoholische Hepatitis
K70.2	Alkoholische Fibrose und Sklerose der Leber
K70.3	Alkoholische Leberzirrhose

K74.70! Leberzirrhose, Stadium Child-Pugh A
K74.71! Leberzirrhose, Stadium Child-Pugh B
K74.72! Leberzirrhose, Stadium Child-Pugh C
K70.4- Alkoholisches Leberversagen
K72.71! Hepatische Enzephalopathie Grad 1
K72.72! Hepatische Enzephalopathie Grad 2
K72.73! Hepatische Enzephalopathie Grad 3
K72.74! Hepatische Enzephalopathie Grad 4

Bauchschmerzen

R10.0 Akutes Abdomen
R10.1 Schmerzen im Bereich des Oberbauches
R10.3 Schmerzen mit Lokalisation in anderen Teilen des Unterbauches

Bestimmte Infektiöse und parasitäre Krankheiten

Bestimmte Infektionen durch Herpesviren

B00.1 Dermatitis vesicularis durch Herpesviren
Lippenherpes
B02.3 Zoster ophthalmicus
B02.9 Zoster ohne Komplikation
„Gürtelrose"

Mykosen

B35.0 Tinea barbae und Tinea capitis
Bartmykose/Kopfmykose
B35.1 Tinea unguium
Mykose der Nägel
B35.3 Tinea pedis
Fußpilz
B35.6 Tinea inguinalis
Mykose der Leistenbeuge

B37.3 Kandidose der Vulva und der Vagina
N77.1* Vaginalsoor
B37.4 Balanitis durch Candida
N51.2*
B37.4 Urethritis durch Candida
N37.0*

Parasitenbefall

B85.0 Pedikulose durch Pediculus humanus capitis
Kopflausbefall
B85.1 Pedikulose durch Pediculus humanus corporis
Kleiderlausbefall
B85.3 Phthiriasis, Filzläusebefall
B86 Skabies, Krätze

Keimträger von Infektionskrankheiten

Z22.3 Keimträger anderer näher bezeichneter bakterieller Krankheiten; Keimträger bakterieller Krankheit durch:
Meningokokken
Staphylokokken
Streptokokken
Z22.8 Keimträger sonstiger Infektionskrankheiten
SARS-CoV-2
Z22.1 Keimträger anderer infektiöser Darmkrankheiten (außer Typhus abdominalis)
Z22.7 Latente Tuberkulose

Kodierung in Zusammenhang mit COVID-19

U07.1! COVID-19, Virus nachgewiesen
Virus im Labortest nachgewiesen
U07.2! COVID-19, Virus nicht nachgewiesen
COVID-19 klinisch-epidemiologisch bestätigt, Virus aber nicht im Labortest nachgewiesen
Z20.8 Kontakt mit und Exposition gegenüber sonstigen übertragbaren Krankheiten

Z22.8 Keimträger sonstiger Infektionskrankheiten
Z11 Spezielle Verfahren zur Untersuchung auf infektiöse und parasitäre Krankheiten
U99.0! Spezielle Verfahren zur Untersuchung auf SARS-CoV-2
U08.9 COVID-19 in der Eigenanamnese, nicht näher bezeichnet
U09.9! Post-COVID-19-Zustand, nicht näher bezeichnet
U10.90 Multisystemisches Entzündungssyndrom bei Kindern und Jugendlichen in Verbindung mit COVID-19
Multisystem inflammatory syndrome in children (MIS-C) zeitlich assoziiert mit COVID-19
Paediatric inflammatory multisystem syndrome (PIMS) zeitlich assoziiert mit COVID-19
U10.91 Multisystemisches Entzündungssyndrom bei Erwachsenen in Verbindung mit COVID-19
Multisystem inflammatory syndrome in adults (MIS-A) zeitlich assoziiert mit COVID-19
U11.9 Notwendigkeit der Impfung gegen COVID-19, nicht näher bezeichnet
U12.9! Unerwünschte Nebenwirkungen bei der Anwendung von COVID-19-Impfstoffen

In Psychiatrie und Psychosomatik dürfte insbesondere die Konstellation Z11 (Spezielle Verfahren zur Untersuchung auf infektiöse und parasitäre Krankheiten) in Kombination mit U99.0! (Spezielle Verfahren zur Untersuchung auf SARS-CoV-2) bei Testungen auf SARS-CoV-2 vor oder zu Beginn eines stationären Aufenthaltes ohne Verdacht auf eine Infektion von Relevanz sein.

Krankheiten des Blutes und der blutbildenden Organe

Anämien

D50.0 Eisenmangelanämie nach Blutverlust (chronisch)
D50.8 Sonstige Eisenmangelanämie
D51.0 Vitamin-B12-Mangelanämie durch Mangel an Intrinsic-Faktor

D51.3 Sonstige alimentäre Vitamin-B12-Mangelanämie
Vitamin-B12-Mangelanämie strikter Vegetarier
D52.0 Alimentäre Folsäure-Mangelanämie
D62 Akute Blutungsanämie
D63.0* Anämie bei Neubildungen
D63.8* Anämie bei sonstigen chronischen, anderenorts klassifizierten Krankheiten (z. B. bei chronischer Niereninsuffizienz größer oder gleich Stadium 3)

Endokrine, Ernährungs- und Stoffwechselkrankheiten

Krankheiten der Schilddrüse

E01.0 Jodmangelbedingte diffuse Struma (endemisch)
E01.1 Jodmangelbedingte mehrknotige Struma (endemisch)
E03.2 Hypothyreose durch Arzneimittel oder andere exogene Substanzen
E89.0 Hypothyreose nach medizinischen Maßnahmen
Hypothyreose nach Bestrahlung
Postoperative Hypothyreose
E03.3 Postinfektiöse Hypothyreose
E03.4 Atrophie der Schilddrüse (erworben)
E05.0 Hyperthyreose mit diffuser Struma, Morbus Basedow
E05.1 Hyperthyreose mit toxischem solitärem Schilddrüsenknoten
E05.2 Hyperthyreose mit toxischer mehrknotiger Struma
E06.3 Autoimmunthyreoiditis, Hashimoto-Thyreoiditis

Alimentäre Mangelzustände

E51.2 Wernicke-Enzephalopathie (Vitamin-B_1-Mangel)
E53.0 Riboflavinmangel (Vitamin-B_2-Mangel)
E53.1 Pyridoxinmangel (Vitamin-B_6-Mangel)
E53.8 Vitamin-B_{12}-Mangel, Folsäuremangel
E60 Alimentärer Zinkmangel
E61.1 Eisenmangel
E61.2 Magnesiummangel

Störungen des Lipoproteinstoffwechsels

E78.0 Reine Hypercholesterinämie
E78.1 Reine Hypertriglyzeridämie
E78.2 Gemischte Hyperlipidämie
E78.3 Hyperchylomikronämie
E78.4 Sonstige Hyperlipidämien
E78.5 Hyperlipidämie, nicht näher bezeichnet
E78.6 Lipoproteinmangel
E78.80 Hyperlipoproteinämie (a)

Hyperurikämie

E79.0 Hyperurikämie ohne Zeichen von entzündlicher Arthritis oder tophischer Gicht
Asymptomatische Hyperurikämie
M10.- Gicht

Störungen des Elektrolythaushaltes

E87.0 Hypernatriämie
E87.1 Hyponatriämie
E87.5 Hyperkaliämie
E87.6 Hypokaliämie

Krankheiten und Symptome, die das Nervensystem betreffen

Bestimmte arzneimittelinduzierte Störungen

G24.0 Arzneimittelinduzierte Dystonie
G25.1 Arzneimittelinduzierter Tremor
G25.4 Arzneimittelinduzierte Chorea
G44.4 Arzneimittelinduzierter Kopfschmerz, anderenorts nicht klassifiziert
G62.0 Arzneimittelinduzierte Polyneuropathie

Kopfschmerzen und Kopfschmerzsyndrome

G43.0 Migräne ohne Aura

G43.1 Migräne mit Aura
G44.0 Cluster-Kopfschmerz
G44.2 Spannungskopfschmerz
R51 Kopfschmerz

Schlafstörungen

G25.81 Syndrom der unruhigen Beine (Restless-Legs-Syndrom)
G47.0 Ein- und Durchschlafstörungen
G47.31 Obstruktives Schlafapnoe-Syndrom
G47.4 Narkolepsie und Kataplexie

Polyneuropathien

G62.1 Alkohol-Polyneuropathie
G62.2 Polyneuropathie durch sonstige toxische Agenzien
G62.80 Critical-illness-Polyneuropathie
G62.88 Sonstige näher bezeichnete Polyneuropathien
G63.-* Polyneuropathie bei anderenorts klassifizierten Krankheiten

Krankheiten und Symptome, die das Atmungssystem betreffen

Infektionen der oberen und unteren Atemwege und Grippe (ohne Pneumonie)

J00 Akute Rhinopharyngitis (Erkältungsschnupfen)
J01.- Akute Sinusitis
J06.9 Akute Infektion der oberen Atemwege, nicht näher bezeichnet
Grippaler Infekt
J10.1 Grippe mit sonstigen Manifestationen (außer Pneumonie) an den Atemwegen, saisonale Influenzaviren nachgewiesen
J11.1 Grippe mit sonstigen Manifestationen (außer Pneumonie) an den Atemwegen, Viren nicht nachgewiesen

J10.8 Grippe mit sonstigen Manifestationen (z. B. Gastroenteritis, akute Myokarditis), saisonale Influenzaviren nachgewiesen
J11.8 Grippe mit sonstigen Manifestationen (z. B. Gastroenteritis, akute Myokarditis), Viren nicht nachgewiesen
J20.- Akute Bronchitis

Asthma bronchiale

J45.0- Vorwiegend allergisches Asthma bronchiale
J45.1- Nichtallergisches Asthma bronchiale
J45.8- Mischformen des Asthma bronchiale

Symptome

R05 Husten
R06.0 Dyspnoe
R07.0 Halsschmerzen

Krankheiten und Symptome, die den Bewegungsapparat betreffen

Rückenschmerzen

M54.4 Lumboischialgie
M54.5 Kreuzschmerz
Lumbago ohne nähere Angaben
M54.6 Schmerzen im Bereich der Brustwirbelsäule

Krankheiten und Symptome, die das Urogenitalsystem betreffen, inkl. Infektionen

Infektionen der ableitenden Harnwege

N39.0 Harnwegsinfektion, Lokalisation nicht näher bezeichnet
N30.0 Akute Zystitis

Soll ein Infektionserreger angegeben werden, ist ein Sekundärkode aus B95.-! bis B98.-! zu verschlüsseln. Mögliche nachgewiesene Resistenzen von Erregern gegen bestimmte Antibiotika können über Kodes aus U80.-! bis U85.-! angegeben werden.

N40 Prostatahyperplasie

Symptome, die das Erkennungs- und Wahrnehmungsvermögen, die Stimmung und das Verhalten betreffen

R44.0 Akustische Halluzinationen
R44.1 Optische Halluzinationen
R44.2 Sonstige Halluzinationen
R45.0 Nervosität
Nervöser Spannungszustand
R45.1 Ruhelosigkeit und Erregung
R45.2 Unglücklichsein
Sorgen o. n. A.
R45.3 Demoralisierung und Apathie
R45.4 Reizbarkeit und Wut
R45.5 Feindseligkeit
R45.6 Körperliche Gewalt
R45.7 Emotioneller Schock oder Stress, nicht näher bezeichnet
R46.0 Stark vernachlässigte Körperpflege
R46.1 Besonders auffälliges äußeres Erscheinungsbild
R46.2 Seltsames und unerklärliches Verhalten
R46.3 Hyperaktivität
R46.4 Verlangsamung und herabgesetztes Reaktionsvermögen
R46.5 Misstrauen oder ausweichendes Verhalten
R46.6 Unangemessene Betroffenheit und Beschäftigung mit Stressereignissen
R46.7 Wortschwall oder umständliche Detailschilderung, die die Gründe für eine Konsultation oder Inanspruchnahme verschleiern

Verletzungen (auch im Rahmen von Selbstverletzungen)

S50.81 Schürfwunde des Unterarms
S50.82 Blasenbildung (nichtthermisch) am Unterarm
S50.83 Insektenbiss oder -stich (ungiftig) am Unterarm
S50.84 Oberflächlicher Fremdkörper (Splitter) am Unterarm
S50.88 Sonstige oberflächliche Verletzung am Unterarm
S51.80 Nicht näher bezeichnete offene Wunde sonstiger Teile des Unterarms
S51.9 Offene Wunde des Unterarms, Teil nicht näher bezeichnet
S60.81 Schürfwunde des Handgelenks und der Hand
S60.82 Blasenbildung (nichtthermisch) des Handgelenks und der Hand
S60.83 Insektenbiss oder -stich (ungiftig) des Handgelenks und der Hand
S60.84 Oberflächlicher Fremdkörper (Splitter) des Handgelenks und der Hand
S60.88 Sonstige oberflächliche Verletzung des Handgelenks und der Hand
S61.80 Nicht näher bezeichnete offene Wunde sonstiger Teile des Handgelenks und der Hand
S61.9 Offene Wunde des Handgelenks und der Hand, Teil nicht näher bezeichnet
S70.81 Schürfwunde am Oberschenkel
S70.82 Blasenbildung (nichtthermisch) am Oberschenkel
S70.83 Insektenbiss oder -stich (ungiftig) am Oberschenkel
S70.84 Oberflächlicher Fremdkörper (Splitter) am Oberschenkel
S70.88 Sonstige oberflächliche Verletzung am Oberschenkel
S71.1 Offene Wunde des Oberschenkels

Ab 2026 ist für vollstationäre Behandlungsfälle bei einer im Krankenhaus erworbenen Verletzung zusätzlich der Sekundärkode U69.9! (Im Krankenhaus erworbene Verletzung) anzugeben.

Unter einer im Krankenhaus erworbenen Verletzung versteht man eine Verletzung, deren zeitliches Auftreten nach Aufnahme im Krankenhaus erfolgt. In der Klassifikation wird explizit darauf hingewiesen, dass die Einstufung als im Krankenhaus erworbene Verletzung nicht automatisch bedeutet, dass ein kausaler Zusammenhang zwischen der medizinischen Behandlung und dem Auftreten der Verletzung existiert und auch kein Synonym für ärztliches oder pflegerisches Verschulden darstellt. Die Schlüsselnummer dient viel mehr in der Qualitätssicherung zur Abgrenzung einer im Krankenhaus erworbenen Verletzung gegenüber einer nicht dort erworbenen Verletzung. Dabei bezieht sich hier eine im Krankenhaus aufgetretene Verletzung nur auf den kodierenden Leistungserbringer. Bei einer bei Aufnahme vorliegenden oder außerhalb des versorgenden Krankenhauses zugezogenen Verletzung ist U69.9! nicht anzugeben.

Vergiftungen

Die im Folgenden aufgeführten ICD-Kodes sind nicht zur Abbildung von Intoxikationen im Sinne von Rausch anzugeben. In diesen Fällen sind ICD-Kodes auf der Gruppe F10 bis F19 zur Abbildung psychischer und Verhaltensstörungen durch psychotrope Substanzen zu verschlüsseln.

T39.0 Vergiftung durch Salizylate

T39.1 Vergiftung durch 4-Aminophenol-Derivate

T39.2 Vergiftung durch Pyrazolon-Derivate

T39.3 Vergiftung durch sonstige nichtsteroidale Antiphlogistika [NSAID]

T39.4 Vergiftung durch Antirheumatika, anderenorts nicht klassifiziert

T39.8 Vergiftung durch sonstige nichtopioidhaltige Analgetika und Antipyretika, anderenorts nicht klassifiziert

T40.0 Vergiftung durch Opium

T40.1 Vergiftung durch Heroin

T40.2 Vergiftung durch sonstige Opioide
Kodein
Morphin

T40.3 Vergiftung durch Methadon

T40.4 Vergiftung durch sonstige synthetische Betäubungsmittel
Pethidin

T40.5 Vergiftung durch Kokain

T40.6 Vergiftung durch sonstige und nicht näher bezeichnete Betäubungsmittel

T40.7 Vergiftung durch Cannabis(-Derivate)

T40.8 Vergiftung durch Lysergid [LSD]

T40.9 Vergiftung durch sonstige und nicht näher bezeichnete Psychodysleptika [Halluzinogene]
Mescalin
Psilocin
Psilocybin

T42.0 Vergiftung durch Hydantoin-Derivate

T42.1 Vergiftung durch Iminostilbene
Carbamazepin

T42.2 Vergiftung durch Succinimide und Oxazolidine

T42.3 Vergiftung durch Barbiturate
Exkl.: Thiobarbiturate (T41.1)

T42.4 Vergiftung durch Benzodiazepine

T42.6 Vergiftung durch sonstige Antiepileptika, Sedativa und Hypnotika

T43.0 Vergiftung durch tri- und tetrazyklische Antidepressiva

T43.1 Vergiftung durch Monoaminooxidase-hemmende Antidepressiva

T43.2 Vergiftung durch sonstige und nicht näher bezeichnete Antidepressiva

T43.3 Vergiftung durch Antipsychotika und Neuroleptika auf Phenothiazin-Basis

T43.4 Vergiftung durch Neuroleptika auf Butyrophenon- und Thioxanthen-Basis

T43.5 Vergiftung durch sonstige und nicht näher bezeichnete Antipsychotika und Neuroleptika
Exkl.: Rauwolfiaalkaloide (T46.5)

T43.6 Vergiftung durch Psychostimulanzien mit Missbrauchspotential
Exkl.: Kokain (T40.5)

T43.8 Vergiftung durch sonstige psychotrope Substanzen, anderenorts nicht klassifiziert

X49.9! Akzidentelle Vergiftung

X84.9! Absichtliche Selbstbeschädigung
Absichtlich selbstzugefügte Vergiftung oder Verletzung
Selbsttötung (Versuch)

Missbrauch von Personen

Zu kodieren ist zunächst die Verletzung, falls möglich.

T74.0 Vernachlässigen oder Imstichlassen

T74.1 Körperlicher Missbrauch
Ehegattenmisshandlung o. n. A.
Kindesmisshandlung o. n. A.

T74.2 Sexueller Missbrauch

T74.3 Psychischer Missbrauch

T74.8 Sonstige Formen des Missbrauchs von Personen

3.3 Pflegerelevante Nebendiagnosen

Bisher war in der Psychiatrie und Psychosomatik die Vergabe von Diagnosen weitgehend die Domäne der Ärzte. Dies hat sich mit Umstieg auf das PEPP-Entgeltsystem geändert. Auch spielen pflegerelevante Nebendiagnosen zunehmend eine Rolle. Sie können neben anderen somatischen und psychiatrischen Diagnosen im Einzelfall ebenfalls die PEPP-Zuordnung und damit den Abrechnungsbetrag beeinflussen.

Auch Gesundheitsstörungen, die ggf. eigenständig von Pflegenden versorgt werden, dürfen bei der Kodierung nicht vergessen werden. Für sie gelten die gleichen Vorgaben zur Kodierung wie für andere Nebendiagnosen. Entsprechende Informationen zur Kodierbarkeit der Diagnosen, wie Nachweise über das Vorliegen entsprechender Diagnosen sowie der damit verbundene Ressourcenverbrauch, finden sich dabei primär nicht in der Dokumentation der ärztlichen Therapeuten und Therapeutinnen. Dies ist bei der Prüfung der Patientenakte im Rahmen der Kodierung zu berücksichtigen.

Die folgenden Ausführungen geben Beispiele für mögliche Pflegediagnosen:

Aus dem Bereich Bewegen, Lagern und Mobilisation

Sturzneigung bei älteren Menschen oder bei unklaren Krankheitszuständen, die das Patientenmanagement beispielsweise in Form sturzprophylaktischer Maßnahmen und Hilfestellungen beeinflussen.

R29.6 Sturzneigung

Sturzneigung bei Schwindel, Synkope oder Kollaps sowie bei Gehbeschwerden oder bei anderenorts klassifizierten Erkrankungen sind davon ausgenommen und mit spezifischeren ICD-Kodes zur Abbildung der jeweiligen Ursache zu verschlüsseln.

Diagnosen zur Abbildung von Druckgeschwüren gehören mit zu den ICD-Kodes, die abhängig von ihrem Schweregrad einen Einfluss auf die PEPP-Zuordnung und damit auf den Abrechnungsbetrag im Einzelfall haben können. Bei der Kodierung von Druckgeschwüren wird an vierter Stelle der Schweregrad und an fünfter Stelle die Lokalisation differenziert.

L89.0- Dekubitus Stadium 1
L89.1- Dekubitus Stadium 2
L89.2- Dekubitus Stadium 3
L89.3- Dekubitus Stadium 4

Druckgeschwüre dritten und vierten Grades können Einfluss auf die Zuordnung zur PEPP haben. Während ein Dekubitus im Stadium 3 mit Verlust aller Hautschichten mit Schädigung oder Nekrose des subkutanen Gewebes, die bis auf die darunterliegende Faszie reichen kann, einhergeht, entspricht die Kategorie 4 einem Druckgeschwür mit Nekrose von Muskeln, Knochen oder stützenden Strukturen, wie beispielsweise Sehnen oder Gelenkkapseln. Mögliche Ressourcenverbräuche in Bezug auf Druckgeschwüre stellen neben pflegerischen Maßnahmen wie Verbandswechseln auch die Lagerung auf Spezialmatratzen oder das Hinzuziehen eines Wundmanagers dar.

Aus dem Bereich Ernährung und Ausscheidung

Für die Abbildung einer krankhaften Fettleibigkeit stehen ICD-Kodes aus E66.- zur Verfügung. Die weitere Differenzierung erfolgt nach der Ursache der Adipositas. An letzter Stelle ist das Ausmaß der Adipositas, das sich am sog. Body-Mass-Index (BMI) orientiert, abzubilden. Bei erwachsenen Patienten ist zwischen einer Adipositas Grad I (BMI von 30 bis unter 35), Grad II (BMI von 35 bis unter 40) und einer Adipositas Grad III (BMI von 40 und mehr) zu unterscheiden. Eine Adipositas Grad III kann potenziell Einfluss auf die PEPP-Zuordnung haben. Mit der Version 2022 wurde die Adipositas Grad III weiter nach BMI differenziert. Abhängig vom BMI kann bei Erwachsenen nun über die ICD-Kodierung zwischen einem BMI von 40 bis unter 50, 50 bis unter 60 sowie 60 und mehr unterschieden werden.

Für Kinder und Jugendliche von 3 bis unter 18 Jahren beziehen sich die Body-Mass-Index-Grenzwerte auf die für Deutschland empfohlenen Referenzperzentilen zur Feststellung von Adipositas (BMI über dem BMI-Grenzwert des 97,0-Perzentils bis einschließlich des BMI-Grenzwertes des 99,5-Perzentils) und extremer Adipositas (BMI über dem BMI-Grenzwert des 99,5-Perzentils) bei Kindern und Jugendlichen unter Berücksichtigung des BMI, des Lebensalters und des Geschlechts. Danach ergeben sich für Jungen und Mädchen gemäß Anhang der ICD-10-GM folgende Grenzwerte:

Jungen

BMI-Grenzwerte Jungen für Deutschland		
Lebensjahr* (Jahre)	**Grenzwert für Adipositas (≙ P97)**	**Grenzwert für extreme Adipositas (≙ P99,5)**
3 bis < 4	18,8	20,6
4 bis < 5	18,9	20,9
5 bis < 6	19,2	21,5
6 bis < 7	19,8	22,4
7 bis < 8	20,6	23,8
8 bis < 9	21,6	25,5
9 bis < 10	22,8	27,4
10 bis < 11	23,9	29,2
11 bis < 12	25,0	30,7
12 bis < 13	25,9	31,8
13 bis < 14	26,6	32,5
14 bis < 15	27,3	32,8
15 bis < 16	27,8	33,0
16 bis < 17	28,2	33,1
17 bis < 18	28,8	33,6

* Bei Erstellung der Tabelle wurde der Wert für die Mitte des jeweiligen Lebensjahres ermittelt, dieser gilt für das komplette Lebensjahr.

Mädchen

BMI-Grenzwerte Mädchen für Deutschland		
Lebensjahr* (Jahre)	Grenzwert für Adipositas (≙ P97)	Grenzwert für extreme Adipositas (≙ P99,5)
3 bis < 4	18,8	20,6
4 bis < 5	19,0	21,0
5 bis < 6	19,4	21,7
6 bis < 7	20,0	22,8
7 bis < 8	20,9	24,3
8 bis < 9	22,0	26,0
9 bis < 10	23,0	27,5
10 bis < 11	24,0	28,8
11 bis < 12	25,0	29,9
12 bis < 13	25,9	30,8
13 bis < 14	26,7	31,5
14 bis < 15	27,3	31,8
15 bis < 16	27,8	32,2
16 bis < 17	28,3	32,8
17 bis < 18	29,3	34,3

* Bei Erstellung der Tabelle wurde der Wert für die Mitte des jeweiligen Lebensjahres ermittelt, dieser gilt für das komplette Lebensjahr.

Bei Kindern unter 3 Jahren ist an letzter Stelle immer unspezifisch „Grad oder Ausmaß der Adipositas nicht näher bezeichnet" zu verschlüsseln.

Voraussetzung für die Kodierung einer Diagnose aus E66.- ist damit zum einen der Nachweis, dass überhaupt eine Adipositas vorgelegen hat, über die Angabe von Größe und Gewicht, zum anderen ein dokumentierter Ressourcenverbrauch beispielsweise in Form eines erhöhten Pflegeaufwands, Reduktionskost, Beratungsleistungen oder auch in Form eines Spezialbetts, das eingesetzt werden muss.

Zur Abbildung einer Adipositas dürften insbesondere folgende ICD-Kodes aus der Kategorie E66.- von Relevanz sein:

E66.0- Adipositas durch übermäßige Kalorienzufuhr
E66.00 Adipositas Grad I (WHO) bei Patienten von 18 Jahren und älter
E66.01 Adipositas Grad II (WHO) bei Patienten von 18 Jahren und älter
E66.06 Adipositas Grad III (WHO) bei Patienten von 18 Jahren und älter, BMI von 40 bis unter 50
E66.07 Adipositas Grad III (WHO) bei Patienten von 18 Jahren und älter, BMI von 50 bis unter 60
E66.08 Adipositas Grad III (WHO) bei Patienten von 18 Jahren und älter, BMI von 60 und mehr
E66.04 Adipositas bei Kindern und Jugendlichen von 3 Jahren bis unter 18 Jahren
E66.05 Extreme Adipositas bei Kindern und Jugendlichen von 3 Jahren bis unter 18 Jahren
E66.09 Grad oder Ausmaß der Adipositas nicht näher bezeichnet
E66.1- Arzneimittelinduzierte Adipositas
E66.10 Adipositas Grad I (WHO) bei Patienten von 18 Jahren und älter
E66.11 Adipositas Grad II (WHO) bei Patienten von 18 Jahren und älter
E66.16 Adipositas Grad III (WHO) bei Patienten von 18 Jahren und älter, BMI von 40 bis unter 50
E66.17 Adipositas Grad III (WHO) bei Patienten von 18 Jahren und älter, BMI von 50 bis unter 60
E66.18 Adipositas Grad III (WHO) bei Patienten von 18 Jahren und älter, BMI von 60 und mehr
E66.14 Adipositas bei Kindern und Jugendlichen von 3 Jahren bis unter 18 Jahren
E66.15 Extreme Adipositas bei Kindern und Jugendlichen von 3 Jahren bis unter 18 Jahren
E66.19 Grad oder Ausmaß der Adipositas nicht näher bezeichnet

Seit der Version 2023 können die ICD-Kodes aus E66.-4 und E66.-5 eine Relevanz für die PEPP-Zuordnung innerhalb der Strukturkategorie der Kinder- und Jugendpsychiatrie (PEPP PK14B) haben.

Zur Abbildung eines krankhaften Gewichtsverlusts oder einer Mangelernährung existiert in der ICD-10-GM eine Vielzahl unterschiedlicher ICD-Kodes; der Grad der Unterernährung wird dabei gewöhnlich mittels des Gewichtes ermittelt und in Standardabweichungen vom Mittelwert der entsprechenden Bezugspopulation dargestellt. Liegen eine oder mehrere vorausgegangene Messungen vor, so ist eine fehlende Gewichtszunahme bei Kindern bzw. eine Gewichtsabnahme bei Kindern oder Erwachsenen in der Regel ein Anzeichen für eine Mangelernährung; Zu den in der ICD-10-GM vorhandenen ICD-Kodes gehören beispielsweise:

E43	Nicht näher bezeichnete erhebliche Energie- und Eiweißmangelernährung
E44.0	Mäßige Energie- und Eiweißmangelernährung
E44.1	Leichte Energie- und Eiweißmangelernährung
E45	Entwicklungsverzögerung durch Energie- und Eiweißmangelernährung
E46	Nicht näher bezeichnete Energie- und Eiweißmangelernährung
R63.0	Appetitverlust
R63.3	Ernährungsprobleme und unsachgemäße Ernährung
R63.6	Ungenügende Aufnahme von Nahrung und Flüssigkeit
R64	Kachexie

Lediglich der ICD-Kode R64 kann dabei als Nebendiagnose in der aktuellen Version des PEPP-Systems eine Relevanz für die PEPP-Zuordnung und damit auf den Rechnungsbetrag im Einzelfall haben.

Gemäß Entscheidung des Schlichtungsausschusses Bund vom 30.09.2020 (verfügbar unter www.g-drg.de) kann der Kode R64 zur Abbildung einer Kachexie kodiert werden, wenn der

Gewichtsverlust ≥ 5 % (ohne Ödem; falls Gewichtsverlust nicht eruierbar, ist ein BMI < 20,0 kg/m² für die Diagnose der Kachexie ausreichend) in ≤ 12 Monaten bei Vorliegen einer Erkrankung beträgt und mindestens drei der folgenden Kriterien vorliegen:

- Verringerte Muskelkraft (z. B. Handgriffstärke)
- Erschöpfung
- Appetitlosigkeit
- Niedriger Fettfreie-Masse-Index (fettfreie Masse [kg]/Körpergröße² [m²])
- Abnormale Biochemie
  - erhöhte Entzündungsmarker (CRP > 5,0 mg/L, IL-6 > 4,0 pg/mL), oder
  - Anämie (Hb < 12 g/dL), oder
  - niedriges Serumalbumin (< 32 g/L)

Bei Übelkeit und Erbrechen könnte es zu häufigerem Wäschewechsel, dem Reichen der Nierenschale oder der Gabe von Antiemetika kommen.

R11 Übelkeit und Erbrechen

Für die Abbildung einer Inkontinenz stehen in der ICD-10-GM unterschiedliche spezifische Kodes zur Verfügung. In Psychiatrie/Psychosomatik dürfte insbesondere die nicht weiter spezifizierte Angabe einer Inkontinenz eine Rolle spielen.

R32 Harninkontinenz

Diese ist zu kodieren, wenn ein Ressourcenverbrauch beispielsweise in Form einer Beratung, einer Inkontinenzversorgung, eines Beckenbodentrainings oder anderer therapeutischer oder pflegerischer Aufwände vorlag und entsprechend dokumentiert wurde. Eine nichtorganische Harninkontinenz ist mit einem ICD-Kode aus F98.0- (Nichtorganische Enuresis) zu verschlüsseln.

Aus dem Bereich Wahrnehmen und Kommunizieren

Blindheit oder hochgradige Sehbehinderungen erfordern eine Begleitung bei Untersuchungen, eine erweiterte Kommunikation, Hilfestellungen im Alltag. Ähnliches gilt auch für aphasische und dysphasische Störungen und einen Hörverlust, z. B. im Rahmen einer Altersschwerhörigkeit. Zur Abbildung entsprechender Wahrnehmungs- und Kommunikationsstörungen stehen eine Vielzahl an ICD-Kodes zur Verfügung.

H54.- Blindheit und Sehbeeinträchtigung
R47.0 Aphasie und Dysphasie
H90.- Hörverlust durch Schallleitungs- oder Schallempfindungsstörung
H91.1 Presbyakusis (Altersschwerhörigkeit)
H91.3 Taubstummheit, anderenorts nicht klassifiziert

Der ICD-Kode H54.0 (Blindheit und hochgradige Sehbehinderung, binokular) kann dabei eine Relevanz für die PEPP-Zuordnung und damit auf die Abrechnung im Einzelfall haben. Gleiches gilt für die ICD-Kodes H90.0 (Beidseitiger Hörverlust durch Schallleitungsstörung), H90.3 (Beidseitiger Hörverlust durch Schallempfindungsstörung) und H90.6 (Kombinierter beidseitiger Hörverlust durch Schallleitungs- und Schallempfindungsstörung), die bei der Zuordnung zu PEPPs der Kinder- und Jugendpsychiatrie eine Rolle spielen können. Ebenfalls eine Relevanz in der Strukturkategorie der Kinder- und Jugendpsychiatrie kann der ICD-Kode H91.3 (Taubstummheit, anderenorts nicht klassifiziert) spielen. Umso wichtiger ist neben der Auswahl des korrekten ICD-Kodes zur Abbildung des medizinischen Zustands auch die genaue Prüfung eines dokumentierten Ressourcenverbrauchs im Hinblick auf die kodierte Diagnose.

Aus dem Bereich der Funktionseinschränkungen

In der ICD-10-GM dienen insbesondere die Kategorien U50.- (Motorische Funktionseinschränkungen) und U51.- (Kognitive Funktionseinschränkungen) der Abbildung von Funktionseinschränkungen. Mit der Version 2026 wurde dieser Bereich um die Kategorien U53.- (Mobilitätseinschränkung) und U54.- (Emotionale Funktionseinschränkung) erweitert. Ferner wurde die Kategorie der kognitiven Funktionseinschränkungen (U51.-) für 2026 mit dem Montreal Cognitive Assessment (MoCA) um ein weiteres Testverfahren ergänzt.

U50.- Motorische Funktionseinschränkung
U50.00 Keine oder geringe motorische Funktionseinschränkung: Barthel-Index: 100 Punkte
U50.01 Keine oder geringe motorische Funktionseinschränkung: Motorischer FIM: 85 – 91 Punkte
U50.10 Leichte motorische Funktionseinschränkung: Barthel-Index: 80 – 95 Punkte
U50.11 Leichte motorische Funktionseinschränkung: Motorischer FIM: 69 – 84 Punkte
U50.20 Mittlere motorische Funktionseinschränkung: Barthel-Index: 60 – 75 Punkte
U50.21 Mittlere motorische Funktionseinschränkung: Motorischer FIM: 59 – 68 Punkte
U50.30 Mittelschwere motorische Funktionseinschränkung: Barthel-Index: 40 – 55 Punkte
U50.31 Mittelschwere motorische Funktionseinschränkung: Motorischer FIM: 43 – 58 Punkte
U50.40 Schwere motorische Funktionseinschränkung: Barthel-Index: 20 – 35 Punkte
U50.41 Schwere motorische Funktionseinschränkung: Motorischer FIM: 31 – 42 Punkte
U50.50 Sehr schwere motorische Funktionseinschränkung: Barthel-Index: 0 – 15 Punkte
U50.51 Sehr schwere motorische Funktionseinschränkung: Motorischer FIM: 13 – 30 Punkte

U51.- Kognitive Funktionseinschränkung
U51.00 Keine oder leichte kognitive Funktionseinschränkung: Erweiterter Barthel-Index: 70-90 Punkte
U51.01 Keine oder leichte kognitive Funktionseinschränkung: Kognitiver FIM: 30 – 35 Punkte

U51.02 Keine oder leichte kognitive Funktionseinschränkung:
MMSE: 24 – 30 Punkte
U51.03 Keine oder leichte kognitive Funktionseinschränkung:
MoCA: 17 oder mehr Punkte
U51.10 Mittlere kognitive Funktionseinschränkung:
Erweiterter Barthel-Index: 20 – 65 Punkte
U51.11 Mittlere kognitive Funktionseinschränkung:
Kognitiver FIM: 11 – 29 Punkte
U51.12 Mittlere kognitive Funktionseinschränkung:
MMSE: 17 – 23 Punkte
U51.13 Mittlere kognitive Funktionseinschränkung:
MoCA: 9-16 Punkte
U51.20 Schwere kognitive Funktionseinschränkung:
Erweiterter Barthel-Index: 0 – 15 Punkte
U51.21 Schwere kognitive Funktionseinschränkung:
Kognitiver FIM: 5 – 10 Punkte
U51.22 Schwere kognitive Funktionseinschränkung:
MMSE: 0 – 16 Punkte
U51.23 Schwere kognitive Funktionseinschränkung:
MoCA: 0 – 8 Punkte

U53.- Mobilitätseinschränkung
U53.00 Keine oder geringe Mobilitätseinschränkung:
Charité Mobility Index [CHARMI]: 9-10 Punkte
U53.01 Keine oder geringe Mobilitätseinschränkung:
De Morton Mobility Index [DEMMI]: 57-100 Punkte
U53.02 Keine oder geringe Mobilitätseinschränkung:
Short Physical Performance Battery [SPPB]: 7-12 Punkte
U53.03 Keine oder geringe Mobilitätseinschränkung:
Timed Up and Go [TUG]: <18 Sekunden
U53.10 Leichte Mobilitätseinschränkung:
Charité Mobility Index [CHARMI]: 6-8 Punkte
U53.11 Leichte Mobilitätseinschränkung:
De Morton Mobility Index [DEMMI]: 39-53 Punkte
U53.12 Leichte Mobilitätseinschränkung:
Short Physical Performance Battery [SPPB]: 3-6 Punkte

U53.13 Leichte Mobilitätseinschränkung:
Timed Up and Go [TUG]: 18-33 Sekunden
U53.20 Mittelschwere Mobilitätseinschränkung:
Charité Mobility Index [CHARMI]: 5 Punkte
U53.21 Mittelschwere Mobilitätseinschränkung:
De Morton Mobility Index [DEMMI]: 33-36 Punkte
U53.22 Mittelschwere Mobilitätseinschränkung:
Short Physical Performance Battery [SPPB]: 1-2 Punkt(e)
U53.23 Mittelschwere Mobilitätseinschränkung:
Timed Up and Go [TUG]: >33 Sekunden
U53.30 Schwere Mobilitätseinschränkung:
Charité Mobility Index [CHARMI]: 0-4 Punkte
U53.31 Schwere Mobilitätseinschränkung:
De Morton Mobility Index [DEMMI]: 0-30 Punkte
U53.32 Schwere Mobilitätseinschränkung:
Short Physical Performance Battery [SPPB]: 0 Punkte
U53.33 Schwere Mobilitätseinschränkung:
Timed Up and Go [TUG]: Durchführung nicht möglich

U54.- Emotionale Funktionseinschränkung
U54.01 Keine emotionale Funktionseinschränkung:
Depression im Alter-Skala [DIA-S]: 0-3 Punkte
U54.02 Keine emotionale Funktionseinschränkung:
Geriatrische Depressionsskala [GDS-15]: 0-5 Punkte
U54.03 Keine emotionale Funktionseinschränkung:
Geriatrische Depressionsskala [GDS-5]: 0-1 Punkt(e)
U54.04 Keine emotionale Funktionseinschränkung:
2-Fragen Test nach Whooley: 0 Punkte
U54.11 Emotionale Funktionseinschränkung:
Depression im Alter-Skala [DIA-S]: 4 oder mehr Punkte
U54.12 Emotionale Funktionseinschränkung:
Geriatrische Depressionsskala [GDS-15]: 6 oder mehr Punkte

U54.13 Emotionale Funktionseinschränkung:
Geriatrische Depressionsskala [GDS-5]: 2 oder mehr Punkte

U54.14 Emotionale Funktionseinschränkung:
2-Fragen Test nach Whooley: 1 oder mehr Punkt(e)

Die Kodierung entsprechender Kodes erfordert den Einsatz mindestens eines standardisierten Testverfahrens. Zur Beurteilung der motorischen Funktionseinschränkung ist beispielsweise der Barthel-Index oder der motorische FIM (Functional Independence Measure), zur Beurteilung der kognitiven Funktionseinschränkung der erweiterte Barthel-Index, der kognitive FIM (Functional Independence Measure), der MMSE (Mini Mental State Examination) oder neu ab 2026 der MoCA heranzuziehen. Ab 2026 können zusätzlich auch Mobilitäts- und emotionale Funktionseinschränkungen über die ICD-10-GM abgebildet werden.

Auch keine oder nur leichte Funktionseinschränkungen sind über die genannten ICD-Kodes abbildbar, sodass – bei Einsatz eines entsprechenden Testverfahrens – entsprechende Kodes grundsätzlich bei jedem Patienten angegeben werden können. Lediglich der Hinweistext in der ICD-10-GM schränkt bei allen Kategorien auf die einmalige Kodierung der Funktionseinschränkungen innerhalb der ersten fünf stationären Behandlungstage ein; zudem ist bei veränderten Werten innerhalb dieser Zeit der höchste Punktwert zu verschlüsseln.

Im aktuellen PEPP-System können bereits mittelschwere motorische Funktionseinschränkungen und mittlere kognitive Funktionseinschränkungen die Zuordnung zu einer höher bewerteten PEPP bedingen. Dabei ist jedoch zu berücksichtigen, dass die 2026 neu eingeführten ICD-Kodes U51.13 (Mittlere kognitive Funktionseinschränkung: MoCA: 9-16 Punkte) und U51.23 (Schwere kognitive Funktionseinschränkung: MoCA: 0-8 Punkte) im System 2026 die PEPP-Zuordnung (noch) nicht beeinflussen können.

3.4 Fazit für die Kodierung von Diagnosen im klinischen Alltag

- Die Wahl der Hauptdiagnose beeinflusst maßgeblich die PEPP-Zuordnung. Sie muss insbesondere bei psychiatrischen Komorbiditäten bewusst unter Berücksichtigung der geltenden Kodierrichtlinien gesetzt werden.
- Auch Nebendiagnosen können einen Einfluss auf die PEPP-Zuordnung haben. Dies betrifft sowohl somatische als auch psychiatrische Diagnosen.
- Gerade die korrekte und vollständige Kodierung von somatischen Nebendiagnosen stellt in psychiatrischen und psychosomatischen Einrichtungen eine Herausforderung dar.
- Insbesondere bei somatischen Nebendiagnosen kann der Schweregrad der Erkrankung eine Rolle spielen. Damit sind Nebendiagnosen – genauso wie Hauptdiagnosen – immer so spezifisch wie möglich zu verschlüsseln.
- Für die Version 2026 sind im Hinblick auf die Diagnosekodierung insbesondere folgende Anpassungen erfolgt:
  - Erweiterung der Kategorie U51.- (Kognitive Funktionseinschränkung) um ein weiteres, in Psychiatrie und Psychosomatik eingesetztes Testverfahren, den MoCA (Montreal Cognitive Assessment)
  - Abbildungsmöglichkeit von Mobilitäts- und emotionalen Funktionseinschränkungen über die neu eingeführten ICD-Kategorien U53.- (Mobilitätseinschränkung) und U54.- (Emotionale Funktionseinschränkung)
  - Einführung eines neuen Sekundärkodes U69.9! (Im Krankenhaus erworbene Verletzung) zur Abbildung von im Krankenhaus erworbener Verletzungen
  - Abnahme der Gruppierungsrelevanz des Sekundärkodes U07.1! (COVID-19, Virus nachgewiesen) und damit Abwertung entsprechender Behandlungsfälle innerhalb des PEPP-Systems

- Identifikation des für 2026 an fünfter Stelle neu differenzierten ICD-Kodes U10.9- (Multisystemisches Entzündungssyndrom in Verbindung mit COVID-19, nicht näher bezeichnet) als Kostentrenner im PEPP-System mit Aufwertung entsprechender Behandlungsfälle innerhalb der Basis-PEPPs zur Abbildung von Behandlungsfällen mit affektiven, neurotischen, Belastungs-, somatoformen und Schlafstörungen PA04 und PK04
- Aufwertung von Behandlungsfällen mit psychotischer Störung durch bestimmte psychotrope Substanzen wie Opioide (F11.5), Cannabinoide (F12.5), Sedativa/Hypnotika (F13.5), Kokain (F14.5), Halluzinogene (F16.5), flüchtige Lösungsmittel (F18.5) oder multiplen Substanzgebrauch (F19.5) innerhalb der Basis-PEPP PA02 (Psychische und Verhaltensstörungen durch psychotrope Substanzen)

4 Prozedurenkodierung in Psychiatrie und Psychosomatik

4.1 Grundlagen der Prozedurenkodierung in Psychiatrie und Psychosomatik

Die Abbildung von erbrachten Leistungen erfolgt bei stationären Behandlungsfällen in Psychiatrie und Psychosomatik über das Klassifikationssystem für Prozeduren, den Operationen- und Prozedurenschlüssel (OPS). Mit Einführung des PEPP-Entgeltsystems bzw. im Rahmen der Vorbereitungen zur Einführung des neuen Entgeltsystems wurden 2010 und in den Folgejahren zahlreiche neue Leistungsbezeichner geschaffen, um psychiatrische und psychosomatische Leistungen in entsprechenden Einrichtungen erfassen und abbilden zu können.

Diese neuen OPS-Kodes sind in der Regel nur für Leistungen anzugeben, die in Einrichtungen der Psychiatrie und Psychosomatik erbracht wurden. Bis auf wenige Ausnahmen können alle anderen OPS-Kodes, die in der Klassifikation aufgeführt sind, ebenfalls für Behandlungsfälle in der Psychiatrie und Psychosomatik angegeben werden. Eine Ausnahme bilden lediglich OPS-Kodes, die in der Klassifikation mit dem Hinweis versehen sind, dass ein Kode aus diesem Bereich nur für Leistungen anzugeben ist, die in Einrichtungen im Geltungsbereich des § 17b KHG erbracht wurden. Diese bildeten in der Regel vor Einführung des PEPP-Entgeltsystems psychiatrische und psychosomatische Leistungen bei Behandlungsfällen in der Somatik ab und sind auch weiterhin ausschließlich bei entsprechender Leistungserbringung zu dokumentieren (beispielsweise zur Abbildung konsilpsychiatrischer Leistungen in der Somatik). Zu den nicht in Psychiatrie und Psychosomatik zu verschlüsselnden OPS-Kodes gehören:

1-900.- Psychosomatische und psychotherapeutische Diagnostik
1-901.- (Neuro-)psychologische und psychosoziale Diagnostik
9-402.0 Psychosomatische und psychotherapeutische Komplexbehandlung

Grundsätzlich sind alle Prozeduren, die vom Zeitpunkt der Aufnahme bis zum Zeitpunkt der Entlassung vorgenommen wurden, zu kodieren. Dies schließt alle diagnostischen, therapeutischen und pflegerischen Prozeduren ein, zu denen auch interne und externe konsiliarische Leistungen gehören können, und gilt insbesondere auch für nicht-chirurgische Prozeduren. Voraussetzung ist, dass sie über einen OPS-Kode abbildbar sind.

Viele Leistungen, die standardmäßig bei Patientinnen und Patienten in Psychiatrie und Psychosomatik erbracht werden, werden nicht kodiert. Für diese Leistungen existieren keine spezifischen OPS-Kodes (mehr). Der Aufwand für entsprechende Prozeduren spiegelt sich dann in den dokumentierten Diagnosen wider oder ist Teil anderer Prozeduren. Gänzlich unspezifische Kodes zur Abbildung dieser Leistungen dürfen dafür nicht angewendet werden. Zu den nicht kodierbaren Prozeduren gehören beispielsweise:

- Einzel- und Gruppentherapieeinheiten durch Pflegefachkräfte
- Gruppentherapieeinheiten durch Spezialtherapeutinnen und Spezialtherapeuten
- Aufnahme- und Kontrolluntersuchung
- Visite
- Blutentnahme
- Medikamentöse Therapie mit wenigen Ausnahmen wie z. B. die Gabe von Medikamenten, für die ein OPS-Kode im Kapitel 6 des OPS existiert
- Echokardiographie
- Ruhe-EKG, Langzeit- und Belastungs-EKG
- 24-Stunden-Blutdruckmessung
- Legen einer Magensonde
- Legen eines transurethralen Blasenkatheters
- Subkutane Medikamentengabe, z. B. Heparin
- Konventionelle Röntgenuntersuchungen

- Lungenfunktionstest mit Ausnahme von pneumologischen Funktionsuntersuchungen
- Blutgasanalyse in Ruhe
- Atemgasanalyse
- Sonographien mit Ausnahme der Endosonographie und der komplexen differentialdiagnostischen Sonographie mit digitaler Bild- und Videodokumentation

Normalerweise ist eine Prozedur vollständig mit all ihren Komponenten in einem Kode abgebildet. Individuelle Komponenten einer bereits kodierten Prozedur sind damit nicht zusätzlich zu verschlüsseln. So ist die Anästhesie im Rahmen einer Elektrokonvulsionstherapie (EKT) im OPS-Kode zur Abbildung der Elektrokonvulsionstherapie enthalten und nicht über einen zusätzlichen OPS-Kode anzugeben.

Einige Leistungen im Operationen- und Prozedurenschlüssel werden auf Basis von Größe, Zeit oder Anzahl unterschieden. Dies betrifft beispielsweise den OPS-Kode 6-006.a- zur Abbildung einer intramuskulären (parenteralen) Gabe von Paliperidon. Die weitere Differenzierung erfolgt anhand der verabreichten Menge:

6-006.a0	75 mg bis unter 125 mg
6-006.a1	125 mg bis unter 175 mg
6-006.a2	175 mg bis unter 250 mg
...	

Erhält ein Patient im Rahmen eines stationären Aufenthaltes mehrfach Paliperidon, so sind die Einzeldosen zu addieren und für den Aufenthalt entsprechend der verabreichten Gesamtmenge über einen OPS-Kode zu verschlüsseln. Dabei ist zusätzlich zu berücksichtigen, dass nur die dem Patienten tatsächlich verabreichte Menge angegeben werden darf.

Die ab 2010 neu eingeführten OPS-Kodes zur Abbildung psychiatrischer und psychosomatischer Leistungen im Rahmen des

PEPP-Entgeltsystems unterscheiden sich nicht nur in Aufbau und Struktur im Vergleich zu den OPS-Kodes, die bereits vor 2010 Teil der OPS-Klassifikation waren. Auch ihre Erfassung erfolgt in den meisten Krankenhäusern mittlerweile in anderer Form, sodass im Folgenden zwischen

- OPS-Kodes zur vornehmlichen Abbildung von Einzelleistungen,
- Psych-Komplexkodes und
- ausgewählten weiteren Komplexkodes mit Relevanz in Psychiatrie und Psychosomatik

unterschieden wird.

4.2 Relevante OPS-Kodes zur Abbildung von Einzelleistungen in Psychiatrie und Psychosomatik

Aus dem OPS-Gesamtkatalog findet sich im Folgenden eine Auswahl von Einzel-OPS-Kodes, die in psychiatrischen und psychosomatischen Einrichtungen häufiger erbracht werden bzw. deren Voraussetzungen zumindest in einzelnen Einrichtungen erfüllt werden. Die Erfassung entsprechender Leistungen erfolgt in der Regel in den Krankenhäusern über die direkte Eingabe der OPS-Kodes im Krankenhausinformationssystem. Ferner ist zu berücksichtigen, dass in vielen Krankenhäusern die Leistungen, die von fachfremden Funktionsbereichen oder im Rahmen von Konsilen erbracht werden, von den eigentlichen Leistungserbringern und nicht von in Psychiatrie und Psychosomatik tätigen Mitarbeitern dokumentiert werden müssen. Dazu können Leistungen wie Dialysen, bildgebende Verfahren oder auch endoskopische Leistungen gehören. Mit Ausnahme von bildgebenden Leistungen sind diese Leistungen in der folgenden Liste nicht mit aufgeführt. Darüber hinaus existieren Leistungen, die in einigen Krankenhäusern durch psychiatrische/psychosomatische Abteilungen selbst erbracht werden, in anderen Kliniken aber im Rahmen von Konsilleistungen erfolgen; diese Leistungen finden Sie unten durchaus mit aufgeführt.

Die Liste erhebt keinen Anspruch auf Vollständigkeit, sondern kann nur eine Hilfestellung für die Verschlüsselung tatsächlich erbrachter Leistungen geben.

Diagnostische Verfahren

1-204.2	Lumbale Liquorpunktion zur Liquorentnahme Diagnostische Lumbalpunktion
1-207.0	Routine-EEG (10-20 System) Inkl.: Provokationsmethoden
1-207.1	Schlaf-EEG (10-20-System)
1-207.2	Video-EEG (10-20-System) **Hinw**.: Dauer mindestens 24 Stunden
1-207.3	Mobiles Kassetten-EEG (10-20-System) **Hinw**.: Dauer mindestens 4 Stunden
1-770	Multidimensionales geriatrisches Screening und Minimalassessment Exkl.: Standardisiertes geriatrisches Basisassessment (1-771) Geriatrische frührehabilitative Komplexbehandlung (8-550 ff.)

Hinweis

Hier soll die Kurzform des Basisassessments kodiert werden. Die Anwendung dieses Kodes setzt die Untersuchung von mindestens drei Bereichen (z. B. Mobilität, Selbsthilfefähigkeit und Kognition) voraus, die mit standardisierten Messverfahren untersucht werden.

1-771 Standardisiertes geriatrisches Basisassessment (GBA)
Exkl.: Geriatrische frührehabilitative Komplexbehandlung (8-550 ff.)

Hinweis

Die Anwendung dieses Kodes setzt die Untersuchung von mindestens fünf Bereichen (z. B. Mobilität, Selbsthilfefähigkeit, Stimmung, Ernährung, Kontinenz, Kognition und soziale Situation) voraus, die mit standardisierten Messverfahren untersucht werden.

1-790 Polysomnographie
Inkl.:
Kardiorespiratorische Polysomnographie
Neurologische Polysomnographie
Pneumologische Polysomnographie
Hinw.:
Dauer mindestens 6 Stunden
Obligate Verfahren: Videomonitoring, 2 x EEG, 3 x EMG, 2 x EOG, Schnarchgeräusch-Messung, Bestimmung der Körperposition, Überwachung des oro-nasalen Atemflusses, Überwachung der thorakalen und abdominalen Atemexkursionen, EKG und Pulsoxymetrie (mindestens 14 Kanäle)
Fakultative Verfahren: Ösophagusdruckmessung, Bestimmung des transkutanen Sauerstoff-/Kohlendioxid-Partialdruckes, transkranielle Dopplersonographie, Körpertemperaturmessung, Aktographie, Blutdruckmessung, Tumeszenzmessung

1-795 Multipler Schlaflatenztest (MSLT) / multipler Wachbleibetest (MWT)
Hinw.:
Dauer mindestens 4 x 20 Minuten, Videomonitoring, 2 x EEG, 1 x EMG, 2 x EOG, EKG, ggf. Bestimmung des oro-nasalen Atemflusses (mindestens 6 Kanäle)

Bildgebende Diagnostik

3-20- Computertomographie (CT), nativ

Hinweis

Eine durchgeführte Biopsie ist gesondert zu kodieren (1-40 ff.).

3-200	Native Computertomographie des Schädels Inkl.: Kraniozervikaler Übergang Exkl.: CT-Ventrikulographie des Gehirns (3-240)
3-201	Native Computertomographie des Halses
3-202	Native Computertomographie des Thorax
3-203	Native Computertomographie von Wirbelsäule und Rückenmark
3-205	Native Computertomographie des Muskel-Skelett-Systems Inkl.: Gelenke
3-206	Native Computertomographie des Beckens
3-207	Native Computertomographie des Abdomens
3-208	Native Computertomographie der peripheren Gefäße
3-20x	Andere native Computertomographie

3-22- Computertomographie (CT) mit Kontrastmittel

Hinweis

Eine durchgeführte Biopsie ist gesondert zu kodieren (1-40 ff.) Die in gleicher Sitzung durchgeführte native Computertomographie ist im Kode enthalten.

3-220	Computertomographie des Schädels mit Kontrastmittel Inkl.: Kraniozervikaler Übergang Exkl.: CT-Ventrikulographie des Gehirns (3-240.0)
3-221	Computertomographie des Halses mit Kontrastmittel

3-222	Computertomographie des Thorax mit Kontrastmittel Inkl.: Computertomographie der A. pulmonalis mit Kontrastmittel
3-223	Computertomographie von Wirbelsäule und Rückenmark mit Kontrastmittel
3-225	Computertomographie des Abdomens mit Kontrastmittel
3-226	Computertomographie des Beckens mit Kontrastmittel
3-227	Computertomographie des Muskel-Skelett-Systems mit Kontrastmittel Inkl.: Gelenke
3-228	Computertomographie der peripheren Gefäße mit Kontrastmittel
3-22x	Andere Computertomographie mit Kontrastmittel
3-720.0	Single-Photon-Emissionscomputertomographie (SPECT) des Gehirns: Mit Perfusionsmarkern
3-720.10	Single-Photon-Emissionscomputertomographie des Gehirns: Mit Dopamin-Transporter-Liganden inkl.: SPECT mit Jod-123-Ioflupan
3-720.11	Single-Photon-Emissionscomputertomographie des Gehirns: Mit Dopamin-Rezeptor-Liganden Inkl.: SPECT mit 123-Jodbenzamiden
3-720 .1x	Single-Photon-Emissionscomputertomographie des Gehirns: Mit sonstigen rezeptorgerichteten Substanzen
3-720.x	Single-Photon-Emissionscomputertomographie des Gehirns: Sonstige
3-740	Positronenemissionstomographie des Gehirns
3-750	Positronenemissionstomographie mit Computertomographie [PET/CT] des Gehirns
3-80–3-84	Magnetresonanztomographie (MRT)

Hinweis

Die Anwendung von 3D/4D-Technik und die intraoperative Anwendung der Verfahren sind zusätzlich zu kodieren (3-99). Die quantitative Bestimmung von Parametern ist zusätzlich zu kodieren (3-993). Die virtuelle 3D-Rekonstruktionstechnik ist zusätzlich zu kodieren (3-994).

3-80-	Magnetresonanztomographie (MRT), nativ

Hinweis

Eine durchgeführte Biopsie ist gesondert zu kodieren (1-40 ff.).

3-800	Native Magnetresonanztomographie des Schädels Inkl.: Kraniozervikaler Übergang, Gesichtsschädel Exkl.: Magnetresonanz-Ventrikulographie des Gehirns (3-840)
3-801	Native Magnetresonanztomographie des Halses
3-802	Native Magnetresonanztomographie von Wirbelsäule und Rückenmark Exkl.: Magnetresonanz-Myelographie (3-841)
3-804	Native Magnetresonanztomographie des Abdomens
3-805	Native Magnetresonanztomographie des Beckens
3-806	Native Magnetresonanztomographie des Muskel-Skelett-Systems
3-807	Native Magnetresonanztomographie der Mamma
3-808	Native Magnetresonanztomographie der peripheren Gefäße
3-809	Native Magnetresonanztomographie des Thorax
3-80x	Andere native Magnetresonanztomographie
3-82-	Magnetresonanztomographie (MRT) mit Kontrastmittel

Hinweis

Eine durchgeführte Biopsie ist gesondert zu kodieren (1-40 ff.).
Die in gleicher Sitzung durchgeführte native Magnetresonanztomographie ist im Kode enthalten.

3-820	Magnetresonanztomographie des Schädels mit Kontrastmittel Inkl.: Kraniozervikaler Übergang, Gesichtsschädel Exkl.: Magnetresonanz-Ventrikulographie des Gehirns (3-840)
3-821	Magnetresonanztomographie des Halses mit Kontrastmittel
3-822	Magnetresonanztomographie des Thorax mit Kontrastmittel
3-823	Magnetresonanztomographie von Wirbelsäule und Rückenmark mit Kontrastmittel
3-825	Magnetresonanztomographie des Abdomens mit Kontrastmittel
3-826	Magnetresonanztomographie des Muskel-Skelett-Systems mit Kontrastmittel
3-827	Magnetresonanztomographie der Mamma mit Kontrastmittel
3-828	Magnetresonanztomographie der peripheren Gefäße mit Kontrastmittel
3-82a	Magnetresonanztomographie des Beckens mit Kontrastmittel
3-82x	Andere Magnetresonanztomographie mit Kontrastmittel

Medikamente

6-006.a-	Gabe von Paliperidon, parenteral
6-006.a0	75 mg bis unter 125 mg
6-006.a1	125 mg bis unter 175 mg
6-006.a2	175 mg bis unter 250 mg
6-006.a3	250 mg bis unter 325 mg
6-006.a4	325 mg bis unter 400 mg
6-006.a5	400 mg bis unter 475 mg
6-006.a6	475 mg bis unter 550 mg
6-006.a7	550 mg bis unter 625 mg
6-006.a8	625 mg bis unter 700 mg
6-006.a9	700 mg bis unter 775 mg

6-006.aa	775 mg bis unter 850 mg
6-006.ab	850 mg bis unter 925 mg
6-006.ac	925 mg bis unter 1.000 mg
6-006.ad	1.000 mg bis unter 1.075 mg
6-006.ae	1.075 mg bis unter 1.150 mg
6-006.af	1.150 mg bis unter 1.225 mg
6-006.ag	1.225 mg und mehr

Vorsicht

Die Angaben beziehen sich auf die Gesamtdosis während eines Aufenthaltes!

6-00c.6	Esketamin, nasal

Nicht operative therapeutische Maßnahmen

8-151.4	(Therapeutische) Lumbalpunktion
8-548.-	Hochaktive antiretrovirale Therapie [HAART]

Hinweis

Antiretrovirale Substanzen sind hier Medikamente zur Behandlung von HIV-Infektionen, z. B. Proteasehemmer, Fusionsinhibitoren, Nukleosidanaloga und nicht nukleosidale RT-Inhibitoren.

8-548.0	Mit 2 bis 4 Einzelsubstanzen
8-548.1	Mit 5 oder mehr Einzelsubstanzen
8-630.-	Elektrokonvulsionstherapie (EKT)
8-630.2	Grundleistung

Hinweis

Zur Grundleistung gehören die fachärztliche Indikationsstellung, die Aufklärung und die Durchführung der ersten Elektrokrampftherapie-Sitzung. Diese ist nicht gesondert zu kodieren. Die Durchführung erfolgt unter Muskelrelaxation in Narkose. Dieser Kode ist nur einmal pro stationären Aufenthalt anzugeben.

8-630.3 Therapiesitzung
Inkl.: Erhaltungs-EKT

Hinweis

Dieser Kode ist unabhängig von der Gesamtzahl der Stimulationen einmal pro Therapiesitzung anzugeben. Die Durchführung erfolgt unter Muskelrelaxation in Narkose.

8-632.- Repetitive transkranielle Magnetstimulation [rTMS]
8-632.0 Grundleistung

Hinweis

Zur Grundleistung gehören die fachärztliche Indikationsstellung, die Aufklärung, die Planung und die Durchführung der ersten Therapiesitzung mit repetitiver transkranieller Magnetstimulation. Diese ist nicht gesondert zu kodieren. Dieser Kode ist nur einmal pro stationären Aufenthalt anzugeben.

8-632.1 Therapiesitzung
Inkl.: Erhaltungs-rTMS

Hinweis

Dieser Kode ist unabhängig von der Gesamtzahl der Stimulationen einmal pro Therapiesitzung anzugeben.

4.3 Dokumentation und Erfassung der Psych-Komplexkodes in Psychiatrie und Psychosomatik

Im Jahr 2010 wurden zahlreiche OPS-Kodes als neue Leistungsbezeichner für psychiatrische und psychosomatische Leistungen eingeführt. Sie werden auch als Psych-Komplexkodes bezeichnet. Diese wurden in den letzten Jahren mehrfach angepasst, erweitert und zum Teil auch wieder zumindest im Hinblick auf ihre Anzahl reduziert.

Die Erfassung dieser OPS-Kodes unterscheidet sich in den meisten Krankenhäusern erheblich von der Erfassung der OPS-Kodes zur Abbildung der oben aufgeführten Einzelleistungen. Während die Erfassung letzterer in der Regel direkt im Krankenhausinformationssystem über die händische Eingabe des OPS-Kodes erfolgt, werden die in diesem Abschnitt dargestellten OPS-Kodes vielerorts automatisch von den Krankenhausinformationssystemen anhand bestimmter dokumentierter Leistungen erzeugt.

Für die mit der Dokumentation und Kodierung betrauten Mitarbeiter in den Kliniken bedeutet dies, dass anhand der im eigenen Krankenhaus vorhandenen Strukturen analysiert werden muss, welche Leistungen unter Berücksichtigung der Vorgaben im OPS tatsächlich geprüft, dokumentiert und erfasst werden müssen.

Eine Besonderheit stellen die OPS-Kodes aus 9-984.- zur Abbildung einer Pflegebedürftigkeit dar. Streng genommen gehören sie nicht zu den eigentlichen Psych-Komplexkodes; sie können beispielsweise auch in der Somatik zur Anwendung kommen.

9-984.-	Pflegebedürftigkeit
9-984.6	Pflegebedürftig nach Pflegegrad 1
9-984.7	Pflegebedürftig nach Pflegegrad 2
9-984.8	Pflegebedürftig nach Pflegegrad 3
9-984.9	Pflegebedürftig nach Pflegegrad 4
9-984.a	Pflegebedürftig nach Pflegegrad 5
9-984.b	Erfolgter Antrag auf Einstufung in einen Pflegegrad

Diese Kodes sind für Patienten anzugeben, die im Sinne des § 14 SGB XI pflegebedürftig und gemäß § 15 SGB XI einem Pflegegrad zugeordnet sind. Wechselt während des stationären Aufenthaltes der Pflegegrad, ist der Kode für die höhere Pflegebedürftigkeit anzugeben. Liegt noch keine Einstufung in einen Pflegegrad vor, ist diese aber bereits beantragt, ist der Kode 9-984.b anzugeben. Wurde eine Höherstufung bei vorliegendem Pflegegrad beantragt, ist neben dem zutreffenden Kode aus 9-984.6 bis 9-984.9 zusätzlich der Kode 9-984.b anzugeben.

Die Psych-Komplexkodes bilden zum einen Leistungen bei Erwachsenen, zum anderen kinder- und jugendpsychiatrische Behandlungen ab. Kodes aus dem Bereich der Kinder- und Jugendpsychiatrie sind für Behandlungen von Patienten anzuwenden, die bei stationärer Aufnahme das 18. Lebensjahr noch nicht vollendet haben. Bei deutlichen Entwicklungsdefiziten können entsprechende Kodes auch für Heranwachsende bis zum vollendeten 21. Lebensjahr angegeben werden. Die Tatsache, dass bei einem Patienten entsprechende Entwicklungsdefizite vorliegen, sollte aus der individuellen Patientenakte hervorgehen. Die grundsätzliche Systematik der OPS-Kodes in der Erwachsenenpsychiatrie/-psychosomatik sowie der Kinder- und Jugendpsychiatrie/-psychosomatik ist jeweils identisch und besteht aus:

- Kodes zur Abbildung der Behandlungsart und Zusatzkodes

Folgende Behandlungsarten werden unterschieden:

- Erwachsene
  - Regelbehandlung (9-607)
  - Intensivbehandlung mit einem bis fünf oder mehr Merkmalen (9-617 bis 9-61b)
  - Psychotherapeutische Komplexbehandlung (9-626)
  - Psychosomatisch-psychotherapeutische Komplexbehandlung (9-634)
- Kinder und Jugendliche
  - Regelbehandlung (9-656)
  - Intensivbehandlung (9-672)
  - Psychiatrisch-psychosomatische Behandlung im besonderen Setting (Eltern-Kind-Setting) (9-686)

Die Einstufung in eine Behandlungsart ist mindestens zu Beginn der Behandlung und bei jedem Wechsel der Behandlungsart vorzunehmen. Entsprechend werden die den Behandlungsarten zugrundeliegenden Kodes ebenfalls zu Beginn der Behandlung und bei jedem Wechsel kodiert bzw. in den meisten Kliniken automatisch generiert.

Wichtig

Die Prüfung der den Behandlungsarten zugrundeliegenden Merkmale sind jedoch – insbesondere im Hinblick auf die Intensivbehandlung – täglich zu prüfen und zu dokumentieren.

Mit der Einstufung in die oben aufgeführten Behandlungsarten erfolgt noch keine Erfassung von erbrachten Leistungen wie Therapiegesprächen oder Gruppenangeboten. Diese werden über sog. Zusatzkodes abgebildet. Neben Zusatzkodes, die der eigentlichen Leistungsabbildung dienen, existieren auch Zusatzkodes, die die Behandlung in einem bestimmten Behandlungssetting beschreiben:

- Zusatzkodes zur Abbildung der Leistungserbringung:
  - Erwachsene
    - Anzahl der Therapieeinheiten (9-649.-)
    - Erhöhter Betreuungsaufwand (9-640.-)
    - Kriseninterventionelle Behandlung (9-641.-)
    - Indizierter komplexer Entlassungsaufwand (9-645.-)
    - Erbringung von Behandlungsmaßnahmen im stationsersetzenden Umfeld und als halbtägige tagesklinische Behandlung (9-644.-)
  - Kinder und Jugendliche
    - Anzahl der Therapieeinheiten (9-696.-)
    - Erhöhter Betreuungsaufwand (9-693.-)
    - Erbringung von Behandlungsmaßnahmen im stationsersetzenden Umfeld und als halbtägige tagesklinische Behandlung (9-691.-)
- Zusatzkodes zur Beschreibung eines Behandlungssettings
  - Erwachsene
    - Spezifizierte qualifizierte Entzugsbehandlung Abhängigkeitskranker (9-647.-)
    - Integrierte klinisch-psychosomatisch-psychotherapeutische Komplexbehandlung (9-642)

    - Eltern-Kind-Setting (bis 2023: Mutter/Vater-Kind-Setting) (9-643.-)
    - Psychiatrisch-psychotherapeutische Behandlung im besonderen kombinierten Eltern-Kind-Setting bei therapiebedürftigem Elternteil und therapiebedürftigem Kind (9-64a.-)
- Kinder und Jugendliche
    - Spezifische Behandlung im besonderen Setting bei substanzbedingten Störungen (9-694.-)
    - Psychiatrisch-psychotherapeutische Behandlung im besonderen kombinierten Eltern-Kind-Setting bei therapiebedürftigem Elternteil und therapiebedürftigem Kind (9-64a.-)

Leistungen, die im Rahmen einer stationsäquivalenten Behandlung erbracht werden, sind vorrangig über die OPS-Kodes aus

- 9-701.- (Stationsäquivalente psychiatrische Behandlung bei Erwachsenen)
- 9-801.- (Stationsäquivalente psychiatrische Behandlung bei Kindern und Jugendlichen)

zu verschlüsseln (siehe Kapitel 6).

Sowohl bei den OPS-Kodes zur Abbildung der Behandlungsarten und den Zusatzkodes zur Beschreibung eines Behandlungssettings als auch bei den OPS-Kodes zur Abbildung einer stationsäquivalenten Behandlung ist zu berücksichtigen, dass neben bestimmten Mindestmerkmalen auch sog. Strukturmerkmale Voraussetzung für die Dokumentation im Rahmen der Abrechnung sind. Krankenhäuser haben nach § 275a SGB V die Einhaltung dieser Strukturmerkmale durch den Medizinischen Dienst begutachten zu lassen, bevor sie entsprechende Leistungen abrechnen können.

Um insbesondere Anfängern in der Psych-Kodierung die Arbeit zu erleichtern, werden die bei der Einstufung der Behandlungsarten und Dokumentation der Zusatzkodes notwendigen Schritte im Folgenden mit Hilfe von „Prüfschritten“ aufgeführt, anhand derer man sich orientieren kann. Die Darstellung für die Einstufung der Erwachsenen erfolgt dabei – aufgrund unterschiedlicher zu berücksichtigender Merkmale – getrennt vom Bereich der Kinder- und Jugendpsychiatrie. Eine vollständige Übersicht der bei der Kodierung der Psych-Komplexkodes zu berücksichtigenden Mindestmerkmale findet sich in Kapitel 6.

4.3.1 Prüfschritte zur Einstufung der Behandlungsarten bei Erwachsenen

1. Prüfschritt

Für jeden in der Erwachsenenpsychiatrie und -psychosomatik stationär behandelten Patienten muss die Einstufung in eine der oben aufgeführten Behandlungsarten zu Beginn der Behandlung erfolgen und an jedem weiteren Tag geprüft und mindestens bei Änderungen angepasst werden.

2. Prüfschritt

Pro Kalendertag ist nur eine Einstufung vorzunehmen. Die Mindestmerkmale, beispielsweise im Rahmen der Intensivbehandlung, müssen dabei nicht über 24 Stunden erfüllt sein. Sobald die Mindestmerkmale erfüllt sind, rechtfertigt dies eine entsprechende Einstufung.

3. Prüfschritt

Die Einstufung zu einer Behandlungsart folgt einem einfachen Algorithmus: Im ersten Schritt muss geprüft werden, ob die Kriterien einer Intensivbehandlung vorliegen. Wenn mindestens eines der folgenden Intensivmerkmale erfüllt ist, erfolgt die Zuordnung zur Intensivbehandlung:

- Anwendung von Sicherungsmaßnahmen
- Akute Selbstgefährdung durch Suizidalität oder schwer selbstschädigendes Verhalten

- Akute Fremdgefährdung
- Schwere Antriebsstörung (gesteigert oder reduziert)
- Keine eigenständige Flüssigkeits-/Nahrungsaufnahme
- Akute Selbstgefährdung durch fehlende Orientierung oder Realitätsverkennung
- Vitalgefährdung durch somatische Komplikationen

Die genaue Definition der aufgeführten Merkmale erfolgt in Kapitel 5.

4. Prüfschritt

Alle an einem Tag zutreffenden unterschiedlichen Intensivmerkmale werden addiert und führen in unterschiedliche OPS-Kodes zur Abbildung der Behandlungsart Intensivbehandlung, je nachdem wie viele Merkmale vorgelegen haben. Das Vorliegen der Mindestmerkmale muss für jeden Tag aus der medizinischen Dokumentation hervorgehen.

5. Prüfschritt

Wenn keine Intensivbehandlung vorliegt, muss geprüft werden, ob die Kriterien der psychotherapeutischen Komplexbehandlung erfüllt sind. Die Indikation für die psychotherapeutische Behandlung muss durch einen Facharzt für Psychiatrie und Psychotherapie, einen Facharzt für Psychiatrie mit der Zusatzbezeichnung Psychotherapie, einen Facharzt für Nervenheilkunde mit Zusatzbezeichnung Psychotherapie oder einen Facharzt für Psychosomatische Medizin und Psychotherapie oder einen Psychologischen Psychotherapeuten gestellt werden und Art und/oder Schwere der Erkrankung müssen dabei eine intensive psychotherapeutische Behandlung notwendig machen; ferner muss eine Behandlungsintensität von mindestens drei ärztlichen und/oder psychologischen Therapieeinheiten pro (angebrochene) Woche erfüllt sein. Damit ist ausdrücklich nicht gemeint, dass – sobald in einer Woche mindestens drei ärztliche/psychologische Therapieeinheiten erbracht wurden – automatisch von der Behandlungsart „psychotherapeutische Komplexbehandlung" ausgegangen werden kann, da der Patient neben den aufgeführten Kriterien auch ausreichend motiviert und introspektionsfähig für ein entsprechendes Behandlungskonzept sein muss. Bei der Beurteilung der für die Einstufung notwendigen Therapiedichte ist zudem die Entscheidung des Schlichtungsausschusses Bund vom 30.11.2022 (siehe auch Kapitel 4.3.3) zu berücksichtigen. Sind auch die Kriterien für die Psychotherapeutische Komplexbehandlung nicht erfüllt, erfolgt die Einstufung in die Regelbehandlung.

6. Prüfschritt

Alternativ kommt die psychosomatisch-psychotherapeutische Komplexbehandlung infrage. Diese weist eine Reihe weiterer Anforderungen auf, die erfüllt sein müssen. Es handelt sich dabei um eine Behandlungsart, die insbesondere in Kliniken und Fachabteilungen für Psychosomatik angestrebt wird. Insbesondere immer dann, wenn eine „therapiezielorientierte Behandlung unter Leitung eines Facharztes für Psychosomatische Therapie und Psychotherapie" stattgefunden hat, sollte daher geprüft werden, ob die folgenden über den Prüfschritt 5 hinausgehenden Voraussetzungen erfüllt sind:

- Erfassung soziodemographischer Daten entsprechend der Basisdokumentation zur Psychotherapie (Psy-BaDo)
- Standardisierte Erhebung des psychopathologischen Befundes mittels der Kriterien der Arbeitsgemeinschaft für Methodik und Dokumentation in der Psychiatrie (AMDP)
- Schweregradeinschätzung entsprechend dem Beeinträchtigungs-Schwere-Score (BSS) und dem Global Assessment of Functioning Scale (GAF)
- Alternativ in psychodynamisch arbeitenden Kliniken: Achse II–IV der operationalisierten psychodynamischen Diagnostik (OPD-2)
- Alternativ in verhaltenstherapeutisch arbeitenden Kliniken: Verhaltensanalyse

- Wöchentliche Teambesprechung (Dauer: mindestens 60 Minuten/stationäre Einheit) mit wochenbezogener schriftlicher Dokumentation bisheriger Behandlungsergebnisse und weiterer Behandlungsziele
- Prä-/Post-Evaluation (Ergebnismessung)

Die weiteren Kriterien (dokumentierte wöchentliche fachärztliche Visite pro Patient, eine somatisch-medizinische Aufnahmeuntersuchung sowie die Festlegung von Hauptdiagnose und Komorbiditäten) sollten von allen psychiatrischen und psychosomatischen Kliniken in Deutschland erfüllt werden. An dieser Stelle sei noch einmal betont, dass für eine entsprechende Einstufung alle Mindestmerkmale aus der Patientendokumentation hervorgehen müssen.

4.3.2 Prüfschritte zur weiteren Spezifizierung des Behandlungssettings in der Erwachsenenpsychiatrie und -psychosomatik

Zur über die Behandlungsart hinausgehenden weiteren Spezifizierung des Behandlungssettings existieren für die Erwachsenenpsychiatrie und -psychosomatik insgesamt vier OPS-Kodes:

- Spezifizierte qualifizierte Entzugsbehandlung Abhängigkeitskranker (9-647.-)
- Integrierte klinisch-psychosomatisch-psychotherapeutische Komplexbehandlung (9-642)
- Eltern-Kind-Setting (bis 2023: Mutter/Vater-Kind-Setting) (9-643.-)
- Psychiatrisch-psychotherapeutische Behandlung im besonderen kombinierten Eltern-Kind-Setting bei therapiebedürftigem Elternteil und therapiebedürftigem Kind (9-64a.-)

Wichtig

Sind in einer Einrichtung Behandlungen in einem besonderen Behandlungssetting möglich, ist zu prüfen, ob die im folgenden aufgeführten Kriterien im individuellen Fall erfüllt sind.

---

1. Prüfschritt: Überprüfung einer möglichen qualifizierten Entzugsbehandlung Abhängigkeitskranker

Erfolgte im Rahmen des stationären Aufenthaltes eine qualifizierte Entzugsbehandlung, sind zahlreiche Mindestmerkmale – für den stationären Gesamtaufenthalt – zu prüfen:

- Ggf. somatischer Entzug
- Differenzierte somatische und psychiatrische Befunderhebung mit Diagnostik und ggf. Behandlung von Folge- und Begleiterkrankungen
- Information und Aufklärung über Abhängigkeitserkrankungen, Förderung von Veränderungsbereitschaft, soziale Stabilisierung, Motivierung zur problemspezifischen Weiterbehandlung
- Ressourcen- und lösungsorientiertes Therapiemanagement unter Einsatz differenzierter Therapieelemente, patientenbezogen in Kombination von Gruppen- und Einzeltherapie: z.B. psychoedukative Informationsgruppen, medizinische Informationsgruppen, themenzentrierte Einzel- und Gruppentherapie, Ergotherapie, Krankengymnastik/Bewegungstherapie, Entspannungsverfahren
- Ggf. Angehörigeninformation und -beratung
- Information über externe Selbsthilfegruppen, ggf. Informationsveranstaltungen von Einrichtungen des Suchthilfesystems
- Ggf. Eingliederung des Patienten in das bestehende regionale Suchthilfesystem

Die Behandlung hat dabei durch ein multidisziplinäres Behandlungsteam mit mindestens drei Berufsgruppen zu erfolgen, von denen mindestens eine ein Arzt oder ein psychologischer Psychotherapeut sein muss. Eine qualifizierte Entzugsbehandlung im Sinne des OPS-Kodes ist nicht bei isolierter Nikotinabhängigkeit, Koffeinabhängigkeit oder nicht stoffgebundenen Abhängigkeiten (z.B. Spielsucht) anzuwenden.

Der OPS-Kode beschreibt schließlich die Anzahl der Tage, an denen eine qualifizierte Entzugsbehandlung erfolgte.

2. Prüfschritt: Prüfung auf Durchführung einer Integrierten klinisch-psychosomatisch-psychotherapeutischen Komplexbehandlung

Für die Integrierte klinisch-psychosomatisch-psychotherapeutische Komplexbehandlung sind neben zahlreichen strukturellen Anforderungen auch hohe Anforderungen an die Qualifikation des Behandlungsteams und die Behandlungsintensität zu erfüllen.

Dabei müssen gleichzeitig eine intensive Diagnostik und Therapie bei Vorliegen von somatischen Erkrankungen mit psychischer Begleitkomponente oder somatoformen Störungen stattfinden.

Zumindest die strukturellen Anforderungen führen in der Regel dazu, dass rein psychiatrische oder psychosomatische Einrichtungen die Kriterien dieses Behandlungssettings nicht erfüllen, da in entsprechenden Einrichtungen am Standort des Krankenhauses eine somatische Intensivstation und/oder Intermediate Care vorhanden sein muss.

Neben den hier dargestellten und den im OPS darüber hinaus aufgeführten Kriterien ist insbesondere zu prüfen, ob eine regelmäßige, mindestens drei Mal wöchentliche multidisziplinäre Abstimmung mit allen an der Behandlung beteiligten somatischen Fachgebieten zur weiteren Differenzialdiagnostik oder/und integrierten somatischen und psychosomatischen Behandlung erfolgte und entsprechend dokumentiert wurde. Spätestens bei diesem Kriterium wird deutlich, dass es hier um die Abbildung eines besonderen Behandlungssettings mit enger Verzahnung von Somatik und Psychiatrie/Psychosomatik geht.

Solange die Kriterien des OPS-Kodes erfüllt sind, ist der Kode einmal pro Woche anzugeben bzw. wird vom Krankenhausinformationssystem generiert.

3. Prüfschritt: Prüfung eines möglichen Eltern-Kind-Settings (bis 2023 Mutter/Vater-Kind-Setting)

Im Rahmen des Eltern-Kind-Settings erfolgt die Behandlung psychisch kranker Väter oder Mütter, wenn aufgrund der elterlichen Erkrankung eine Beziehungsstörung zum Kleinkind (0 bis 4 Jahre) besteht. Dabei geht es um die Verbesserung der Eltern-Kind-Interaktion. Die Behandlung des Elternteils erfolgt gemeinsam mit dem Kind bzw. den Geschwistern. Dafür muss eine qualifizierte Diagnostik der Eltern-Kind-Interaktion stattfinden.

Die räumlichen Bedingungen müssen eine gleichzeitige Aufnahme des Kindes im Alter bis vier Jahren möglich machen.

Besondere personelle Voraussetzungen müssen erfüllt sein. So müssen pädagogisch-pflegerische Fachkräfte Teil des Behandlungsteams sein, bei Bedarf müssen Hebammen zur Verfügung stehen, Kinderärzte oder Jugendpsychiater zumindest konsiliarisch kontaktiert werden können, und es muss eine fachübergreifende konsiliarische Betreuung stattfinden.

Über den OPS-Kode ist schließlich die Anzahl der Tage anzugeben, an denen die Kriterien des Eltern-Kind-Settings erfüllt waren.

4. Prüfschritt: Prüfung auf ein kombiniertes Eltern-Kind-Setting

Die Möglichkeit, eine psychiatrisch-psychotherapeutische Behandlung im besonderen kombinierten Eltern-Kind-Setting abzubilden, wurde 2021 mit der Einführung eines entsprechenden OPS-Kodes geschaffen. In diesem Setting sind sowohl Elternteil als auch Kind therapiebedürftig, sodass eine gemeinsame Behandlung in einem gesonderten, familiengerechten Setting stattfindet. Der OPS-Kode ist für Jugendliche, die bereits das 14., aber noch nicht das 18. Lebensjahr vollendet haben, nur anzugeben, wenn eine Intelligenzminderung vorliegt.

Die Abbildung des besonderen Behandlungssettings erfolgt sowohl im Datensatz des kranken Elternteils als auch im Datensatz des kranken Kindes. Damit stellt dieses Behandlungssetting den einzigen Psych-Komplexkode dar, der sowohl bei Erwachsenen als auch bei Kindern angegeben werden kann.

Für die Kodierung müssen einige strukturelle, aber auch einige patientenindividuelle Merkmale erfüllt sein.

Zu den strukturellen Kriterien gehört das Vorhandensein einer spezialisierten, räumlich oder organisatorisch abgegrenzten Einheit mit dualem kinder- und erwachsenenpsychiatrischen/-psychosomatischen/-psychotherapeutischen Setting und dualer Behandlungsleitung. Eine Fachabteilung für Kinder- und Jugendpsychiatrie und eine Fachabteilung für Psychiatrie und Psychosomatik müssen dabei am Standort des Krankenhauses vorhanden sein. Die Räumlichkeiten müssen eine Therapie im entsprechenden Setting möglich machen.

Zunächst muss eine qualifizierte Diagnostik der Eltern-Kind-Beziehung sowohl aus der Perspektive des Elternteils als auch des Kindes erfolgen; es muss geprüft werden, ob ggf. Kindeswohlgefährdung vorliegt.

Neben der individuellen Behandlung des kranken Elternteils und des Kindes müssen auch gemeinsame Behandlungen erfolgen; dabei muss mindestens ein spezialisiertes Therapieverfahren zur Verbesserung der Eltern-Kind-Interaktion bzw. -Beziehung sowie mindestens ein Elterngruppentherapieverfahren angewendet werden. Die Durchführung der Therapien muss neben einer wöchentlichen Teambesprechung, bei der mindestens jeweils zwei Berufsgruppen aus dem Behandlungsteam des Kindes und des Elternteils einbezogen werden, aus der individuellen Patientenakte hervorgehen.

Über den OPS-Kode ist schließlich die Anzahl der Tage anzugeben, an denen die Kriterien des kombinierten Eltern-Kind-Settings erfüllt waren.

4.3.3 Prüfschritte im Zusammenhang mit der Dokumentation von Leistungen in der Erwachsenenpsychiatrie und -psychosomatik

Leistungen in der Erwachsenenpsychiatrie und -psychosomatik können fünf möglichen OPS-Kodes zugeordnet werden. In den meisten Krankenhäusern erfolgt die Erfassung und Zuordnung der erbrachten Leistungen zu hausinternen Katalogeinträgen, die dann krankenhausinformationssystemintern einem OPS-Kode zugeordnet werden. Für den Erfasser der Leistung im Krankenhaus ist es daher von Bedeutung, welche Leistung welchem Katalogeintrag und damit welchem OPS-Kode zuzuordnen ist, da im Hinblick auf die fünf OPS-Kodes unterschiedliche Kriterien erfüllt sein müssen. Eine Leistung darf dabei nur einmal gezählt werden. Nicht alle Leistungen, die in Psychiatrie und Psychosomatik erbracht werden, lassen sich über OPS-Kodes abbilden.

Die Kodes aus 9-644.- (Erbringung von Behandlungsmaßnahmen im stationsersetzenden Umfeld und als halbtägige tagesklinische Behandlung) stellen dabei eine Besonderheit dar, da sie insbesondere Behandlungen im Rahmen von Modellvorhaben nach § 64b SGB V sowie halbtägige tagesklinische Behandlungen abbilden; Leistungen, die von vielen Krankenhäusern nicht erbracht werden.

Bei der Zuordnung der erbrachten Leistungen sind folgende Prüfschritte zu beachten:

1. Prüfschritt

Zunächst einmal muss die Leistung einem OPS-Kode zugeordnet werden. Die unterschiedlichen zur Verfügung stehenden Kodes bilden dabei insbesondere Leistungen unterschiedlicher Art und Dauer ab:

- Therapeutische Aktivitäten von mindestens 25 Minuten Dauer am Stück → Therapieeinheit

- Betreuung eines Patienten über eine ununterbrochene Dauer von mindestens zwei Stunden → erhöhter Betreuungsaufwand
- Vordringliche, ungeplante, Orientierung gebende, einzeltherapeutische (Kurz-)Kontakte im Rahmen einer psychischen Krise → Kriseninterventionelle Behandlung
- Vornehmlich organisatorische Leistungen im Rahmen des Entlassmanagements → indizierter komplexer Entlassungsaufwand

Nur unmittelbar am Patienten erbrachte Leistungen sind für die OPS-Generierung anzugeben. Dies bedeutet, dass patientenferne Leistungen wie die Erstellung von Arztbriefen, die Vorbereitung von Visiten oder anderen Besprechungen für die OPS-Kodierung nicht zu berücksichtigen sind. Eine Ausnahme bilden Gespräche mit Angehörigen, Betreuern, Richtern oder Behördenvertretern, die die Anwesenheit des Patienten nicht voraussetzen.

Ist die Entscheidung gefallen, welchem OPS-Kode die Leistung zuzuordnen ist, sind folgende weitere Prüfschritte zu berücksichtigen.

2. Prüfschritt

Entspricht die erbrachte Leistung einer therapeutischen Aktivität, müssen die erforderlichen 25 Minuten am Stück erbracht und dokumentiert werden. Es ist nicht möglich, Therapiezeiten zu addieren (z. B. 5 x 5 Minuten) oder auf zwei Personen zu verteilen (z. B. Leistungen von drei Ärzten, die gemeinsam an einer 10-minütigen Visite teilnehmen).

Zu den therapeutischen Aktivitäten gehören Einzel- und Gruppenpsychotherapie, supportive Einzelgespräche, ergo- und physiotherapeutische Aktivitäten, Logopädie. Auch aufwendige psychiatrische Diagnostik kann als Therapieeinheit gewertet werden. Die im OPS aufgeführten Verfahren stellen dabei keine abschließende Liste dar. Vergleichbare Leistungen können ebenfalls als therapeutische Aktivitäten im Sinne des OPS-Kodes berücksichtigt werden.

Ob und in welchem Umfang Aufnahmegespräche und Aufnahmeuntersuchungen als Therapieeinheiten zu dokumentieren sind, stand in der Vergangenheit immer wieder im Fokus von Rechnungsprüfungen.

Mit Inkrafttreten des MDK-Reformgesetzes am 1.1.2020 wurde der sog. Schlichtungsausschuss auf Bundesebene zur Klärung strittiger Kodier- und Abrechnungsfragen installiert. Dieser Schlichtungsausschuss hat am 30.11.2022 entschieden, dass bei der Ermittlung der Therapieeinheiten Therapeutengespräche ab Aufnahme pauschal einmalig für den (teil)stationären Aufenthalt (in chronologischer Reihenfolge) in Höhe von 90 Minuten nicht zu berücksichtigen sind.[6] Werden Therapeutengespräche beginnend mit dem Aufnahmeprozess bis zur Summe von 90 Minuten von verschiedenen, bei der Abbildung von Therapieleistungen relevanten Berufsgruppen erbracht, so ist in chronologischer Reihenfolge vorzugehen. Die Pauschale von 90 Minuten ist hierbei nicht für Therapeutengespräche jeder Berufsgruppe einzeln in Abzug zu bringen, sondern insgesamt einmalig für die Therapeutengespräche aller Berufsgruppen in Summe. Dabei ist zu berücksichtigen, dass aus der Dokumentation hervorgehen muss, dass die Leistungen, die abgezogen wurden, auch erbracht wurden, um insbesondere bei nachträglichen Rechnungsprüfungen nachweisen zu können, dass die Berechnung der Therapieeinheiten entsprechend der Entscheidung des Schlichtungsausschusses Bund erfolgte.

Somatische Aufnahme- und Kontrolluntersuchungen sind unabhängig davon auch darüber hinaus nicht als Therapieeinheit zu berücksichtigen. Die Entscheidung des Schlichtungsausschusses wurde am 22.12.2022 veröffentlicht und gilt damit für Patientinnen und Patienten, die ab dem 1.2.2023 in das Krankenhaus auf-

6 Entscheidung inkl. Begründung verfügbar unter https://www.g-drg.de/schlichtungsausschuss-nach-19-khg/entscheidungen-des-schlichtungsausschusses [abgerufen am 1.1.2026].

genommen werden, und für Krankenhausabrechnungen, die am 22.12.2022 bereits Gegenstand einer Rechnungsprüfung durch den Medizinischen Dienst sind. Viele Krankenhausinformationssysteme unterstützen die Krankenhäuser auch hier bereits durch die automatisierte, korrekte Generierung von OPS-Kodes zur Abbildung der Therapieeinheiten.

Therapiezeiten können in den Krankenhausinformationssystemen in der Regel entsprechend ihrer tatsächlichen Länge dokumentiert werden. Die Berechnung in volle Therapieeinheiten erfolgt dann durch das Krankenhausinformationssystem. Therapiezeiten werden dabei immer abgerundet. Wenn ein Therapeut z. B. 30 Minuten mit einem Patienten spricht, folgt daraus eine Therapieeinheit.

Therapeutische Aktivitäten können in Einzel- und Gruppentherapie erfolgen. Auch Gruppentherapien dauern mindestens 25 Minuten. Gruppentherapien werden anteilig entsprechend der Anzahl teilnehmender Patienten bei der Generierung der OPS-Kodes berücksichtigt. Während eine Therapie von 25 Minuten einer Einzeltherapieeinheit entspricht, wird bei einer Gruppentherapie gleicher Dauer mit vier Patienten die Leistung für jeden Patienten anteilig mit 0,25 Therapieeinheiten berücksichtigt. Bei Gruppentherapien ist die Gruppengröße auf maximal 18 Patienten begrenzt. Die im Rahmen größerer Gruppen erbrachten Leistungen dürfen bei der OPS-Kode-Generierung nicht mitberücksichtigt werden. Gruppenpsychotherapien mit mehr als 12 Patienten müssen von mindestens zwei Mitarbeitern geführt werden, von denen mindestens einer ein Arzt, Psychotherapeut oder ein Psychologe ist. Der zweite Therapeut kann auch aus einer anderen Berufsgruppen kommen. Für andere Gruppentherapien, wie beispielsweise eine ärztlich geleitete Gesprächsrunde, gilt diese Sonderregelung nicht.

Die OPS-Kodes zur Abbildung der Therapieeinheiten werden nach unterschiedlichen Berufsgruppen differenziert. Dies ist bei der Erfassung der Leistungen zu berücksichtigen. Mittlerweile werden nicht mehr die Leistungen aller Berufsgruppen eigenen OPS-Kodes zugeordnet. Die therapeutischen Aktivitäten der Pflegefachkräfte führen nicht mehr in eigene OPS-Kodes. Für die OPS-Kode-Generierung allein müssen entsprechende Leistungen daher nicht mehr dokumentiert werden. Gleiches gilt für die Gruppentherapien der Spezialtherapeutinnen und Spezialtherapeuten. Die genannten Leistungen haben sich im PEPP-System nicht als belastbare Kostentrenner erwiesen, sodass zur Reduktion von Dokumentationsaufwänden entsprechende OPS-Kodes abgeschafft wurden. Die inhaltliche Dokumentation entsprechender Leistungen ist jedoch weiterhin von erheblicher Relevanz, begründen sie nicht selten die voll- oder teilstationäre Leistungserbringung. Grundsätzlich gilt, dass lediglich Leistungen berücksichtigt werden dürfen, die durch Mitarbeiter erbracht wurden, die eine Ausbildung in der jeweiligen Berufsgruppe abgeschlossen haben und in einem dieser Berufsgruppe entsprechend vergüteten Beschäftigungsverhältnis stehen. Leistungen, die beispielsweise durch Ärzte im Praktischen Jahr oder Psychologen in Ausbildung ohne Beschäftigungsverhältnis entsprechend des jeweiligen Grundberufs erbracht werden, dürfen damit keine Berücksichtigung finden.

Wenn zwei Therapeuten gleichzeitig mit einem Patienten oder einer Gruppe arbeiten, können beide ihre jeweilige Therapieeinheit kodieren. Wenn Einzel- oder Gruppengespräche von mehr als zwei Therapeuten durchgeführt werden, bleibt die Erfassung von Leistungen auf maximal zwei Personen begrenzt.

3. Prüfschritt

Sollen Betreuungsleistungen abgebildet werden, ist dies nur möglich, wenn ein Patient über einen Zeitraum von mindestens zwei Stunden ununterbrochen betreut und bei Bedarf begleitet wurde. Dabei muss eine persönliche Betreuung unter Vorhaltung eines Beziehungsangebots erfolgen. Dies muss nicht zwingend durchgehend durch die gleiche Person gewährleistet werden. Es ist jedoch nicht möglich, mehrere kürzere Intervalle zu addieren. Aus der medizinischen Dokumentation muss eindeutig und plausibel hervorgehen, dass eine durchgehende Betreuung erfolgte.

Seit der Version 2023 werden erstmals genaue Vorgaben zu den Dokumentationsabständen gemacht. Die Dokumentationen der Verhaltensbeobachtungen sind im Abstand von höchstens einer Stunde vorzunehmen.

Die Betreuung kann auch durch mehr als einen Mitarbeiter erfolgen. Ist dies der Fall, können alle Zeiten – sollten alle weiteren Kriterien erfüllt sein – berücksichtigt werden. Eine Begrenzung auf zwei Mitarbeiter, für die eine Anerkennung möglich ist, besteht nicht.

Im Unterschied zu den therapeutischen Aktivitäten können hier auch Leistungen der Pflegefachkräfte berücksichtigt werden. In der Regel wird es sich um Pflegefachkräfte handeln, die entsprechende Leistungen beispielsweise in Verbindung mit freiheitsentziehenden Maßnahmen eines Patienten erbringen. Dies ist aber keine zwingende Voraussetzung. Zu beachten ist dabei jedoch, dass lediglich Leistungen berücksichtigt werden dürfen, die durch Mitarbeiter erbracht wurden, die eine Ausbildung in der jeweiligen Berufsgruppe abgeschlossen haben und in einem dieser Berufsgruppe entsprechend vergüteten Beschäftigungsverhältnis stehen. Leistungen, die beispielsweise durch Pflegeschüler oder Hilfskräfte erbracht werden, dürfen damit keine Berücksichtigung finden.

Leistungen im Rahmen des erhöhten Betreuungsaufwands können nur dann berücksichtigt werden, wenn bei dem Patienten eine akute Fremd- oder Selbstgefährdung infolge einer psychischen oder psychosomatischen Erkrankung vorliegt. Damit muss der Patient sich zwingend in der Behandlungsart Intensivbehandlung befinden.

An Tagen, an denen entsprechende Betreuungsleistungen erbracht und im Rahmen der OPS-Generierung dokumentiert werden, muss eine ärztliche und/oder psychologische Befunderhebung erfolgen. Diese muss genauso wie eine ggf. ärztliche Anordnung zur Einleitung oder Fortführung der Betreuungsmaßnahme aus der individuellen Patientenakte hervorgehen.

4. Prüfschritt

Vordringliche, ungeplante (außerhalb des vorgegebenen Therapieplans), Orientierung gebende, einzeltherapeutische (Kurz-) Kontakte im Rahmen einer psychosozialen oder psychischen Krise lassen sich als Kriseninterventionelle Behandlung abbilden. Eine psychische Krise beschreibt laut Hinweis im OPS eine akute vorübergehende psychische Störung als Reaktion auf außergewöhnliche Ereignisse und Lebensumstände, sodass dringliches therapeutisches Handeln erforderlich ist. Zu den Ereignissen oder Lebensumständen, die zu einer psychosozialen oder psychischen Krise führen können, gehören beispielsweise Verlust der Arbeit, Verlust des Wohnsitzes, Trennungssituationen, Tod eines nahestehenden Angehörigen, aber auch ein Wunschversagen, das bei dem Erkrankten eine Krisensituation auslöst.

Damit können Leistungen jeglicher Dauer von und für alle Berufsgruppen dokumentiert werden. Dies ist insbesondere deshalb von Relevanz, da möglichweise bei einer Krise zu Beginn des Tages noch nicht abgeschätzt werden kann, welche Leistungen in Summe tatsächlich im Rahmen der kriseninterventionellen Behandlung erbracht werden.

An Tagen, an denen entsprechende Interventionen erbracht und im Rahmen der OPS-Generierung dokumentiert werden, muss eine ärztliche und/oder psychologische Befunderhebung erfolgen. Diese muss genauso wie eine ggf. ärztliche Anordnung zur Einleitung oder Fortführung der Behandlungsmaßnahme aus der individuellen Patientenakte hervorgehen. Dieses Kriterium ist insbesondere im Rahmen von Kriseninterventionen, die möglicherweise allein von der Bezugspflege oder Spezialtherapeuten beherrscht werden, zu berücksichtigen.

Zwei klinische Beispiele sollen an dieser Stelle Leistungen im Rahmen der kriseninterventionellen Behandlung verdeutlichen:

Beispiel 1

Ein Patient mit selbstverletzendem Verhalten kommt aus einem Belastungsurlaub auf die Station, nachdem er einen heftigen Streit mit seiner Partnerin hatte. Er wird über zwei Stunden von einer Pflegekraft begleitet (Gespräche, Motivation zur Anwendung verschiedener Skills, gemeinsames Spazierengehen). Damit ist es möglich, den Selbstverletzungsdruck zu reduzieren und die Krise zu bewältigen.

Beispiel 2

Bei einem am Tag zuvor aufgenommenen Patienten droht die Wohnungsräumung. Der Patient ist erregt, tief verunsichert und kann nur durch mehrere Einzelgespräche im Laufe des Tages beruhigt werden.

5. Prüfschritt

Sollen organisatorische Leistungen im Rahmen des Entlassmanagements abgebildet werden, können zunächst einmal alle Leistungen – unabhängig von erbringender Berufsgruppe und Dauer – berücksichtigt werden. Allerdings dürfen auch hier nur Leistungen erfasst werden, die durch Mitarbeiter erbracht wurden, die eine Ausbildung in der jeweiligen Berufsgruppe abgeschlossen haben und in einem dieser Berufsgruppe entsprechend vergüteten Beschäftigungsverhältnis stehen.

Zu den Leistungen gehören beispielsweise:

- Leistungen zur Unterstützung des Wohnsitzwechsels (z. B. bei Obdachlosigkeit, bei Heimeintritt, begleitete Besuche, Beschaffung von Einrichtungsgegenständen)
- Ein oder mehrere Hausbesuche vor Entlassung, die im unmittelbaren inhaltlichen Zusammenhang mit der Entlassung stehen
- Organisation nachbetreuender Dienste und/oder Überleitungsmanagement (z. B. Hilfeplankonferenzen, Überleitungsgespräche)

- Unterstützung bei schwieriger Wohnsituation (z.B. Vermietergespräche, Besuche in der Nachbarschaft, Besuch eines Rechtsbeistandes)
- Unterstützung der beruflichen Wiedereingliederung (z.B. stundenweise begleitete Belastungserprobungen im Arbeitsumfeld, Durchführung von oder Begleitung zu Gesprächen mit dem Arbeitgeber)
- Unterstützung von Angehörigen (gezielte Anleitung und/oder Edukation für die Entlassung, z.B. Erarbeitung eines konkreten Tagesplanes, Begleitung von stundenweisen Belastungserprobungen, Familiengespräche)

Fahrtzeiten, die unter Umständen erhebliche Zeit in Anspruch nehmen können, dürfen dabei nicht berücksichtigt werden.

Insbesondere Sozialarbeiter und Pflegefachkräfte, möglicherweise aber auch ärztliche und psychologische Mitarbeiter werden in größerem Umfang in bestimmten Fällen entsprechende Leistungen erbringen. Die Leistungen müssen dabei nicht zwingend nur zum Ende der Behandlung erbracht werden. Entlassungsmanagement beginnt sinnvollerweise bereits viel früher. Dabei muss zunächst eine differenzierte Diagnostik des Funktionsniveaus erfolgen, damit der poststationäre Versorgungsbedarf ermittelt und ein bedarfsgerechter Entlassungsplan erstellt werden kann. Dies sollte neben der eigentlichen Leistungserbringung aus der medizinischen Dokumentation hervorgehen.

4.3.4 Prüfschritte zur Einstufung der Behandlungsarten bei Kindern und Jugendlichen

1. Prüfschritt

Auch für jeden in der Kinder- und Jugendpsychiatrie und -psychosomatik behandelten Patienten muss die Einstufung in eine der oben aufgeführten Behandlungsarten zu Beginn der Behandlung erfolgen und an jedem weiteren Tag geprüft und mindestens bei Änderungen angepasst werden.

2. Prüfschritt

Pro Kalendertag ist nur eine Einstufung vorzunehmen. Die Mindestmerkmale beispielsweise im Rahmen der Intensivbehandlung müssen dabei nicht über 24 Stunden erfüllt sein. Sobald mindestens ein Mindestmerkmal am Tag dokumentiert erfüllt war, rechtfertigt dies eine entsprechende Einstufung. Immer dann, wenn die Bedingungen für die Einstufung in eine Behandlungsart für den jeweiligen Tag komplett nicht mehr vorgelegen haben (z. B. Intensivbehandlung), muss die Einstufung der Behandlungsart in die jeweils zutreffende erfolgen.

3. Prüfschritt

Die Einstufung zu einer Behandlungsart folgt einem einfachen Algorithmus: Im ersten Schritt muss geprüft werden, ob die Kriterien einer Intensivbehandlung vorliegen. Wenn mindestens eines der folgenden Intensivmerkmale erfüllt ist, erfolgt die Zuordnung zur Intensivbehandlung. Dazu gehört neben mindestens einem der unten aufgeführten Intensivmerkmale auch die Durchführung und Dokumentation einer wöchentlichen Teambesprechung mit Vertretern aus mindestens zwei unterschiedlichen Berufsgruppen zur Beratung des weiteren Behandlungsverlaufs.

- Deutlich erhöhter Pflegeaufwand
- Erhöhter Einzelbetreuungsaufwand wegen mangelnder Gruppenfähigkeit
- Selbstgefährdung
- Fremdaggressives Verhalten mit deutlicher Beeinträchtigung des Gruppenmilieus
- Störungsbedingt nicht einschätzbarer, nicht kooperationsfähiger Patient
- Erforderliche Maßnahmen zur Gefahrabwendung
- Substanzbedingt erhöhter Betreuungsbedarf

Die genaue Definition der aufgeführten Merkmale erfolgt in Kapitel 5.

4. Prüfschritt

Wenn keine Intensivbehandlung vorliegt, sollte geprüft werden, ob die Kriterien für die Behandlung im Eltern-Kind-Setting erfüllt sind. Für die Einstufung in diese Behandlungsart müssen folgende Kriterien erfüllt sein:

- Es findet eine Behandlung von psychisch kranken Kindern oder retardierten Jugendlichen oder von Kindern/Jugendlichen mit psychischer Symptomatik gemeinsam mit Eltern und ggf. Geschwistern statt, wenn die Eltern-Kind-Dynamik einen wesentlichen Faktor zur Entstehung oder Aufrechterhaltung der Störung darstellt. Die Behandlung in diesem Setting dient der Erlangung einer entwicklungsfördernden Mutter/Vater-Kind-Interaktion unter störungsspezifischen Aspekten.
- Die Einstufung ist nicht anzuwenden bei Jugendlichen mit der Fähigkeit zur Ablösung.
- Die Anwendung der unterschiedlichen Therapieverfahren erfolgt nach ärztlicher Indikation patientenbezogen in unterschiedlichen Kombinationen in einem kind- und familiengerechten, milieutherapeutischen Setting mit entwicklungsspezifischem Umgang und Anleitung.
- Es erfolgen dokumentierte wöchentliche Teambesprechungen mit Vertretern aus mindestens zwei unterschiedlichen Berufsgruppen zur Beratung des weiteren Behandlungsverlaufs (bei Aufenthalten von mehr als sechs Tagen).
- Zum Konzept der Spezialeinheit für die Behandlung im besonderen Setting gehören: Familiendiagnostik mit evaluierten Verfahren, Interaktionsbeobachtung und -förderung der Eltern-Kind-Beziehung (z.B. unter bindungstheoretischen Gesichtspunkten); Einzelgespräche mit den Eltern (bzw. Elternteilen), Paargespräche, Eltern-Gruppentherapie bzw. Multifamilientherapie, Eltern-Kind-Spieltherapie; Alltagsgestaltung unter Supervision; sozial- bzw. lebensraumorientierte Arbeit sowie prospektive Hilfekoordination.

Sind weder die Kriterien zur Intensivbehandlung noch die des Eltern-Kind-Settings erfüllt, erfolgt die Einstufung in die Regelbehandlung.

4.3.5 Prüfschritte zur weiteren Spezifizierung des Behandlungssettings in der Kinder- und Jugendpsychiatrie/-psychosomatik

Zur über die Behandlungsart hinausgehenden weiteren Spezifizierung des Behandlungssettings existieren für die Kinder- und Jugendpsychiatrie insgesamt zwei OPS-Kodes:

- Spezifische Behandlung im besonderen Setting bei substanzbedingten Störungen (9-694.-)
- Psychiatrisch-psychotherapeutische Behandlung im besonderen kombinierten Eltern-Kind-Setting bei therapiebedürftigem Elternteil und therapiebedürftigem Kind (9-64a.-)

Sind in einer Einrichtung Behandlungen in einem besonderen Behandlungssetting möglich, ist zu prüfen, ob die nachfolgend aufgeführten Kriterien im individuellen Fall erfüllt sind.

1. Prüfschritt: Prüfung auf Vorliegen einer Suchtbehandlung

Erfolgte im Rahmen des stationären Aufenthalts eine spezifische Behandlung im besonderen Setting bei substanzbedingten Störungen, sind zahlreiche Mindestmerkmale – für den stationären Gesamtaufenthalt – zu prüfen. Dabei ist zu berücksichtigen, dass – anders als bei den Erwachsenen – der Kode bei allen Formen des Konsums und damit auch bei nicht stoffgebundenem Missbrauch, wie zum Beispiel Spielsucht, angegeben werden kann. Vorgehalten werden muss eine Spezialstation für Suchtpatienten bis zum 18. bzw. bei deutlichen Entwicklungsdefiziten bis zum vollendeten 21. Lebensjahr. Das Kriterium einer eigenen Spezialstation für Suchtpatienten wird nicht in allen Krankenhäusern in Deutschland erfüllt. Die Spezialstationen müssen ein hochstrukturiertes therapeutisches Milieu vorhalten und nach einem integrierten, auf das Störungsbild zugeschnittenen Konzept arbeiten. Dazu gehören mindestens:

- Somatische Entgiftung, ggf. über Substitutionsmittel oder andere pharmakologische Unterstützung sowie suchtspezifische roborierende Maßnahmen, differenzierte somatische Befunderhebung mit Behandlung von Folge- und Begleiterkrankungen
- Aufklärung über Abhängigkeitserkrankungen, Gesundheits- und Selbstfürsorgetrainings, soziales Kompetenztraining, Stabilisierung der familiären und/oder psychosozialen Situation, Klärung und Anbahnung der schulischen/beruflichen Wiedereingliederung, ggf. juristische und sozialrechtliche Anspruchsklärung sowie Behandlung nach Traumatisierung, Motivierung zur problemspezifischen Weiterbehandlung und Vermittlung, ggf. Einleitung suchtspezifischer Anschlussbehandlungen oder erforderlicher Jugendhilfemaßnahmen
- Suchtmedizinisches Assessment sowie Erhebung eines nicht substanzgebundenen Suchtverhaltens
- Sofern erforderlich, Begleitung bei Klärungen mit juristischen Instanzen
- Diagnostik und Behandlung von kinder- und jugendpsychiatrischer Komorbidität bzw. einer kinder- und jugendpsychiatrischen Grundstörung
- Familienarbeit, sofern die Herkunftsfamilie kooperationsfähig ist, alternativ Arbeit mit Bezugspersonen aus Ersatzfamilien oder der Jugendhilfe

Der OPS-Kode beschreibt schließlich die Anzahl der Tage, an denen eine Suchtbehandlung erfolgte.

2. Prüfschritt: Prüfung auf ein kombiniertes Eltern-Kind-Setting

Die Möglichkeit, eine psychiatrisch-psychotherapeutische Behandlung im besonderen kombinierten Eltern-Kind-Setting abzubilden, wurde 2021 mit der Einführung eines entsprechenden

OPS-Kodes geschaffen. In diesem Setting sind sowohl Elternteil als auch Kind therapiebedürftig, sodass eine gemeinsame Behandlung in einem gesonderten, familiengerechten Setting stattfindet. Der OPS-Kodes ist für Jugendliche, die bereits das 14., aber noch nicht das 18. Lebensjahr vollendet haben, nur anzugeben, wenn eine Intelligenzminderung vorliegt.

Die Abbildung des besonderen Behandlungssettings erfolgt sowohl im Datensatz des kranken Elternteils als auch im Datensatz des kranken Kindes. Damit stellt dieses Behandlungssetting den einzigen Psych-Komplexkode dar, der sowohl bei Erwachsenen als auch bei Kindern angegeben werden kann.

Dabei müssen einige strukturelle, aber auch einige patientenindividuelle Merkmale erfüllt sein.

Zu den strukturellen Kriterien gehört das Vorhandensein einer spezialisierten, räumlich oder organisatorisch abgegrenzten Einheit mit dualem kinder- und erwachsenenpsychiatrischen/-psychosomatischen/-psychotherapeutischen Setting und dualer Behandlungsleitung. Eine Fachabteilung für Kinder- und Jugendpsychiatrie und eine Fachabteilung für Psychiatrie und Psychosomatik müssen dabei am Standort des Krankenhauses vorhanden sein. Die Räumlichkeiten müssen eine Therapie im entsprechenden Setting möglich machen.

Zunächst muss eine qualifizierte Diagnostik der Eltern-Kind-Beziehung sowohl aus der Perspektive des Elternteils als auch des Kindes erfolgen; es muss geprüft werden, ob ggf. Kindeswohlgefährdung vorliegt.

Neben der individuellen Behandlung des kranken Elternteils und des Kindes müssen auch gemeinsame Behandlungen erfolgen. Dabei muss mindestens ein spezialisiertes Therapieverfahren zur Verbesserung der Eltern-Kind-Interaktion bzw. -Beziehung sowie mindestens ein Elterngruppentherapieverfahren angewendet werden. Die Durchführung der Therapien muss neben einer wöchentlichen Teambesprechung, an der mindestens jeweils zwei Berufsgruppen aus dem Behandlungsteam des Kindes und des

Elternteils einbezogen werden, aus der individuellen Patientenakte hervorgehen.

Über den OPS-Kode ist schließlich die Anzahl der Tage anzugeben, an denen die Kriterien des kombinierten Eltern-Kind-Settings erfüllt waren.

4.3.6 Prüfschritte im Zusammenhang mit der Dokumentation von Leistungen in der Kinder- und Jugendpsychiatrie/-psychosomatik

Leistungen in der Kinder- und Jugendpsychiatrie/-psychosomatik können drei möglichen OPS-Kodes zugeordnet werden. In den meisten Krankenhäusern erfolgt die Erfassung und Zuordnung der erbrachten Leistungen zu hausinternen Katalogeinträgen, die dann krankenhausinformationssystemintern einem OPS-Kode zugeordnet werden. Für den Erfasser der Leistung im Krankenhaus ist es daher von Bedeutung, welche Leistung welchem Katalogeintrag und damit welchem OPS-Kode zuzuordnen ist, da im Hinblick auf die drei OPS-Kodes unterschiedliche Kriterien erfüllt sein müssen. Eine Leistung darf dabei nur einmal gezählt werden. Nicht alle Leistungen, die in der Kinder- und Jugendpsychiatrie/-psychosomatik erbracht werden, lassen sich über OPS-Kodes abbilden.

Die Kodes aus 9-691.- (Erbringung von Behandlungsmaßnahmen im stationsersetzenden Umfeld und als halbtägige tagesklinische Behandlung) stellen dabei eine Besonderheit dar, da sie insbesondere Behandlungen im Rahmen von Modellvorhaben nach § 64b SGB V sowie halbtägige tagesklinische Behandlungen abbilden; Leistungen, die von vielen Krankenhäusern nicht erbracht werden.

Bei der Zuordnung der erbrachten Leistungen sind folgende Prüfschritte zu beachten:

1. Prüfschritt

Zunächst einmal muss die Leistung einem OPS-Kode zugeordnet werden. Die unterschiedlichen zur Verfügung stehenden Kodes bilden dabei insbesondere Leistungen unterschiedlicher Art und Dauer ab:

- Therapeutische Aktivitäten von mindestens 15 Minuten Dauer am Stück → Therapieeinheit
- Intensive Betreuung in einer Kleinstgruppe oder Einzelbetreuung über eine ununterbrochene Dauer von mindestens einer Stunde → erhöhter Betreuungsaufwand

Nur unmittelbar am Patienten erbrachte Leistungen sind für die OPS-Generierung anzugeben. Dies bedeutet, dass patientenferne Leistungen, wie die Erstellung von Arztbriefen, die Vorbereitung von Visiten oder anderen Besprechungen, für die OPS-Kodierung nicht zu berücksichtigen sind. Eine Ausnahme bilden Gespräche mit Angehörigen, Betreuern, Richtern oder Behördenvertretern, die die Anwesenheit des Patienten nicht voraussetzen.

Ist die Entscheidung gefallen, welchem OPS-Kode die Leistung zuzuordnen ist, sind folgende weitere Prüfschritte zu berücksichtigen:

2. Prüfschritt

Entspricht die erbrachte Leistung einer therapeutischen Aktivität, müssen die erforderlichen 15 Minuten am Stück erbracht und dokumentiert werden. Es ist nicht möglich, Therapiezeiten zu addieren (z. B. 3 x 5 Minuten) oder auf zwei Personen zu verteilen (z. B. Leistungen von zwei Ärzten, die gemeinsam an einer 10-minütigen Visite teilnehmen).

Zu den therapeutischen Aktivitäten gehören Einzel- und Gruppenpsychotherapie, supportive Einzelgespräche, ergo- und physiotherapeutische Aktivitäten, Logopädie. Auch aufwendige psychiatrische Diagnostik kann als Therapieeinheit gewertet werden. Die im OPS aufgeführten Verfahren stellen dabei keine abschließende Liste dar. Vergleichbare Leistungen können ebenfalls als therapeutische Aktivitäten im Sinne des OPS-Kodes gewertet werden.

Ob und in welchem Umfang Aufnahmegespräche und Aufnahmeuntersuchungen als Therapieeinheiten zu dokumentieren sind, stand in der Vergangenheit immer wieder im Fokus von Rechnungsprüfungen.

Mit Inkrafttreten des MDK-Reformgesetzes am 1.1.2020 wurde der sog. Schlichtungsausschuss auf Bundesebene zur Klärung strittiger Kodier- und Abrechnungsfragen installiert. Dieser Schlichtungsausschuss hat am 30.11.2022 entschieden, dass bei der Ermittlung der Therapieeinheiten Therapeutengespräche ab Aufnahme pauschal einmalig für den (teil)stationären Aufenthalt (in chronologischer Reihenfolge) in Höhe von 90 Minuten nicht zu berücksichtigen sind.[7]

Werden Therapeutengespräche beginnend mit dem Aufnahmeprozess bis zur Summe von 90 Minuten von verschiedenen, bei der Abbildung von Therapieleistungen relevanten Berufsgruppen erbracht, so ist in chronologischer Reihenfolge vorzugehen. Die Pauschale von 90 Minuten ist hierbei nicht für Therapeutengespräche jeder Berufsgruppe einzeln in Abzug zu bringen, sondern insgesamt einmalig für die Therapeutengespräche aller Berufsgruppen in Summe. Dabei ist zu berücksichtigen, dass aus der Dokumentation hervorgehen muss, dass die Leistungen, die abgezogen wurden, auch erbracht wurden, um insbesondere bei nachträglichen Rechnungsprüfungen nachweisen zu können, dass die Berechnung der Therapieeinheiten entsprechend der Entscheidung des Schlichtungsausschusses Bund erfolgte. Somatische Aufnahme- und Kontrolluntersuchungen sind unabhängig davon auch darüber hinaus nicht als Therapieeinheit zu berücksichtigen. Die Entscheidung des Schlichtungsausschusses wurde am 22.12.2022 veröffentlicht und gilt damit für Patientinnen und Patienten, die ab dem 1.2.2023 in das Krankenhaus aufgenommen werden, und

7 Entscheidung inkl. Begründung verfügbar unter https://www.g-drg.de/schlichtungsausschuss-nach-19-khg/entscheidungen-des-schlichtungsausschusses [abgerufen am 1.1.2026].

für Krankenhausabrechnungen, die am 22.12.2022 bereits Gegenstand einer Rechnungsprüfung durch den Medizinischen Dienst sind. Viele Krankenhausinformationssysteme unterstützen die Krankenhäuser auch hier bereits durch die automatisierte, korrekte Generierung von OPS-Kodes zur Abbildung der Therapieeinheiten.

Therapiezeiten können in den Krankenhausinformationssystemen in der Regel entsprechend ihrer tatsächlichen Länge dokumentiert werden. Die Berechnung in volle Therapieeinheiten erfolgt dann durch das Krankenhausinformationssystem. Therapiezeiten werden dabei immer abgerundet. Wenn ein Therapeut z. B. 20 Minuten mit einem Patienten spricht, entspricht dies einer Therapieeinheit.

Therapeutische Aktivitäten können in Einzel- und Gruppentherapie erfolgen. Auch Gruppentherapien dauern mindestens 15 Minuten. Gruppentherapien werden anteilig entsprechend der Anzahl teilnehmender Patienten bei der Generierung der OPS-Kodes berücksichtigt. Während eine Therapie von 15 Minuten einer Einzeltherapieeinheit entspricht, wird bei einer Gruppentherapie gleicher Dauer mit vier Patienten die Leistung für jeden Patienten anteilig mit 0,25 Therapieeinheiten berücksichtigt. Bei Eltern-Gruppentherapien oder Eltern-Kind-Gruppentherapien ist die Gruppengröße auf 8 Familien oder 15 Teilnehmer begrenzt. Gruppen mit mehr als 10 Teilnehmern müssen nach dem 2-Therapeuten-Prinzip geführt werden. Die im Rahmen größerer Gruppen erbrachten Leistungen dürfen bei der OPS-Kode-Generierung nicht mitberücksichtigt werden.

Die OPS-Kodes zur Abbildung der Therapieeinheiten werden nach unterschiedlichen Berufsgruppen differenziert. Dies ist bei der Erfassung der Leistungen zu berücksichtigen. Mittlerweile werden nicht mehr die Leistungen aller Berufsgruppen eigenen OPS-Kodes zugeordnet. Die therapeutischen Aktivitäten der Pflegefachkräfte führen nicht mehr in eigene OPS-Kodes. Für die OPS-Kode-Generierung allein müssen entsprechende Leistungen daher nicht mehr dokumentiert werden. Gleiches gilt für die Gruppentherapien der Spezialtherapeutinnen und Spezialtherapeuten. Die genannten

Leistungen haben sich im PEPP-System nicht als belastbare Kostentrenner erwiesen, sodass zur Reduktion von Dokumentationsaufwänden entsprechende OPS-Kodes abgeschafft wurden. Die inhaltliche Dokumentation entsprechender Leistungen ist jedoch weiterhin von erheblicher Relevanz, begründen sie nicht selten die voll- oder teilstationäre Leistungserbringung. Grundsätzlich gilt, dass lediglich Leistungen berücksichtigt werden dürfen, die durch Mitarbeiter erbracht wurden, die eine Ausbildung in der jeweiligen Berufsgruppe abgeschlossen haben und in einem dieser Berufsgruppe entsprechend vergüteten Beschäftigungsverhältnis stehen. Leistungen, die beispielsweise durch Ärzte im Praktischen Jahr oder Psychologen in Ausbildung ohne Beschäftigungsverhältnis entsprechend dem jeweiligen Grundberuf erbracht werden, dürfen damit keine Berücksichtigung finden.

Wenn zwei Therapeuten gleichzeitig mit einem Patienten oder einer Gruppe arbeiten, können beide ihre jeweilige Therapieeinheit kodieren. Wenn Einzel- oder Gruppengespräche von mehr als zwei Therapeuten durchgeführt werden, bleibt die Erfassung von Leistungen auf maximal zwei Personen begrenzt.

3. Prüfschritt

Erfolgte eine intensive Betreuung z. B. durch pädagogisch-pflegerisches Personal – entweder in der Kleinstgruppe oder im Einzelkontakt –, ist diese seit dem Jahr 2023 nur noch dann zu dokumentieren, wenn diese über einen Zeitraum von mindestens einer Stunde ohne Unterbrechung fortlaufend erfolgte.

Die intensive Betreuungsleistung muss ferner indikationsspezifisch erforderlich sein und darf nicht – wie möglicherweise bei Kindern durchaus denkbar – ausschließlich durch andere Faktoren wie beispielsweise das Alter notwendig sein.

Auch können – wenn an der Betreuungsmaßnahme mehr als ein Therapeut beteiligt war – die jeweiligen Zeiten für jede betreuende Person angerechnet werden.

Ausgeschlossen sind wiederum Leistungen, die durch Mitarbeiter erbracht wurden, die keine Ausbildung in der jeweiligen Berufsgruppe abgeschlossen haben und nicht in einem dieser Berufsgruppe entsprechend vergüteten Beschäftigungsverhältnis stehen.

Intensive Einzelbetreuungszeiten können unabhängig von der Behandlungsart (Intensivbehandlung oder Regelbehandlung) erbracht und dokumentiert werden. Für die Behandlung im Eltern-Kind-Setting ist die intensive Einzelbetreuung jedoch ausgeschlossen. Gleiches gilt für Patienten, die eine externe Regelschule besuchen oder ein externes Praktikum absolvieren.

Zu den im Rahmen der Einzelbetreuung erbrachten Leistungen gehören insbesondere Einzelbegleitung bei sozialen Aktivitäten in einer Patientengruppe zur Vermeidung von Überforderung und Konflikten. Dabei muss ein Beziehungsangebot vorgehalten werden. Maßnahmen wie die Beaufsichtigung über Kameras können damit definitionsgemäß nicht als intensive Betreuungsmaßnahme berücksichtigt werden.

Die intensive Betreuung muss mindestens wöchentlich (Intensive Betreuung in der Kleinstgruppe) bzw. täglich (Einzelbetreuung) ärztlich angeordnet und die Betreuungsmaßnahme überprüft werden. Dies muss aus der individuellen Patientenakte hervorgehen.

Aus der medizinischen Dokumentation muss eindeutig und plausibel hervorgehen, dass eine durchgehende Betreuung erfolgte. Mit der Version 2023 werden erstmals genaue Vorgaben zu den Dokumentationsabständen gemacht. Die Dokumentationen der Verhaltensbeobachtungen sind im Abstand von höchstens einer Stunde vorzunehmen.

4.4 Ausgewählte sonstige Komplexkodes mit Relevanz in Psychiatrie und Psychosomatik

Über die bereits dargestellten OPS-Kodes zur Abbildung von Einzelleistungen sowie den Psych-Komplexkodes hinaus existieren einige OPS-Kodes im Klassifikationssystem für Prozeduren, die zunächst nur eine Relevanz für somatische Behandlungsfälle hatten, mittlerweile aber auch im PEPP-System Berücksichtigung finden. Diese OPS-Kodes sollen an dieser Stelle noch einmal aufgeführt werden. Darüber hinaus gilt, dass grundsätzlich alle OPS-Kodes auch außerhalb von Kapitel 9 (Ergänzende Maßnahmen) bei entsprechender Leistungserbringung zu verschlüsseln sind, wenn sie nicht explizit für psychiatrische und psychosomatische Einrichtungen ausgenommen sind.

Zu den Komplexkodes mit Relevanz in Psychiatrie und Psychosomatik, die auch in der Somatik dokumentiert werden dürfen, gehören insbesondere:

- Komplexbehandlungen bei Besiedelung oder Infektion mit multiresistenten Erregern [MRE] (8-987.-)
- Komplexbehandlungen bei Besiedelung oder Infektion mit nicht-multiresistenten isolationspflichtigen Erregern (8-98g.-)
- Diagnostik bei Verdacht auf Gefährdung von Kindeswohl und Kindergesundheit (1-945.-)

Auch für diese OPS-Kodes gilt in der Regel, dass neben fallbezogen in der Patientenakte zu dokumentierenden Mindestmerkmalen auch sog. Strukturmerkmale zu erfüllen sind. Krankenhäuser haben nach § 275a SGB V die Einhaltung dieser Strukturmerkmale durch den Medizinischen Dienst begutachten zu lassen, bevor sie entsprechende Leistungen abrechnen können.

Die Kodes 8-987.- und 8-98g.- bilden jeweils Isolationsmaßnahmen ab. Dabei wird zwischen einer Besiedelung oder Infektion mit multiresistenten Erregern (zum Beispiel mit MRSA) einerseits und mit nicht-multiresistenten, aber dennoch isolationspflichtigen Erregern (wie beispielsweise Noroviren, SARS-CoV-2) unterschieden. Beide Kodes haben viele Gemeinsamkeiten:

- Die Isolation bei Verdacht auf eine Besiedelung oder eine Infektion mit einem relevanten Erreger ist nicht mit einem entsprechenden OPS-Kode abzubilden. Wird also prophylaktisch isoliert und die Besiedelung oder Infektion kann durch einen negativen Befund nicht bestätigt werden, sind die OPS-Kodes nicht anzugeben.
- Beide OPS-Kodes unterscheiden, ob die Komplexbehandlung auf einer speziellen oder nicht auf einer speziellen Isoliereinheit erfolgte. Eine spezielle Isoliereinheit ist gemäß Definition im OPS räumlich und organisatorisch von den restlichen Pflegeeinheiten des Krankenhauses getrennt; jedes Zimmer ist dabei über eine eigene Schleuse zu betreten. Damit dürften in den Einrichtungen der Psychiatrie und Psychosomatik ausschließlich Komplexbehandlungen außerhalb spezieller Isoliereinheiten (OPS 8-987.1- und 8-98g.1-) zum Tragen kommen.
- Die zahlreichen Mindestmerkmale der OPS-Kodes beinhalten Hygienestandards zu Untersuchungen, Behandlungen und Isolierung nach den Richtlinien des Robert Koch-Instituts, die erfolgen und dokumentiert werden müssen.

Im Unterschied zum OPS-Kode 8-98g- (Komplexbehandlungen bei Besiedelung oder Infektion mit nicht-multiresistenten isolationspflichtigen Erregern) wird im Hinblick auf den OPS-Kode 8-987.- (Komplexbehandlungen bei Besiedelung oder Infektion mit multiresistenten Erregern [MRE]) ferner ein dokumentierter durchschnittlicher Mehraufwand von mindestens zwei Stunden täglich während der Behandlungstage mit strikter Isolierung gefordert. Dieser Mehraufwand, der sich beispielsweise durch die notwendigen Schutzmaßnahmen bei Betreten und Verlassen des Patientenzimmers und durch Desinfektionsmaßnahmen ergeben kann, muss aus der individuellen Patientenakte hervorgehen.

Die Tage der strikten Isolierung, an denen die im OPS aufgeführten Mindestmerkmale erfüllt sind, sind zu summieren und über einen entsprechenden OPS-Kode zu verschlüsseln:

8-987.1-	**MRE-Komplexbehandlung nicht auf spezieller Isoliereinheit**
8-987.10	Bis zu 6 Behandlungstage
8-987.11	Mind. 7 bis höchstens 13 Behandlungstage
8-987.12	Mind. 14 bis höchstens 20 Behandlungstage
8-987.13	Mind. 21 Behandlungstage

8-98g.1-	**Non-MRE-Komplexbehandlung nicht auf spezieller Isoliereinheit**
8-98g.10	Bis zu 4 Behandlungstage
8-98g.11	Mind. 5 bis höchstens 9 Behandlungstage
8-98g.12	Mind. 10 bis höchstens 14 Behandlungstage
8-98g.13	Mind. 15 bis höchstens 19 Behandlungstage
8-98g.14	Mind. 20 Behandlungstage

Mit den OPS-Kodes aus 1-945.- (Diagnostik bei Verdacht auf Gefährdung von Kindeswohl und Kindergesundheit) ist die standardisierte und multiprofessionelle (somatische, psychologische und psychosoziale) Diagnostik bei Verdacht auf Kindesmisshandlung, -missbrauch und -vernachlässigung sowie bei Münchhausen-Stellvertreter-Syndrom [Münchhausen syndrome by proxy] bei Kindern und Jugendlichen kleiner 18 Jahre zu kodieren. Um den OPS-Kode verschlüsseln zu können, müssen alle im Folgenden aufgeführten Mindestmerkmale im Rahmen desselben stationären Aufenthaltes erbracht werden. Die Erbringung einzelner Leistungen kann nicht über diesen OPS-Kode abgebildet werden. Die Leistung muss durch ein multiprofessionelles Team erbracht werden, das aus mindestens einem Arzt, einem Sozialarbeiter oder einer pädagogisch-pflegerischen Fachkraft, einem Psychologen, einem Psychotherapeuten, einem Fachpsychotherapeuten oder einer sozialpädagogischen oder heilpädagogischen Fachkraft in psychotherapeutischer Ausbildung und einer Fachkraft für Gesundheits- und Kinderkrankenpflege unter Behandlungsleitung durch einen Facharzt für Kinder- und Jugendmedizin, Kinderchirurgie oder Kinder- und Jugendpsychiatrie steht:

- Mehrdimensionale Diagnostik von jeweils mindestens 30 Minuten in mindestens drei Disziplinen wie
  - Kinder- und Jugendmedizin,
  - Kinderchirurgie,
  - Kinderradiologie,
  - Kinder- und Jugendpsychiatrie,
  - Psychologie und
  - Sozialdienst bzw.
  - solchen mit Expertise für Kinderschutz und/oder für Patienten des Kindes- und Jugendalters (z.B. Rechtsmedizin, Chirurgie, Radiologie, Psychiatrie und Psychotherapie, Gynäkologie, Neurologie und Neurochirurgie, Ophthalmologie, Zahnmedizin und Mund-, Kiefer-, Gesichtschirurgie).
- Es werden im diagnostischen Einzelkontakt durch die oben genannten Berufsgruppen alle folgenden Leistungen in Summe erbracht:
  - Ausführliche ärztliche oder psychologische diagnostische Gespräche (biographische Anamnese, soziale Anamnese, Familienanamnese)
  - Verhaltens- und Interaktionsbeobachtung
  - Strukturierte Befunderhebung und Befunddokumentation unter Verwendung spezifischer Anamnese- und Befundbögen
- Durchführung von mindestens einer Fallbesprechung mit mindestens drei Fachdisziplinen zusammen mit einer Fachkraft für Gesundheits- und Kinderkrankenpflege mit Dokumentation

Der OPS-Kode kann seit 2021 zu einem Zusatzentgelt führen. Es ist zu befürchten, dass dieser OPS-Kode zuvor möglicherweise – auch bei erfolgter Leistungserbringung – aufgrund fehlenden Wissens über seine Existenz in den Einrichtungen nicht kodiert wurde.

4.5 Relevanz der OPS-Kodierung im PEPP-System

Grundsätzlich sind alle nach den jeweils aktuellen Richtlinien anzugebenden OPS-Kodes im Rahmen der Abrechnung zu kodieren. Nicht alle der verschlüsselten OPS-Kodes haben dabei in jedem Fall eine Auswirkung auf die PEPP-Zuordnung und damit auf den Abrechnungsbetrag. Ob eine Leistung Einfluss auf die PEPP-Zuordnung haben kann, hängt nicht nur von der Art der Leistung allein und der Behandlungsintensität ab, sondern wird auch von anderen im jeweiligen Fall dokumentierten Parametern wie Haupt- und Nebendiagnose, weiteren Prozeduren oder auch dem Alter des Patienten bei Aufnahme bestimmt.

Nichtsdestotrotz dürfte das Wissen darüber, ob eine Leistung grundsätzlich eine Relevanz für die PEPP-Zuordnung haben kann, für die alltägliche Arbeit der mit der Kodierung und Dokumentation betrauten Mitarbeiter eine Relevanz haben, da interne Überprüfungen von Einstufungen und Leistungsdokumentationen fokussiert dort erfolgen können, wo ein Einfluss auf die Abrechnung besteht. Eine nachträgliche Prüfung aller erbrachten Leistungen wird in den meisten Krankenhäusern an den begrenzten Ressourcen scheitern.

Zu den Prozeduren, die einen Einfluss auf die PEPP-Zuordnung haben können, gehören insbesondere:

- Intensivbehandlung bei Erwachsenen mit mindestens drei Merkmalen
- Intensivbehandlung bei Kindern- und Jugendlichen

- Erhöhter Betreuungsaufwand sowohl bei Erwachsenen als auch bei Kindern und Jugendlichen
- Qualifizierter Entzug bei Erwachsenen
- Pflegebedürftigkeit ab Grad 2 bei Erwachsenen und Grad 3 bei Kindern und Jugendlichen
- Elektrokonvulsionstherapien und repetitive transkranielle Magnetstimulationen
- Gabe von Paliperidon
- Einzeltherapien bei hoher Behandlungsintensität

4.6 Fazit für die Kodierung von Prozeduren im klinischen Alltag

- Die Bedeutung der OPS-Kodierung hat mit der Weiterentwicklung des PEPP-Systems zugenommen.
- Zu unterscheiden sind Einzelleistungen, die zu verschlüsseln sind, sowie sog. Komplexkodes.
- Die OPS-Kodierung ist mit einem hohen Dokumentationsaufwand verbunden; dabei sind zahlreiche Mindestmerkmale zu berücksichtigen.
- Krankenhausinformationssysteme unterstützen in der Regel bei der Kodierung der Prozedurenkodes in Psychiatrie und Psychosomatik; damit unterscheiden sich die zu dokumentierenden Leistungen und zu prüfenden Merkmale von Krankenhaus zu Krankenhaus – abhängig von der verfügbaren Softwareunterstützung.
- Für 2026 wurden lediglich redaktionelle Änderungen an den für die Psychiatrie und Psychosomatik relevanten OPS-Kodes vorgenommen.
- So werden in der OPS-Version 2026 Fachpsychotherapeuten für Erwachsene bzw. Kinder- und Jugendliche neben psychologischen Psychotherapeuten/Kinder- und Jugendlichenpsychotherapeuten redaktionell ergänzt. Hintergrund

ist, dass mit dem Gesetz zur Reform der Psychotherapeutenausbildung aus dem Jahr 2020 mit einer Änderung die postgraduale Ausbildung in Form einer fünfjährige Weiterbildung zum Fachpsychotherapeuten für Erwachsene oder Kinder und Jugendliche einherging. Diese Änderung macht die Anpassung zahlreicher untergesetzlicher Normen und Richtlinien auch über das Klassifikationssystem für Prozeduren hinaus erforderlich.

5 Definition und Hinweise zu den Mindestmerkmalen der Intensivbehandlung

Nachdem bis zum Jahr 2012 keine Definitionen für die Patientenmerkmale in der Intensivbehandlung vorlagen, wurden diese in der OPS-Version 2013 für den Erwachsenenbereich erstmals näher definiert und in der Version 2015 im Bereich der Kinder- und Jugendpsychiatrie klar umrissen. Diese Definitionen sollen sicherstellen, dass die Kriterien, die die Intensivbehandlung definieren, einheitlich angewendet werden.

Trotz der Klarstellungen des BfArM (Bundesinstitut für Arzneimittel und Medizinprodukte) handelt es sich bei den Mindestmerkmalen der Intensivbehandlung – insbesondere bei denen der Erwachsenen – um sehr streitbefangene Kodes; lassen die Ergänzungen des BfArM doch weiterhin viel Raum für Interpretationen und unterschiedliche Auslegungen der Merkmale. Mit diesem Hintergrund wurden im Folgenden die Beschreibungen der Intensivmerkmale für Erwachsene aus dem OPS[8] noch zusätzlich um Hinweise durch die Autorin ergänzt.

Erwachsene
Anwendung von Sicherungsmaßnahmen

Definition

Dieses Merkmal ist erfüllt, wenn die Notwendigkeit des Einsatzes von individuellen präventiven (nur personellen) Sicherungsmaßnahmen und/oder individuellen reaktiven (personellen, räumlichen, mechanischen und/oder medikamentösen) Sicherungsmaßnahmen besteht und diese ärztlich angeordnet sind.

8 BfArM im Auftrag des BMG unter Beteiligung der Arbeitsgruppe OPS des KKG: Operationen- und Prozedurenschlüssel Version 2026. Online: https://klassifikationen.bfarm.de/ops/kode-suche/htmlops2026/index.htm [abgerufen am 31.12.2025].

Während das Merkmal bis 2011 tatsächlich noch mit *„gesetzliche Unterbringung"* beschrieben wurde, erfolgte 2012 die Änderung in *„Anwendung von besonderen Sicherungsmaßnahmen"*. Die gesetzliche Unterbringung eines Patienten allein erscheint damit nicht ausreichend, um dieses Merkmal zu erfüllen. Allerdings dürfte eine gesetzliche Unterbringung in der Regel mit weiteren Maßnahmen einhergehen, die wiederum durchaus den Bedingungen dieses Merkmals genügen.

Auch die alleinige Unterbringung eines Patienten auf einer geschützt geschlossenen Station wird im Allgemeinen (von den Medizinischen Diensten) nicht als individuelle Sicherungsmaßnahme angesehen und damit als nicht ausreichend für die Erfüllung dieses Merkmals anerkannt.

Seit einigen Jahren wird hier zwischen präventiven und reaktiven Maßnahmen unterschieden. Während bei den präventiven Maßnahmen nur personelle Sicherungsmaßnahmen anerkannt werden, können diese als reaktive Maßnahme darüber hinaus aus räumlichen, mechanischen und/oder medikamentösen Sicherungsmaßnahmen bestehen. Diese Unterscheidung macht deutlich, wie wichtig es ist, die Indikation und Hintergründe für entsprechende Maßnahmen zu dokumentieren. Ferner muss die ärztliche Anordnung zwingend aus der individuellen Patientenakte hervorgehen.

Akute Selbstgefährdung durch Suizidalität oder schwer selbstschädigendes Verhalten

Definition

Unter selbstschädigendem Verhalten versteht man z. B. häufige Selbstverletzungen von Borderline-Patienten oder durchgängige Nahrungsverweigerung bei Essstörungen oder Verweigerung vital notwendiger medizinischer Maßnahmen (z. B. Insulintherapie bei Diabetes mellitus).

Im Hinblick auf das Merkmal *„schwer selbstschädigendes Verhalten"* sei der Hinweis gegeben, dass es hier beispielsweise auch auf die Abgrenzung von schwer selbstschädigendem Verhalten zu oberflächlichem Verletzungsverhalten ankommen kann. Damit wird nicht jedes selbstverletzende Verhalten von Borderline-Patientinnen und -Patienten automatisch zum Erfüllen des hier aufgeführten Merkmals führen. Gleiches ist auch in Bezug auf die Verweigerung vital notwendiger medizinischer Maßnahmen zu prüfen. Nicht bei jeder Verweigerung der Medikamenteneinnahme wird man unmittelbar davon ausgehen können, dass durch das Verhalten der Patientin oder des Patienten eine akute Selbstgefährdung oder schwer selbstschädigendes Verhalten vorlag.

Akute Fremdgefährdung

Definition

Dieses Merkmal ist erfüllt, wenn der Patient gewaltbereit oder gewalttätig ist (hierzu zählt auch die verbale Bedrohung).

Die weitere Beschreibung des Merkmals macht deutlich, dass nicht nur gewalttätige Handlungen des Patienten oder der Patientin, beispielsweise gegenüber Mitpatienten oder Mitarbeitern, zum Erfüllen des Merkmals führen. Bereits die Gewaltbereitschaft ggf. in Form von verbalen Drohungen kann hier angebracht werden. Dies wurde für die Version 2022 noch einmal explizit im OPS hervorgehoben. Die Ausführungen zum entsprechenden Mindestmerkmal bei Kindern und Jugendlichen machen deutlich, in welcher Form sich Gewaltbereitschaft und Gewalttätigkeit äußern können:

Zitat: *Die Patienten zeigen fremdaggressives Verhalten wie Zerstören von Gegenständen, Bespucken von Mitpatienten und Mitarbeitern, massive Bedrohungen von Mitpatienten und/oder Mitarbeitern oder Tätlichkeiten, sofern nicht mit Einzelbetreuung oder Freiheitseinschränkung separiert oder deeskaliert wird.*

Schwere Antriebsstörung (gesteigert oder reduziert)

Definition

Das Merkmal *„schwere gesteigerte Antriebsstörung"* ist erfüllt, wenn der Patient sich in seiner Aktivität durch Gegenargumente nicht beeindrucken lässt und selbst persönliche Konsequenzen nicht zur Kenntnis nimmt oder sie ihm nichts ausmachen.

Definition

Das Merkmal *„schwere reduzierte Antriebsstörung"* ist erfüllt, wenn Anregungen von außen den Patienten kaum oder gar nicht mehr erreichen. Die Alltagsverrichtungen sind beeinträchtigt.

Auch bei diesem Merkmal ist die Charakterisierung *„schwer"* zu berücksichtigen. Nicht jede ggf. im Zusammenhang mit einer psychischen Störung stehende Antriebsstörung lässt sich unmittelbar als schwer bezeichnen. Damit muss aus der patientenindividuellen Dokumentation eindeutig hervorgehen, dass es sich tatsächlich um eine schwere Störung gehandelt hat. Dies kann beispielsweise bei einem schwer antriebsreduzierten Patienten aus der Dokumentation der Pflegefachkräfte hervorgehen, wenn dort beschrieben ist, dass der Patient morgens zum Aufstehen, Waschen und Anziehen immer wieder aufgefordert werden musste und die aufgeführten Tätigkeiten nicht ohne entsprechende Hilfestellungen verrichten konnte.

Keine eigenständige Flüssigkeits-/Nahrungsaufnahme

Definition

Dieses Merkmal ist erfüllt, wenn Flüssigkeit und/oder Nahrung vollständig von Dritten verabreicht oder die Flüssigkeits-/Nahrungsaufnahme vollständig von Dritten begleitet werden muss (nicht bei alleiniger Sondenernährung oder alleiniger parenteraler Ernährung).

Bezüglich dieses Merkmals existieren unterschiedliche Auslegungen und Interpretationen insbesondere im Hinblick auf die Frage, wie *„vollständig"* an dieser Stelle zu verstehen ist. Die unterschiedlichen Interpretationen reichen von der Übernahme einer einzelnen Mahlzeit, allen Hauptmahlzeiten bis hin zu sämtlichen Mahlzeiten eines Tages.

Akute Selbstgefährdung durch fehlende Orientierung oder Realitätsverkennung (z. B. Stürze/Verletzungsgefahr ohne Fremdeinfluss oder durchgängige Nahrungsverweigerung bei Demenz)

Bei diesem Merkmal liegt der Fokus sicherlich auf der *„akuten Selbstgefährdung“*. Erfahrungen mit Interpretationen von Gutachtern der Medizinischen Dienste haben gezeigt, dass nicht jede Orientierungslosigkeit oder Realitätsverkennung automatisch als *„akute Selbstgefährdung“* interpretiert wird. Auch hier ist damit auf die exakte Dokumentation dieses Zustands zu achten.

Vitalgefährdung durch somatische Komplikationen

Das Merkmal *„Vitalgefährdung“* durch somatische Komplikationen war in den letzten Jahren immer wieder Mittelpunkt von Diskussionen. Immer wieder wurden im Rahmen der Weiterentwicklung des OPS Anpassungen vorgenommen, bis zuletzt sämtliche Klarstellungen und Definitionsversuche vollständig wieder gestrichen wurden. Letztlich wird man sich die Frage stellen müssen, ob aus der individuellen Patientendokumentation plausibel hervorgeht, dass von einer Vitalgefährdung durch somatische Komplikationen ausgegangen wurde. Abhängig von der Ursache der Vitalgefährdung werden dabei unterschiedliche Überwachungs- und Dokumentationsintervalle zu fordern sein.

Kinder und Jugendliche

Deutlich erhöhter Pflegeaufwand

Definition

Die Patienten benötigen deutlich über das altersübliche Maß hinaus Unterstützung bei Aktivitäten des täglichen Lebens im Sinne intensiver pflegerischer Maßnahmen (z. B. Unterstützung bei der Nahrungsaufnahme, bei Hygienemaßnahmen, bei Bettlägerigkeit oder bei anderen schweren körperlichen Einschränkungen/Erkrankungen und Behinderungen (auch Behinderungen der Sinnesorgane); und/oder sie benötigen Aktivierung zum Aufstehen und zur Teilnahme am Gruppenleben); oder sie benötigen kontinuierliche Überwachung wegen drohender somatischer Dekompensation bei vitaler Gefährdung (z.B. Herzrhythmusstörungen oder Elektrolytentgleisungen durch unzureichende Nahrungsaufnahme bei Anorexia nervosa) oder bei Stoffwechselstörung oder Intoxikation.

Erhöhter Einzelbetreuungsaufwand wegen mangelnder Gruppenfähigkeit

Definition

Die Patienten sind störungsbedingt nicht gruppenfähig (z.B. wegen hoher Impulsivität, hohem Erregungsniveau, Manipulationen und Bedrohungen von Mitpatienten, Manipulation mit Nahrung, Schutz vor Reizüberflutung), sodass sie von der Gruppe separiert werden müssen, enge Führung oder ständige Ansprache brauchen.

Selbstgefährdung

Definition

Die Patienten sind nicht absprachefähig oder ihr Verhalten ist nicht vorhersehbar; sie sind störungsbedingt nicht in der Lage, auch nur für kurze Zeit für sich Verantwortung zu übernehmen.

Fremdaggressives Verhalten mit deutlicher Beeinträchtigung des Gruppenmilieus

Definition

Die Patienten zeigen fremdaggressives Verhalten wie Zerstören von Gegenständen, Bespucken von Mitpatienten und/oder Mitarbeitern, massive Bedrohungen von Mitpatienten und/oder Mitarbeitern oder Tätlichkeiten, sofern nicht mit Einzelbetreuung oder Freiheitseinschränkung separiert oder deeskaliert wird.

Störungsbedingt nicht einschätzbarer nicht kooperationsfähiger Patient

Definition

Die Patienten zeigen stark wechselhafte Zustände oder Desorientierung oder z. B. psychosebedingte Nicht-Erreichbarkeit; oder sie sind nicht erreichbar für Kooperation, verweigern sich allem, zeigen in keinem Therapiebereich eine Regelakzeptanz.

Erforderliche Maßnahmen zur Gefahrabwendung

Definition

Die Patienten benötigen Maßnahmen wie z.B. Isolierung, Fixierung, Festhalten, Zwangsmedikation, Zwangssondierung, Beschränken des Aktionsradius auf die Station bei geschlossener Tür, oder es muss stete Bereitschaft dazu und Verfügbarkeit dieser Maßnahmen bestehen, sofern nicht durch hohen Einsatz deeskaliert werden kann.

Substanzbedingt erhöhter Betreuungsbedarf

Definition

Kontinuierliches Alkohol- oder Drogencraving mit starker Unruhe oder akuter, auch protrahierter Alkohol- oder Drogenentzug.

6 Auszug aus dem OPS-Katalog[9]

Die wesentlichen in Psychiatrie und Psychosomatik relevanten OPS-Kodes aus dem Kapitel 9 (Ergänzende Maßnahmen) des Operationen- und Prozedurenschlüssels finden Sie in diesem Kapitel zusammengefasst.

9-510.- Einsatz von Gebärdensprachdolmetschern

Ein Kode aus diesem Bereich ist jeweils nur einmal pro stationären Aufenthalt anzugeben. Die Anzahl der Stunden ist über den gesamten stationären Aufenthalt zu addieren:

9-510.0	Mindestens 2 bis 4 Stunden
9-510.1	Mehr als 4 bis 8 Stunden
9-510.2	Mehr als 8 bis 12 Stunden
9-510.3	Mehr als 12 bis 16 Stunden
9-510.4	Mehr als 16 bis 20 Stunden
9-510.5	Mehr als 20 bis 24 Stunden
9-510.6	Mehr als 24 Stunden

9-60...9-64 Behandlung bei psychischen und psychosomatischen Störungen und Verhaltensstörungen bei Erwachsenen

Hinweis

Ein Kode aus diesem Bereich ist nur für Leistungen anzugeben, die in Einrichtungen im Geltungsbereich des § 17d KHG erbracht wurden. Die Behandlung erfolgt als ärztlich indizierte Diagnostik und Therapie ggf. auch im Lebensumfeld des Patienten. Die gleichzeitige somatische Diagnostik und Behandlung sind gesondert zu kodieren.

9 BfArM im Auftrag des BMG unter Beteiligung der Arbeitsgruppe OPS des KKG: Operationen- und Prozedurenschlüssel Version 2026. Online: https://klassifikationen.bfarm.de/ops/kode-suche/htmlops2026/index.htm [abgerufen am 31.12.2025].

9-607 Regelbehandlung bei psychischen und psychosomatischen Störungen und Verhaltensstörungen bei Erwachsenen

Exkl.:

- Intensivbehandlung bei psychischen und psychosomatischen Störungen und Verhaltensstörungen bei Erwachsenen (9-61)
- Psychotherapeutische Komplexbehandlung bei psychischen und psychosomatischen Störungen und Verhaltensstörungen bei Erwachsenen (9-626)
- Psychosomatisch-psychotherapeutische Komplexbehandlung bei psychischen und psychosomatischen Störungen und Verhaltensstörungen bei Erwachsenen (9-634)

Hinweis

Eine kriseninterventionelle Behandlung (9-641 ff.), die integrierte klinisch-psychosomatisch-psychotherapeutische Komplexbehandlung bei psychischen und psychosomatischen Störungen und Verhaltensstörungen bei Erwachsenen (9-642), die psychiatrisch-psychotherapeutische Behandlung im besonderen Eltern-Kind-Setting (9-643 ff.), die Erbringung von Behandlungsmaßnahmen im stationsersetzenden Umfeld und als halbtägige tagesklinische Behandlung (9-644 ff.), der indizierte komplexe Entlassungsaufwand (9-645 ff.), die spezifische qualifizierte Entzugsbehandlung Abhängigkeitskranker (9-647 ff.) und die psychiatrisch-psychotherapeutische Behandlung im besonderen kombinierten Eltern-Kind-Setting bei therapiebedürftigem Elternteil und therapiebedürftigem Kind (9-64a ff.) sind zusätzlich zu kodieren.

Der Einsatz von Gebärdensprachdolmetschern ist gesondert zu kodieren (9-510 ff.).

Dieser Kode ist zu Beginn der Behandlung und bei jedem Wechsel der Behandlungsart anzugeben.

Die Anzahl der Therapieeinheiten pro Woche ist zusätzlich zu kodieren (9-649 ff.).

Dieser Kode ist sowohl für die voll- als auch die teilstationäre Behandlung zu verwenden.

Die psychiatrisch-psychosomatische Regelbehandlung umfasst ärztliche und/oder psychologische Gespräche (z. B. Visiten) und die Basisversorgung durch weitere Berufsgruppen. Ein weiterer Schwerpunkt liegt in der Anwendung der unten genannten Verfahren der ärztlichen, psychologischen und spezialtherapeutischen Berufsgruppen.

Strukturmerkmale:

- Multiprofessionelles Team mit Behandlungsleitung durch einen Facharzt für Psychiatrie und Psychotherapie, Facharzt für Psychiatrie, Facharzt für Nervenheilkunde oder Facharzt für Psychosomatische Medizin und Psychotherapie
- Vorhandensein von Vertretern der folgenden Berufsgruppen:
  - Ärzte (Facharzt für Psychiatrie und Psychotherapie, Facharzt für Psychiatrie, Facharzt für Nervenheilkunde oder Facharzt für Psychosomatische Medizin und Psychotherapie)
  - Psychotherapeuten oder Psychologen ohne ärztliche Psychotherapeuten (Psychologischer Psychotherapeut, Psychotherapeut mit einer Approbation nach § 2 Abs. 1 Nr. 1 der seit dem 01.09.2020 geltenden Fassung des Psychotherapeutengesetzes (PsychThG), Fachpsychotherapeut, Diplom-Psychologe oder Master in Psychologie)
  - Spezialtherapeuten (z. B. Ergotherapeuten, Physiotherapeuten, Sozialarbeiter, Logopäden, Kreativtherapeuten)
  - Pflegefachpersonen (z. B. Gesundheits- und Krankenpfleger, Gesundheits- und Kinderkrankenpfleger, Altenpfleger, Pflegefachfrauen/-männer, Heilerziehungspfleger)

Mindestmerkmale:

- Als angewandte Verfahren der ärztlichen und psychologischen Berufsgruppen gelten folgende Verfahren oder im Aufwand vergleichbare Verfahren:
  - Supportive Einzelgespräche
  - Einzelpsychotherapie
  - Gruppenpsychotherapie
  - Psychoedukation
  - Angehörigengespräche (z. B. Psychoedukation, Angehörigengruppen, Gespräche mit Betreuern)
  - Gespräche mit Richtern oder Behördenvertretern
  - Somato-psychosomatisches ärztliches Gespräch
  - Aufklärung, Complianceförderung und Monitoring im Rahmen der ärztlich indizierten Psychopharmakotherapie
- Als angewandte Verfahren der Spezialtherapeuten gelten folgende Verfahren oder im Aufwand vergleichbare Verfahren:
  - Beratung, Adhärenz-Förderung und Monitoring im Rahmen der ärztlich indizierten Psychopharmakotherapie
  - Psychoedukation
  - Bezugstherapeutengespräche, supportive Einzelgespräche
  - Ergotherapeutische Behandlungsverfahren
  - Spezielle psychosoziale Interventionen (z. B. Selbstsicherheitstraining, soziales Kompetenztraining)
  - Kreativtherapien (z. B. Tanztherapie, Kunsttherapie, Musiktherapie)
  - Gespräche mit Behördenvertretern
  - Angehörigengespräche, Gespräche mit Betreuern
  - Physio- oder Bewegungstherapie (z. B. Sporttherapie)
  - Sensorisch fokussierte Therapien (z. B. Genussgruppe, Snoezelen)

- Entspannungsverfahren (z.B. progressive Muskelrelaxation nach Jacobson, autogenes Training oder psychophysiologische Techniken wie Biofeedback)
- Logopädie (z.B. bei Schluckstörungen)
- Übende Verfahren und Hilfekoordination zur Reintegration in den individuellen psychosozialen Lebensraum

9-61-.- Intensivbehandlung bei psychischen und psychosomatischen Störungen und Verhaltensstörungen bei Erwachsenen

9-617 Intensivbehandlung bei psychischen und psychosomatischen Störungen und Verhaltensstörungen bei erwachsenen Patienten mit 1 Merkmal

9-618 Intensivbehandlung bei psychischen und psychosomatischen Störungen und Verhaltensstörungen bei erwachsenen Patienten mit 2 Merkmalen

9-619 Intensivbehandlung bei psychischen und psychosomatischen Störungen und Verhaltensstörungen bei erwachsenen Patienten mit 3 Merkmalen

9-61a Intensivbehandlung bei psychischen und psychosomatischen Störungen und Verhaltensstörungen bei erwachsenen Patienten mit 4 Merkmalen

9-61b Intensivbehandlung bei psychischen und psychosomatischen Störungen und Verhaltensstörungen bei erwachsenen Patienten mit 5 oder mehr Merkmalen

Exkl.:

- Regelbehandlung bei psychischen und psychosomatischen Störungen und Verhaltensstörungen bei Erwachsenen (9-607)
- Psychotherapeutische Komplexbehandlung bei psychischen und psychosomatischen Störungen und Verhaltensstörungen bei Erwachsenen (9-626)
- Psychosomatisch-psychotherapeutische Komplexbehandlung bei psychischen und psychosomatischen Störungen und Verhaltensstörungen bei Erwachsenen (9-634)

Hinweis

Ein Kode aus diesem Bereich ist so lange anzugeben, wie mindestens eines der unten genannten Patientenmerkmale vorliegt.

Ein erhöhter Betreuungsaufwand bei psychischen und psychosomatischen Störungen und Verhaltensstörungen bei Erwachsenen (9-640 ff.), eine kriseninterventionelle Behandlung (9-641 ff.), die integrierte klinisch-psychosomatisch-psychotherapeutische Komplexbehandlung bei psychischen und psychosomatischen Störungen und Verhaltensstörungen bei Erwachsenen (9-642), die psychiatrisch-psychotherapeutische Behandlung im besonderen Eltern-Kind-Setting (9-643 ff.), die Erbringung von Behandlungsmaßnahmen im stationsersetzenden Umfeld und als halbtägige tagesklinische Behandlung (9-644 ff.), der indizierte komplexe Entlassungsaufwand (9-645 ff.), die spezifische qualifizierte Entzugsbehandlung Abhängigkeitskranker (9-647 ff.) und die psychiatrisch-psychotherapeutische Behandlung im besonderen kombinierten Eltern-Kind-Setting bei therapiebedürftigem Elternteil und therapiebedürftigem Kind (9-64a ff.) sind zusätzlich zu kodieren.

Der Einsatz von Gebärdensprachdolmetschern ist gesondert zu kodieren (9-510 ff.).

Ein Kode aus diesem Bereich ist zu Beginn der Behandlung, bei jedem Wechsel der Behandlungsart und bei jeder Änderung der Anzahl der Patientenmerkmale anzugeben.

Die Anzahl der Therapieeinheiten pro Woche ist zusätzlich zu kodieren (9-649 ff.).

Die psychiatrisch-psychosomatische Intensivbehandlung umfasst ärztliche und/oder psychologische Gespräche (z. B. Visiten) und/oder sozialarbeiterische Interventionen und die Basisversorgung durch weitere Berufsgruppen. Der Schwerpunkt der Behandlung liegt zumeist bei häufigen, nicht planbaren und zeitlich begrenzten Einzelkontakten.

Strukturmerkmale:

- Multiprofessionelles Team mit Behandlungsleitung durch einen Facharzt für Psychiatrie und Psychotherapie, Facharzt für Psychiatrie, Facharzt für Nervenheilkunde oder Facharzt für Psychosomatische Medizin und Psychotherapie
- Vorhandensein von Vertretern der folgenden Berufsgruppen:
  - Ärzte (Facharzt für Psychiatrie und Psychotherapie, Facharzt für Psychiatrie, Facharzt für Nervenheilkunde oder Facharzt für Psychosomatische Medizin und Psychotherapie)
  - Psychotherapeuten oder Psychologen ohne ärztliche Psychotherapeuten (Psychologischer Psychotherapeut, Psychotherapeut mit einer Approbation nach § 2 Abs. 1 Nr. 1 der seit dem 01.09.2020 geltenden Fassung des Psychotherapeutengesetzes (PsychThG), Fachpsychotherapeut, Diplom-Psychologe oder Master in Psychologie)
  - Spezialtherapeuten (z.B. Ergotherapeuten, Physiotherapeuten, Sozialarbeiter, Logopäden, Kreativtherapeuten)
  - Pflegefachpersonen (z.B. Gesundheits- und Krankenpfleger, Gesundheits- und Kinderkrankenpfleger, Altenpfleger, Pflegefachfrauen/-männer, Heilerziehungspfleger)

Mindestmerkmale:

- Als angewandte Verfahren der ärztlichen und psychologischen Berufsgruppen gelten folgende Verfahren oder im Aufwand vergleichbare Verfahren:
  - Supportive Einzelgespräche
  - Angehörigengespräche (z.B. Psychoedukation, Angehörigengruppen, Gespräche mit Betreuern)
  - Gespräche mit Richtern oder Behördenvertretern
  - Somato-psychosomatisches ärztliches Gespräch

- Aufklärung, Complianceförderung und Monitoring im Rahmen der ärztlich indizierten Psychopharmakotherapie

- Als angewandte Verfahren der Spezialtherapeuten gelten folgende Verfahren oder im Aufwand vergleichbare Verfahren:
  - Beratung, Adhärenz-Förderung und Monitoring im Rahmen der ärztlich indizierten Psychopharmakotherapie
  - Psychoedukation
  - Ergotherapeutische Behandlungsverfahren
  - Gespräche mit Behördenvertretern
  - Angehörigengespräche, Gespräche mit Betreuern
  - Spezielle psychosoziale Interventionen (z. B. Selbstsicherheitstraining, soziales Kompetenztraining)
  - Physio- oder Bewegungstherapie (z. B. Sporttherapie)
  - Logopädie (z. B. bei Schluckstörungen)
  - Bezugstherapeutengespräche, supportive Einzelgespräche
- Die Patienten weisen mindestens eines der nachfolgenden Merkmale auf:
  - Anwendung von Sicherungsmaßnahmen
    Dieses Merkmal ist erfüllt, wenn die Notwendigkeit des Einsatzes von individuellen präventiven (nur personellen) Sicherungsmaßnahmen und/oder individuellen reaktiven (personellen, räumlichen, mechanischen und/oder medikamentösen) Sicherungsmaßnahmen besteht und diese ärztlich angeordnet sind.
  - Akute Selbstgefährdung durch Suizidalität oder schwer selbstschädigendes Verhalten
    Unter selbstschädigendem Verhalten versteht man z. B. häufige Selbstverletzungen von Borderline-Patienten oder durchgängige Nahrungsverweigerung bei Essstörungen oder Verweigerung vital notwendiger medizinischer Maßnahmen (z. B. Insulintherapie bei Diabetes mellitus).

- Akute Fremdgefährdung
  Dieses Merkmal ist erfüllt, wenn der Patient gewaltbereit oder gewalttätig ist (hierzu zählt auch die verbale Bedrohung).
- Schwere Antriebsstörung (gesteigert oder reduziert)
  Das Merkmal schwere gesteigerte Antriebsstörung ist erfüllt, wenn der Patient sich in seiner Aktivität durch Gegenargumente nicht beeindrucken lässt und selbst persönliche Konsequenzen nicht zur Kenntnis nimmt oder sie ihm nichts ausmachen. Das Merkmal schwere reduzierte Antriebsstörung ist erfüllt, wenn Anregungen von außen den Patienten kaum oder gar nicht mehr erreichen. Die Alltagsverrichtungen sind beeinträchtigt.
- Keine eigenständige Flüssigkeits-/Nahrungsaufnahme
  Dieses Merkmal ist erfüllt, wenn Flüssigkeit und/oder Nahrung vollständig von Dritten verabreicht oder die Flüssigkeits-/Nahrungsaufnahme vollständig von Dritten begleitet werden muss (nicht bei alleiniger Sondenernährung oder alleiniger parenteraler Ernährung).
- Akute Selbstgefährdung durch fehlende Orientierung oder Realitätsverkennung (z. B. Stürze/Verletzungsgefahr ohne Fremdeinfluss oder durchgängige Nahrungsverweigerung bei Demenz)
- Vitalgefährdung durch somatische Komplikationen

• Die für den jeweiligen Patienten zutreffenden unterschiedlichen Merkmale sind für die einzelnen Tage, an denen sie zutreffen, jeweils zu addieren. Ändert sich die Anzahl der Patientenmerkmale pro Tag, ist der entsprechende neue Kode anzugeben. Für den Nachweis der Merkmale ist die Regeldokumentation in der Patientenakte ausreichend.

9-626 Psychotherapeutische Komplexbehandlung bei psychischen und psychosomatischen Störungen und Verhaltensstörungen bei Erwachsenen

Exkl.:

- Regelbehandlung bei psychischen und psychosomatischen Störungen und Verhaltensstörungen bei Erwachsenen (9-607)
- Intensivbehandlung bei psychischen und psychosomatischen Störungen und Verhaltensstörungen bei Erwachsenen (9-61)
- Psychosomatisch-psychotherapeutische Komplexbehandlung bei psychischen und psychosomatischen Störungen und Verhaltensstörungen bei Erwachsenen (9-634)

Hinweis

Ein erhöhter Betreuungsaufwand bei psychischen und psychosomatischen Störungen und Verhaltensstörungen bei Erwachsenen (9-640 ff.), eine kriseninterventionelle Behandlung (9-641 ff.), die integrierte klinisch-psychosomatisch-psychotherapeutische Komplexbehandlung bei psychischen und psychosomatischen Störungen und Verhaltensstörungen bei Erwachsenen (9-642), die psychiatrisch-psychotherapeutische Behandlung im besonderen Eltern-Kind-Setting (9-643 ff.), die Erbringung von Behandlungsmaßnahmen im stationsersetzenden Umfeld und als halbtägige tagesklinische Behandlung (9-644 ff.), der indizierte komplexe Entlassungsaufwand (9-645 ff.), die spezifische qualifizierte Entzugsbehandlung Abhängigkeitskranker (9-647 ff.) und die psychiatrisch-psychotherapeutische Behandlung im besonderen kombinierten Eltern-Kind-Setting bei therapiebedürftigem Elternteil und therapiebedürftigem Kind (9-64a ff.) sind zusätzlich zu kodieren.

Der Einsatz von Gebärdensprachdolmetschern ist gesondert zu kodieren (9-510 ff.).

Dieser Kode ist zu Beginn der Behandlung und bei jedem Wechsel der Behandlungsart anzugeben.

Die Anzahl der Therapieeinheiten pro Woche ist zusätzlich zu kodieren (9-649 ff.).

Dieser Kode ist sowohl für die voll- als auch die teilstationäre Behandlung zu verwenden.

Strukturmerkmale:

- Multiprofessionelles Team mit Behandlungsleitung durch einen Facharzt für Psychiatrie und Psychotherapie, Facharzt für Psychiatrie mit Zusatzbezeichnung Psychotherapie, Facharzt für Nervenheilkunde mit Zusatzbezeichnung Psychotherapie oder Facharzt für Psychosomatische Medizin und Psychotherapie
- Vorhandensein von Vertretern der folgenden Berufsgruppen:
  - Ärzte (Facharzt für Psychiatrie und Psychotherapie, Facharzt für Psychiatrie mit Zusatzbezeichnung Psychotherapie, Facharzt für Nervenheilkunde mit Zusatzbezeichnung Psychotherapie oder Facharzt für Psychosomatische Medizin und Psychotherapie)
  - Psychotherapeuten oder Psychologen ohne ärztliche Psychotherapeuten (Psychologischer Psychotherapeut, Psychotherapeut mit einer Approbation nach § 2 Abs. 1 Nr. 1 der seit dem 01.09.2020 geltenden Fassung des Psychotherapeutengesetzes (PsychThG), Fachpsychotherapeut, Diplom-Psychologe oder Master in Psychologie)
  - Spezialtherapeuten (z. B. Ergotherapeuten, Physiotherapeuten, Sozialarbeiter, Logopäden, Kreativtherapeuten)
  - Pflegefachpersonen (z. B. Gesundheits- und Krankenpfleger, Gesundheits- und Kinderkrankenpfleger, Altenpfleger, Pflegefachfrauen/-männer, Heilerziehungspfleger)

Mindestmerkmale:

- Der Kode ist für Patienten anzuwenden, bei denen die Art und/oder Schwere der Erkrankung eine intensive psychotherapeutische Behandlung notwendig machen. Der Patient muss hierfür ausreichend motiviert und introspektionsfähig sein. Die Indikation für die psychotherapeutische Komplexbehandlung muss durch den Facharzt, den psychologischen Psychotherapeuten oder den Fachpsychotherapeuten gestellt werden.

- Die durchgeführten ärztlichen und/oder psychologischen Verfahren (ärztliche und psychologische Einzel- und Gruppentherapie) müssen mindestens 3 Therapieeinheiten pro Woche umfassen. Bei weniger als 3 Therapieeinheiten pro Woche ist der Kode 9-607 (Regelbehandlung) zu verwenden, sofern keine Intensivbehandlung (9-61) vorliegt. Bei Erfassungszeiträumen von weniger als 1 Woche (z.B. wegen Entlassung) können die 3 Therapieeinheiten auch anteilig erbracht werden, sofern die Behandlung in diesem Zeitraum dem dominierenden Behandlungskonzept des stationären Aufenthaltes im Sinne der Komplexkodes entspricht.
- Als angewandte Verfahren der ärztlichen und psychologischen Berufsgruppen gelten folgende Verfahren oder im Aufwand vergleichbare Verfahren:
  - Supportive Einzelgespräche
  - Einzelpsychotherapie
  - Gruppenpsychotherapie
  - Psychoedukation
  - Angehörigengespräche (z.B. Psychoedukation, Angehörigengruppen, Gespräche mit Betreuern)
  - Gespräche mit Richtern oder Behördenvertretern
  - Somato-psychosomatisches ärztliches Gespräch
  - Aufklärung, Complianceförderung und Monitoring im Rahmen der ärztlich indizierten Psychopharmakotherapie
- Als angewandte Verfahren der Spezialtherapeuten gelten folgende Verfahren oder im Aufwand vergleichbare Verfahren:
  - Beratung, Adhärenz-Förderung und Monitoring im Rahmen der ärztlich indizierten Psychopharmakotherapie
  - Psychoedukation

- Bezugstherapeutengespräche, supportive Einzelgespräche
- Ergotherapeutische Behandlungsverfahren
- Übende Verfahren und Hilfekoordination zur Reintegration in den individuellen psychosozialen Lebensraum
- Gespräche mit Behördenvertretern
- Angehörigengespräche, Gespräche mit Betreuern
- Spezielle psychosoziale Interventionen (z. B. Selbstsicherheitstraining, soziales Kompetenztraining)
- Kreativtherapien (z. B. Tanztherapie, Kunsttherapie, Musiktherapie)
- Physio- oder Bewegungstherapie (z. B. Sporttherapie)
- Entspannungsverfahren (z. B. progressive Muskelrelaxation nach Jacobson)

9-634 Psychosomatisch-psychotherapeutische Komplexbehandlung bei psychischen und psychosomatischen Störungen und Verhaltensstörungen bei Erwachsenen

Exkl.:

- Regelbehandlung bei psychischen und psychosomatischen Störungen und Verhaltensstörungen bei Erwachsenen (9-607)
- Intensivbehandlung bei psychischen und psychosomatischen Störungen und Verhaltensstörungen bei Erwachsenen (9-61)
- Psychotherapeutische Komplexbehandlung bei psychischen und psychosomatischen Störungen und Verhaltensstörungen bei Erwachsenen (9-626)

Hinweis

Ein erhöhter Betreuungsaufwand bei psychischen und psychosomatischen Störungen und Verhaltensstörungen bei Erwachsenen (9-640 ff.), eine kriseninterventionelle Behandlung (9-641 ff.), die integrierte klinisch-psychosomatisch-psychotherapeutische Komplexbehandlung bei psychischen und psychosomatischen Störungen und Verhaltensstörungen bei Erwachsenen (9-642), die psychiatrisch-psychotherapeutische Behandlung im besonderen Eltern-Kind-Setting (9-643 ff.), die Erbringung von Behandlungsmaßnahmen im stationsersetzenden Umfeld und als halbtägige tagesklinische Behandlung (9-644 ff.), der indizierte komplexe Entlassungsaufwand (9-645 ff.), die spezifische qualifizierte Entzugsbehandlung Abhängigkeitskranker (9-647 ff.) und die psychiatrisch-psychotherapeutische Behandlung im besonderen kombinierten Eltern-Kind-Setting bei therapiebedürftigem Elternteil und therapiebedürftigem Kind (9-64a ff.) sind zusätzlich zu kodieren.

Der Einsatz von Gebärdensprachdolmetschern ist gesondert zu kodieren (9-510 ff.).

Dieser Kode ist zu Beginn der Behandlung und bei jedem Wechsel der Behandlungsart anzugeben.

Die Anzahl der Therapieeinheiten pro Woche ist zusätzlich zu kodieren (9-649 ff.).

Dieser Kode ist sowohl für die voll- als auch die teilstationäre Behandlung zu verwenden.

Strukturmerkmale:

- Multiprofessionelles Team mit Behandlungsleitung durch einen Facharzt für Psychosomatische Medizin und Psychotherapie
- Vorhandensein von Vertretern der folgenden Berufsgruppen:
  - Ärzte (Facharzt für Psychosomatische Medizin und Psychotherapie)
  - Psychotherapeuten oder Psychologen ohne ärztliche Psychotherapeuten (Psychologischer Psychotherapeut, Psychotherapeut mit einer Approbation nach § 2 Abs. 1 Nr. der seit dem 01.09.2020 geltenden Fassung des Psychotherapeutengesetzes (PsychThG), Fachpsychotherapeut, Diplom-Psychologe oder Master in Psychologie)

- Spezialtherapeuten (z. B. Ergotherapeuten, Sozialarbeiter, Kreativtherapeuten, Physiotherapeuten, Ökotrophologen, Sportlehrer)
- Pflegefachpersonen (z. B. Gesundheits- und Krankenpfleger, Gesundheits- und Kinderkrankenpfleger, Altenpfleger, Pflegefachfrauen/-männer, Heilerziehungspfleger)

Mindestmerkmale:

- Die durchgeführten ärztlichen und/oder psychologischen Verfahren (ärztliche und psychologische Einzel- und Gruppentherapie) müssen mindestens 3 Therapieeinheiten pro Woche umfassen. Bei weniger als 3 Therapieeinheiten pro Woche ist der Kode 9-607 (Regelbehandlung) zu verwenden, sofern keine Intensivbehandlung (9-61) vorliegt. Bei Erfassungszeiträumen von weniger als 1 Woche (z. B. wegen Entlassung) können die 3 Therapieeinheiten auch anteilig erbracht werden, sofern die Behandlung in diesem Zeitraum dem dominierenden Behandlungskonzept des stationären Aufenthaltes im Sinne der Komplexkodes entspricht.
- Standardisierte psychosomatisch-psychotherapeutische Diagnostik zu Beginn der Behandlung:
  - Soziodemographische Daten entsprechend der Basisdokumentation zur Psychotherapie (Psy-BaDo)
  - Festlegung von Hauptdiagnose und Komorbiditäten
  - Standardisierte Erhebung des psychopathologischen Befundes mittels der Kriterien der Arbeitsgemeinschaft für Methodik und Dokumentation in der Psychiatrie (AMDP)
  - Schweregradeinschätzung entsprechend dem Beeinträchtigungs-Schwere-Score (BSS) und dem Global Assessment of Functioning Scale (GAF)
  - Alternativ in psychodynamisch arbeitenden Abteilungen oder Krankenhäusern: Achse II – IV der operationalisierten psychodynamischen Diagnostik (OPD-2)

  - Alternativ in verhaltenstherapeutisch arbeitenden Abteilungen oder Krankenhäusern: Verhaltensanalyse

- Einsatz eines psychodynamischen oder kognitiv-behavioralen Grundverfahrens als reflektiertem Mehrpersonen-Interaktionsprozess mit wöchentlicher Teambesprechung je stationärer Einheit von mindestens 60 Minuten mit wochenbezogener schriftlicher Dokumentation bisheriger Behandlungsergebnisse und weiterer Behandlungsziele
- Somatisch-medizinische Aufnahmeuntersuchung
- Eine fachärztliche Visite pro Woche pro Patient
- Als angewandte Verfahren der ärztlichen und psychologischen Berufsgruppen gelten folgende Verfahren oder im Aufwand vergleichbare Verfahren:
  - Supportive Einzelgespräche
  - Einzelpsychotherapie
  - Gruppenpsychotherapie
  - Psychoedukation
  - Angehörigengespräche (z.B. Psychoedukation, Angehörigengruppen, Gespräche mit Betreuern)
  - Gespräche mit Richtern oder Behördenvertretern
  - Somato-psychosomatisches ärztliches Gespräch
  - Aufklärung, Complianceförderung und Monitoring im Rahmen der ärztlich indizierten Psychopharmakotherapie

- Als angewandte Verfahren der Spezialtherapeuten gelten folgende Verfahren oder im Aufwand vergleichbare Verfahren:
  - Beratung, Adhärenz-Förderung und Monitoring im Rahmen der ärztlich indizierten Psychopharmakotherapie
  - Psychoedukation
  - Bezugstherapeutengespräche, supportive Einzelgespräche

  - Ergotherapeutische Behandlungsverfahren
  - Spezielle psychosoziale Interventionen (z.B. Selbstsicherheitstraining, soziales Kompetenztraining)
  - Kreativtherapien (z.B. Tanztherapie, Kunsttherapie, Musiktherapie)
  - Gespräche mit Behördenvertretern
  - Angehörigengespräche, Gespräche mit Betreuern
  - Gestaltungs-, Körper- und Bewegungstherapie
  - Sensorisch fokussierte Therapien (z.B. Genussgruppe, Snoezelen)
  - Physio- oder Bewegungstherapie (z.B. Sporttherapie)
  - Entspannungsverfahren (z.B. progressive Muskelrelaxation nach Jacobson, autogenes Training oder psychophysiologische Techniken wie Biofeedback)
  - Somatopsychisch-psychosomatische Kompetenztrainings (Diätberatung, Sozialberatung, Sport)
- Prä-Post-Evaluation des Behandlungsverlaufs

9-640.- Erhöhter Betreuungsaufwand bei psychischen und psychosomatischen Störungen und Verhaltensstörungen bei Erwachsenen

Hinweis

Diese Kodes sind Zusatzkodes. Sie können nur in Kombination mit der Intensivbehandlung bei psychischen und psychosomatischen Störungen und Verhaltensstörungen bei Erwachsenen (9-61), der psychotherapeutischen Komplexbehandlung bei psychischen und psychosomatischen Störungen und Verhaltensstörungen bei Erwachsenen (9-626) und der psychosomatisch-psychotherapeutischen Komplexbehandlung bei psychischen und psychosomatischen Störungen und Verhaltensstörungen bei Erwachsenen (9-634) angegeben werden.

Diese Kodes sind für jeden Behandlungstag mit erhöhtem Betreuungsaufwand einzeln anzugeben.

1:1-Betreuung bedeutet, dass eine Person einen einzelnen Patienten individuell zusammenhängend ggf. zusätzlich zu angewandten Verfahren betreut. 1:1-Betreuung bedeutet, dass ein Patient über einen Zeitraum von mindestens 2 Stunden ohne Unterbrechung fortlaufend von einer oder mehreren Personen betreut und bei Bedarf begleitet wird. Mehrere Zeiträume von mindestens 2 Stunden können über den Tag addiert werden. Bei Einzelbetreuung durch mehr als eine Person (2 oder mehr) sind die zusammenhängenden Zeiten aller betreuenden Personen zu einer Gesamtsumme zu addieren und entsprechend mit einem Kode unter 9-640.0 ff. zu kodieren.

Anerkannt werden alle Leistungen, die durch Mitarbeiter erbracht werden, die eine Ausbildung in der jeweiligen, in den Primärkodes (9-60 bis 9-63) spezifizierten Berufsgruppe abgeschlossen haben und in einem dieser Berufsgruppe entsprechend vergüteten Beschäftigungsverhältnis stehen.

Die für diese Betreuung aufgewendete Zeit kann nicht für die Berechnung der Therapieeinheiten (9-649 ff.) oder für andere Zusatzkodes (9-641 ff.) angerechnet werden.

Mindestmerkmale:

- Multiprofessionelle Behandlung von Patienten, deren wesentliche Merkmale die akute Fremd- oder Selbstgefährdung infolge einer psychischen oder psychosomatischen Erkrankung sind
- Persönliche Betreuung durch die in den Primärkodes (9-60 bis 9-63) spezifizierten Berufsgruppen unter Vorhaltung eines Beziehungsangebots
- Tägliche ärztliche/psychologische Befunderhebung und ggf. ärztliche Anordnung zur Einleitung oder Fortführung der Betreuungsmaßnahmen
- Dokumentation der Verhaltensbeobachtung im Abstand von höchstens einer Stunde

9-640.0- 1:1-Betreuung
9-640.04 Mindestens 2 bis zu 4 Stunden pro Tag

9-640.05 Mehr als 4 bis zu 6 Stunden pro Tag
9-640.06 Mehr als 6 bis zu 12 Stunden pro Tag
9-640.07 Mehr als 12 bis zu 18 Stunden pro Tag
9-640.08 Mehr als 18 Stunden pro Tag

9-641.- Kriseninterventionelle Behandlung bei psychischen und psychosomatischen Störungen und Verhaltensstörungen bei Erwachsenen

Hinweis

Diese Kodes sind Zusatzkodes. Sie können nur in Kombination mit der Regelbehandlung bei psychischen und psychosomatischen Störungen und Verhaltensstörungen bei Erwachsenen (9-607), der Intensivbehandlung bei psychischen und psychosomatischen Störungen und Verhaltensstörungen bei Erwachsenen (9-61), der psychotherapeutischen Komplexbehandlung bei psychischen und psychosomatischen Störungen und Verhaltensstörungen bei Erwachsenen (9-626), der psychosomatisch-psychotherapeutischen Komplexbehandlung bei psychischen und psychosomatischen Störungen und Verhaltensstörungen bei Erwachsenen (9-634) und der stationsäquivalenten psychiatrischen Behandlung bei Erwachsenen (9-701 ff.) angegeben werden.

Diese Kodes sind für jeden Behandlungstag mit erhöhtem Behandlungsaufwand gesondert anzugeben.

Mindestmerkmale:

- Behandlungen von psychosozialen oder psychischen Krisen, die tagesbezogen einen hohen Personaleinsatz erfordern. Die psychische Krise beschreibt eine akute vorübergehende psychische Störung als Reaktion auf außergewöhnliche Ereignisse und Lebensumstände, sodass dringliches therapeutisches Handeln erforderlich wird.
- Für den Nachweis des Vorliegens einer psychosozialen oder psychischen Krise ist die Regeldokumentation in der Patientenakte ausreichend.

- Es erfolgen vordringliche, ungeplante (außerhalb des vorgegebenen Therapieplans), Orientierung gebende, einzeltherapeutische Kontakte (ggf. auch durch 2 Therapeuten oder Pflegefachpersonen) mit dem Patienten und/oder den Kontaktpersonen des Patienten. Diese Zeit kann nicht für die Berechnung der Therapieeinheiten (9-649 ff.) oder für andere Zusatzkodes (9-640 ff.) angerechnet werden.
- Tägliche ärztliche/psychologische Befunderhebung und ggf. ärztliche Anordnung zur Einleitung oder Fortführung der Behandlungsmaßnahme. Dies ist Teil der therapeutischen Kontakte.

9-641.0-	Kriseninterventionelle Behandlung durch Ärzte, Psychotherapeuten und/oder Psychologen
9-641.00	Mehr als 1 bis 1,5 Stunden pro Tag
9-641.01	Mehr als 1,5 bis 3 Stunden pro Tag
9-641.02	Mehr als 3 bis 4,5 Stunden pro Tag
9-641.03	Mehr als 4,5 bis 6 Stunden pro Tag
9-641.04	Mehr als 6 Stunden pro Tag

9-641.1-	Kriseninterventionelle Behandlung durch Spezialtherapeuten und/oder Pflegefachpersonen
9-641.10	Mehr als 1 bis 1,5 Stunden pro Tag
9-641.11	Mehr als 1,5 bis 3 Stunden pro Tag
9-641.12	Mehr als 3 bis 4,5 Stunden pro Tag
9-641.13	Mehr als 4,5 bis 6 Stunden pro Tag
9-641.14	Mehr als 6 Stunden pro Tag

9-642 Integrierte klinisch-psychosomatisch-psychotherapeutische Komplexbehandlung bei psychischen und psychosomatischen Störungen und Verhaltensstörungen bei Erwachsenen

Hinweis

Dieser Kode ist ein Zusatzkode. Er kann nur jeweils in Kombination angegeben werden mit der Regelbehandlung bei psychischen und psychosomatischen Störungen und Verhaltensstörungen bei Erwachsenen (9-607), der Intensivbehandlung bei psychischen und psychosomatischen Störungen und Verhaltensstörungen bei Erwachsenen (9-61), der psychotherapeutischen Komplexbehandlung bei psychischen und psychosomatischen Störungen und Verhaltensstörungen bei Erwachsenen (9-626) und der psychosomatisch-psychotherapeutischen Komplexbehandlung bei psychischen und psychosomatischen Störungen und Verhaltensstörungen bei Erwachsenen (9-634). Solange die Mindestmerkmale dieses Kodes erfüllt sind, ist er einmal pro Woche anzugeben.

Strukturmerkmale:

- Vorhandensein einer somatischen Intensivstation und/oder Intermediate Care am Standort des Krankenhauses
- Psychosomatisch-psychotherapeutisches Team mit Behandlungsleitung durch einen Facharzt für Psychosomatische Medizin und Psychotherapie (Psychotherapeutische Medizin), einen Facharzt für Psychiatrie und Psychotherapie, einen Facharzt für Psychiatrie mit Zusatzbezeichnung Psychotherapie oder einen Facharzt für Nervenheilkunde mit Zusatzbezeichnung Psychotherapie jeweils mit einer weiteren somatischen Facharztqualifikation (Innere Medizin/Allgemeinmedizin Neurologie, Orthopädie, Anästhesiologie/Schmerztherapie) oder mit Behandlungsleitung durch einen Facharzt für Psychosomatische Medizin und Psychotherapie (Psychotherapeutische Medizin), einen Facharzt für Psychiatrie und Psychotherapie, einen Facharzt für Psychiatrie mit Zusatzbezeichnung Psychotherapie oder einen Facharzt für Nervenheilkunde mit Zusatzbezeichnung Psychotherapie und einen weiteren Arzt mit einer somatischen Facharztqualifikation im Team

- Arbeitstägliche Anwesenheit eines Arztes, um ggf. auch kurzfristig psychische Problemlagen behandeln zu können
- Mindestens in einem somatischen Fach qualifizierte ärztliche Rufbereitschaft am Standort des Krankenhauses über 24 Stunden täglich
- Pflegerische Behandlung auch bettlägeriger Patienten ist grundsätzlich über 24 Stunden täglich gewährleistet.

Mindestmerkmale:

- Vorliegen von unmittelbar medizinisch behandlungsbedürftigen akuten und chronischen somatischen Erkrankungen, dokumentiert durch Veränderung(en) des initialen medizinischen Behandlungsregimes im Verlauf der Krankenhausbehandlung, mit psychischer Komorbidität und/oder Copingstörungen im Rahmen einer begleitenden köperlichen Erkrankung oder von sich vorwiegend somatisch präsentierenden Erkrankungen (z.B. somatoforme [Schmerz-] Störung, schwerstes Untergewicht bei Anorexia nervosa), die der gleichzeitigen intensiven somatischen Diagnostik und Therapie im Sinne einer auf die Erfordernisse somatisch Kranker adaptierten integrierten klinisch-psychosomatisch-psychotherapeutischen Komplexbehandlung bedürfen
- Arbeitstägliche ärztliche Visiten, wenn keine höherwertige ärztliche Therapieeinheit erfolgt
- Kontinuierliche Anwesenheit mindestens einer Pflegekraft über 24 Stunden auf einer Station mit persönlicher Kontaktaufnahme pro Schicht
- Über die Struktur der wöchentlichen Teambesprechungen psychosomatisch-psychotherapeutischer Komplexbehandlungen hinaus erfolgt die regelmäßige multidisziplinäre Abstimmung mit allen an der Behandlung beteiligten somatischen Fachgebieten zur weiteren Differenzialdiagnostik oder/und integrierten somatischen und psychosomatischen Behandlung, mindestens 3 Mal wöchentlich.

9-643.- Psychiatrisch-psychotherapeutische Behandlung im besonderen Setting (Eltern-Kind-Setting)

Exkl.:

- Psychiatrisch-psychotherapeutische Behandlung im besonderen kombinierten Eltern-Kind-Setting bei therapiebedürftigem Elternteil und therapiebedürftigem Kind (9-64a ff.)

Hinweis

Diese Kodes sind Zusatzkodes. Sie können nur in Kombination mit der Regelbehandlung bei psychischen und psychosomatischen Störungen und Verhaltensstörungen bei Erwachsenen (9-607), der Intensivbehandlung bei psychischen und psychosomatischen Störungen und Verhaltensstörungen bei Erwachsenen (9-61), der psychotherapeutischen Komplexbehandlung bei psychischen und psychosomatischen Störungen und Verhaltensstörungen bei Erwachsenen (9-626) und der psychosomatisch-psychotherapeutischen Komplexbehandlung bei psychischen und psychosomatischen Störungen und Verhaltensstörungen bei Erwachsenen (9-634) angegeben werden.

Ein Kode aus diesem Bereich ist für die Behandlung psychisch kranker Mütter oder Väter anzuwenden, wenn aufgrund der elterlichen Erkrankung eine Beziehungsstörung zum 0–4 Jahre alten Kind besteht und die Aufnahme der Mutter oder des Vaters gemeinsam mit dem Kind indiziert ist, um die Eltern-Kind-Interaktion zu verbessern. Es erfolgt eine Behandlung der Mutter/des Vaters gemeinsam mit dem Kind bzw. den Geschwistern.

Strukturmerkmale:

- Vorhandensein eines Eltern-Kind-Rooming-In. Rooming-In meint hierbei die Unterbringung des Elternteils mit seinem Kind gemeinsam in einem eigenen familiengerechten Zimmer. Am Standort eines Krankenhauses, an dem ausschließlich tagesklinisch gearbeitet wird, ist das Vorhandensein eines gemeinsamen Ruheraumes für die Kinder ausreichend. Der Ruheraum bietet hierbei die Möglichkeit für altersgerechte Ruhe- und Schlafenszeiten (z.B. Mittagsschlaf). Er kann auch alternativ genutzt werden (z.B. als Bewegungsraum)

- Familiengerechtes milieutherapeutisches Setting mit einem kindgerechten Aufenthalts- und Spielraum und einem Rückzugsraum für Eltern
- Pädagogisch-pflegerische Fachkräfte (z. B. Kinderkrankenpfleger, Pflegefachfrauen/-männer, Erzieher, Heilerzieher, Heilpädagogen) sind Teil des Behandlungsteams
- Möglichkeit zu einer fachübergreifenden konsiliarischen Betreuung der Mutter durch eine Hebamme, einen Stillberater im Hause oder durch eine Kooperation mit ambulant tätigen Hebammen/Stillberatern
- Mindestens konsiliarisches Vorhandensein eines Pädiaters und/oder Kinder- und Jugendpsychiaters

Mindestmerkmale:

- Qualifizierte Diagnostik der Mutter/Vater-Kind-Beziehung
- Im Rahmen des Zusatzkodes können folgende Verfahren zusätzlich und ggf. im Rahmen einer Videointervention zur Anwendung kommen:
  - Einzeltherapie der Mutter/Vater-Kind-Dyade
  - Familiengespräche und/oder Gespräche mit Bezugspersonen aus dem Herkunftsmilieu (z B. Pflegefamilie, Jugendhilfe)
  - Elterngruppentherapie
  - Unterstützung der Eltern bei den alltäglichen Verrichtungen (Förderung der elterlichen Erziehungskompetenz)
  - Kinderbetreuung während der therapeutischen Aktivitäten der Eltern
  - Anleitung zum gemeinsamen Spiel
- Es kommt mindestens ein spezialisiertes Therapieverfahren zur Anwendung, welches die Verbesserung der Eltern-Kind-Interaktion bzw. -Beziehung zum Ziel hat (z. B. systemische Therapie).

- Die im Rahmen dieses Zusatzkodes erbrachten Therapieeinheiten können pro Woche bei den Zusatzkodes 9-649 ff. mitgerechnet werden.

9-643.0 Mindestens 1 bis höchstens 7 Tage
9-643.1 Mindestens 8 bis höchstens 14 Tage
9-643.2 Mindestens 15 bis höchstens 21 Tage
9-643.3 Mindestens 22 bis höchstens 28 Tage
9-643.4 Mindestens 29 bis höchstens 35 Tage
9-643.5 Mindestens 36 bis höchstens 42 Tage
9-643.6 Mindestens 43 bis höchstens 49 Tage
9-643.7 Mindestens 50 Tage

9-644.- Erbringung von Behandlungsmaßnahmen im stationsersetzenden Umfeld und als halbtägige tagesklinische Behandlung bei Erwachsenen

---

Hinweis

Diese Kodes sind Zusatzkodes. Sie können nur in Kombination mit der Regelbehandlung bei psychischen und psychosomatischen Störungen und Verhaltensstörungen bei Erwachsenen (9-607), der psychotherapeutischen Komplexbehandlung bei psychischen und psychosomatischen Störungen und Verhaltensstörungen bei Erwachsenen (9-626) und der psychosomatisch-psychotherapeutischen Komplexbehandlung bei psychischen und psychosomatischen Störungen und Verhaltensstörungen bei Erwachsenen (9-634) angegeben werden.

Ein Kode aus diesem Bereich ist für jeden Tag, an dem die Leistung erbracht wird, gesondert anzugeben. Die Struktur- und Mindestmerkmale der Kodes 9-607, 9-626 oder 9-634 (u.a. Leistungserbringung durch ein multiprofessionelles, fachärztlich geleitetes Behandlungsteam) müssen erfüllt sein.

9-644.0 Ganztägiges Hometreatment

Hinweis

Dieser Kode ist nur anzugeben für die Behandlung im Rahmen von Modellvorhaben nach § 64b SGB V.

Die Behandlung des Patienten erfolgt im häuslichen Umfeld über mindestens 210 Minuten. Fahrzeiten werden dabei nicht angerechnet.

9-644.1 Halbtägiges Hometreatment

Hinweis

Dieser Kode ist nur anzugeben für die Behandlung im Rahmen von Modellvorhaben nach § 64b SGB V.

Die Behandlung des Patienten erfolgt im häuslichen Umfeld über mindestens 105 Minuten bis maximal 209 Minuten. Fahrzeiten werden dabei nicht angerechnet.

9-644.2 Halbtägige tagesklinische Behandlung

Hinweis

Intermittierende Behandlung des Patienten in der Tagesklinik.

Es werden mindestens eine Gruppentherapie über 90 Minuten und eine Einzeltherapie über 25 Minuten oder mindestens eine Einzeltherapie über 60 Minuten durchgeführt.

9-645.- Indizierter komplexer Entlassungsaufwand bei psychischen und psychosomatischen Störungen und Verhaltensstörungen bei Erwachsenen

Hinweis

Diese Kodes sind Zusatzkodes. Sie können nur in Kombination mit der Regelbehandlung bei psychischen und psychosomatischen Störungen und Verhaltensstörungen bei Erwachsenen (9-607), der Intensivbehandlung bei psychischen und psychosomatischen Störungen und Verhaltensstörungen bei Erwachsenen (9-61), der psychotherapeutischen Komplexbehandlung bei psychischen und psychosomatischen Störungen und Verhaltensstörungen bei Erwachsenen (9-626), der psychosomatisch-psychotherapeutischen Komplexbehandlung bei psychischen und psychosomatischen Störungen und Verhaltensstörungen bei Erwachsenen (9-634) und der stationsäquivalenten psychiatrischen Behandlung bei Erwachsenen (9-701 ff.) angegeben werden.

Kodes aus den Bereichen 9-645.0 ff. und 9-645.1 ff. sind für jeden Tag, an dem Leistungen im Sinne dieser Kodes erbracht wurden, gesondert anzugeben.

Die im Kontext der Entlassung im Sinne dieses Kodes erbrachten Leistungen können nicht gleichzeitig bei der Berechnung der Therapieeinheiten (9-649 ff.) oder für andere Zusatzkodes (9-640 ff., 9-641 ff.) angerechnet werden.

Mindestmerkmale für den gesamten Entlassungsprozess:

- Differenzierte Diagnostik des Funktionsniveaus und des poststationären Versorgungsbedarfs, Erstellung eines bedarfsgerechten Entlassungsplanes
- Anerkannt werden alle Leistungen, die durch Mitarbeiter erbracht werden, die eine Ausbildung in der jeweiligen spezifizierten Berufsgruppe abgeschlossen haben und in einem dieser Berufsgruppe entsprechend vergüteten Beschäftigungsverhältnis stehen.
- Es zählen z. B. folgende Leistungen:
  - Leistungen zur Unterstützung des Wohnsitzwechsels (z. B. bei Obdachlosigkeit, bei Heimeintritt, begleitete Besuche, Beschaffung von Einrichtungsgegenständen)
  - Ein oder mehrere Hausbesuche vor Entlassung, die im unmittelbaren inhaltlichen Zusammenhang mit der Entlassung stehen
  - Leistungen zur Organisation nachbetreuender Dienste und/oder Überleitungsmanagement (z. B. Hilfeplankonferenzen, Überleitungsgespräche)
  - Leistungen zur Unterstützung bei schwieriger Wohnsituation (z. B. Vermietergespräche, Besuche in der Nachbarschaft, Besuch eines Rechtsbeistandes)
  - Leistungen zur Unterstützung der beruflichen Wiedereingliederung (z. B. stundenweise begleitete Belastungser-

probungen im Arbeitsumfeld, Durchführung von oder Begleitung zu Gesprächen mit dem Arbeitgeber)

- Leistungen zur Unterstützung von Angehörigen (gezielte Anleitung und/oder Edukation für die Entlassung, z. B. Erarbeitung eines konkreten Tagesplanes, Begleitung von stundenweisen Belastungserprobungen, Familiengespräche)

• Fahrzeiten werden nicht angerechnet.

9-645.0-	Indizierter komplexer Entlassungsaufwand, durch Spezialtherapeuten und/oder pflegerische Fachpersonen erbracht
9-645.03	Mehr als 1 bis zu 2 Stunden (erhöhter Aufwand)
9-645.04	Mehr als 2 bis zu 4 Stunden (deutlich erhöhter Aufwand)
9-645.05	Mehr als 4 Stunden (stark erhöhter Aufwand)
9-645.1-	Indizierter komplexer Entlassungsaufwand, durch Ärzte, Psychotherapeuten und/oder Psychologen erbracht
9-645.13	Mehr als 1 bis zu 2 Stunden (erhöhter Aufwand)
9-645.14	Mehr als 2 bis zu 4 Stunden (deutlich erhöhter Aufwand)
9-645.15	Mehr als 4 Stunden (stark erhöhter Aufwand)

9-647.- Spezifische qualifizierte Entzugsbehandlung Abhängigkeitskranker bei Erwachsenen

Hinweis

Diese Kodes sind Zusatzkodes. Sie können nur in Kombination mit der Regelbehandlung bei psychischen und psychosomatischen Störungen und Verhaltensstörungen bei Erwachsenen (9-607), der Intensivbehandlung bei psychischen und psychosomatischen Störungen und Verhaltensstörungen bei Erwachsenen (9-61), der psychotherapeutischen Komplexbehandlung bei psychischen und psychosomatischen Störungen und Verhaltensstörungen bei Erwachsenen (9-626) und der psychosomatisch-psychotherapeutischen Komplexbehandlung bei psychischen und psychosomatischen Störungen und Verhaltensstörungen bei Erwachsenen (9-634) angegeben werden.

Wird die spezifische qualifizierte Entzugsbehandlung unterbrochen, so wird für jede Behandlungsepisode ein Kode aus diesem Bereich angegeben.

Bei einer Behandlung an mehr als 28 Behandlungstagen ist die Zählung von Neuem zu beginnen und es wird ein weiterer Kode aus diesem Bereich angegeben.

Ein Kode aus diesem Bereich kann bei einfachem oder multiplem Substanzmissbrauch angegeben werden und ist nicht bei isolierter Nikotinabhängigkeit (Tabak), Koffeinabhängigkeit oder nicht stoffgebundenen Abhängigkeiten anzuwenden.

Die im Rahmen der spezifischen qualifizierten Entzugsbehandlung Abhängigkeitskranker anfallenden Therapieeinheiten werden bei den Zusatzkodes 9-649 ff. angegeben.

Das Therapiekonzept ist auf mindestens 7 Behandlungstage ausgelegt (Ausnahme: vorzeitiger Therapieabbruch).

Strukturmerkmale:

- Multidisziplinär zusammengesetztes Behandlungsteam mit mindestens 3 Berufsgruppen (z. B. Ärzte, Psychologische Psychotherapeuten oder Fachpsychotherapeuten oder Suchttherapeuten, Sozialpädagogen, Physiotherapeuten, Ergotherapeuten, Pflegefachpersonen), davon mindestens 1 Arzt, Psychologischer Psychotherapeut oder Fachpsychotherapeut

Mindestmerkmale (für den stationären Gesamtaufenthalt zu erbringende Maßnahmen):

- Ggf. somatischer Entzug
- Differenzierte somatische und psychiatrische Befunderhebung mit Diagnostik und ggf. Behandlung von Folge- und Begleiterkrankungen

- Information und Aufklärung über Abhängigkeitserkrankungen, Förderung von Veränderungsbereitschaft, soziale Stabilisierung, Motivierung zur problemspezifischen Weiterbehandlung
- Ressourcen- und lösungsorientiertes Therapiemanagement unter Einsatz differenzierter Therapieelemente patientenbezogen in Kombination von Gruppen- und Einzeltherapie: z. B. psychoedukative Informationsgruppen, medizinische Informationsgruppen, themenzentrierte Einzel- und Gruppentherapie, Ergotherapie, Krankengymnastik/Bewegungstherapie, Entspannungsverfahren
- Ggf. Angehörigeninformation und -beratung
- Information über externe Selbsthilfegruppen, ggf. Informationsveranstaltungen von Einrichtungen des Suchthilfesystems
- Ggf. Eingliederung des Patienten in das bestehende regionale Suchthilfesystem

9-647.0	1 Behandlungstag
9-647.1	2 Behandlungstage
9-647.2	3 Behandlungstage
9-647.3	4 Behandlungstage
9-647.4	5 Behandlungstage
9-647.5	6 Behandlungstage
9-647.6	7 Behandlungstage
9-647.7	8 Behandlungstage
9-647.8	9 Behandlungstage
9-647.9	10 Behandlungstage
9-647.a	11 Behandlungstage
9-647.b	12 Behandlungstage
9-647.c	13 Behandlungstage
9-647.d	14 Behandlungstage
9-647.e	15 Behandlungstage
9-647.f	16 Behandlungstage
9-647.g	17 Behandlungstage

9-647.h	18 Behandlungstage
9-647.j	19 Behandlungstage
9-647.k	20 Behandlungstage
9-647.m	21 Behandlungstage
9-647.n	22 Behandlungstage
9-647.p	23 Behandlungstage
9-647.q	24 Behandlungstage
9-647.r	25 Behandlungstage
9-647.s	26 Behandlungstage
9-647.t	27 Behandlungstage
9-647.u	28 Behandlungstage

9-649.- Anzahl der Therapieeinheiten pro Woche bei Erwachsenen

Hinweis

Diese Kodes sind Zusatzkodes. Sie können nur in Kombination mit der Regelbehandlung bei psychischen und psychosomatischen Störungen und Verhaltensstörungen bei Erwachsenen (9-607), der Intensivbehandlung bei psychischen und psychosomatischen Störungen und Verhaltensstörungen bei Erwachsenen (9-61), der psychotherapeutischen Komplexbehandlung bei psychischen und psychosomatischen Störungen und Verhaltensstörungen bei Erwachsenen (9-626) und der psychosomatisch-psychotherapeutischen Komplexbehandlung bei psychischen und psychosomatischen Störungen und Verhaltensstörungen bei Erwachsenen (9-634) angegeben werden.

Ein Kode aus diesem Bereich ist unabhängig von der Art der Behandlung einmal pro Woche anzugeben. Als erste Woche gilt die Zeitspanne vom Tag der Aufnahme bis zum Ablauf der ersten 7 Tage, usw. Erfolgt innerhalb der Woche ein Wechsel der Behandlungsart z. B. von Regelbehandlung auf Intensivbehandlung, werden die Therapieeinheiten aus den verschiedenen Behandlungsarten für die jeweilige Berufsgruppe zusammengezählt. Erfolgt eine Versorgung an weniger als 7 Tagen (z. B. aufgrund einer Entlassung), werden auch dann die Therapieeinheiten der jeweiligen Berufsgruppen berechnet und entsprechend der Anzahl der erreichten Therapieeinheiten kodiert.

Sofern Therapieeinheiten an Wochenenden, Feiertagen, Aufnahme- oder Entlassungstagen erbracht werden, sind diese ebenfalls zu berücksichtigen.

Als Einzeltherapie gilt eine zusammenhängende Therapie von mindestens 25 Minuten. Dies entspricht einer Therapieeinheit.

Gruppentherapien dauern ebenfalls mindestens 25 Minuten. Bei Gruppentherapien ist die Gruppengröße auf maximal 18 Patienten begrenzt. Bei einer Gruppenpsychotherapie mit 13 bis 18 Patienten sind mindestens 2 Mitarbeiter, von denen mindestens einer ein Arzt, Psychotherapeut oder ein Psychologe ist, erforderlich.

Pro Einzel- oder Gruppentherapie dürfen Therapieeinheiten für maximal 2 Therapeuten pro Patient angerechnet werden.

Die für die Diagnostik aufgewendete Zeit ist für die Berechnung der Therapieeinheiten entsprechend zu berücksichtigen.

Die Tabelle der pro Patient anrechenbaren Therapieeinheiten befindet sich im Anhang zum OPS.

Anerkannt werden alle Leistungen, die durch Mitarbeiter erbracht werden, die eine Ausbildung in der jeweiligen, beim Primärkode spezifizierten Berufsgruppe abgeschlossen haben und in einem dieser Berufsgruppe entsprechend vergüteten Beschäftigungsverhältnis stehen. Bei Psychotherapeuten in Ausbildung ist für eine Anerkennung der Leistungen Voraussetzung, dass diese Mitarbeiter eine Vergütung entsprechend ihrem Grundberuf z. B. als Diplom-Psychologe oder Diplom-Pädagoge erhalten.

Für die Kodierung sind die durch die ärztliche und psychologische Berufsgruppe erbrachten Therapieeinheiten getrennt nach Einzel- und Gruppentherapie zu addieren. Für die Spezialtherapeuten sind die in Einzeltherapie erbrachten Therapieeinheiten zu addieren. Es sind für jede Berufsgruppe gesondert die entsprechenden Kodes anzugeben.

9-649.0	Keine Therapieeinheit pro Woche

Hinweis

Dieser Kode ist nur anzuwenden, wenn im Rahmen der Behandlung eines Patienten von keiner der 3 Berufsgruppen zusammenhängende Therapien von mindestens 25 Minuten pro Woche durchgeführt wurden.

9-649.1-	Einzeltherapie durch Ärzte

Hinweis

Die Erbringung der Therapieeinheiten kann durch Fachärzte und durch Ärzte in Weiterbildung erfolgen.

9-649.10	1 Therapieeinheit pro Woche
9-649.11	2 Therapieeinheiten pro Woche
9-649.12	3 Therapieeinheiten pro Woche
9-649.13	4 Therapieeinheiten pro Woche
9-649.14	5 Therapieeinheiten pro Woche
9-649.15	6 Therapieeinheiten pro Woche
9-649.16	7 Therapieeinheiten pro Woche
9-649.17	8 Therapieeinheiten pro Woche
9-649.18	9 Therapieeinheiten pro Woche
9-649.19	10 Therapieeinheiten pro Woche
9-649.1a	11 Therapieeinheiten pro Woche
9-649.1b	12 Therapieeinheiten pro Woche
9-649.1c	13 Therapieeinheiten pro Woche
9-649.1d	14 Therapieeinheiten pro Woche
9-649.1e	15 Therapieeinheiten pro Woche
9-649.1f	16 Therapieeinheiten pro Woche
9-649.1g	Mehr als 16 Therapieeinheiten pro Woche

9-649.2-	Gruppentherapie durch Ärzte

Hinweis

Die Erbringung der Therapieeinheiten kann durch Fachärzte und durch Ärzte in Weiterbildung erfolgen.

9-649.20	1 Therapieeinheit pro Woche
9-649.21	2 Therapieeinheiten pro Woche
9-649.22	3 Therapieeinheiten pro Woche
9-649.23	4 Therapieeinheiten pro Woche
9-649.24	5 Therapieeinheiten pro Woche
9-649.25	6 Therapieeinheiten pro Woche
9-649.26	7 Therapieeinheiten pro Woche
9-649.27	8 Therapieeinheiten pro Woche
9-649.28	9 Therapieeinheiten pro Woche
9-649.29	10 Therapieeinheiten pro Woche
9-649.2a	11 Therapieeinheiten pro Woche
9-649.2b	12 Therapieeinheiten pro Woche
9-649.2c	13 Therapieeinheiten pro Woche
9-649.2d	14 Therapieeinheiten pro Woche
9-649.2e	15 Therapieeinheiten pro Woche
9-649.2f	16 Therapieeinheiten pro Woche
9-649.2g	Mehr als 16 Therapieeinheiten pro Woche
9-649.3-	Einzeltherapie durch Psychotherapeuten und/ oder Psychologen (Exkl. Einzeltherapie durch ärztliche Psychotherapeuten (9-649.1- ff.))
9-649.30	1 Therapieeinheit pro Woche
9-649.31	2 Therapieeinheiten pro Woche
9-649.32	3 Therapieeinheiten pro Woche
9-649.33	4 Therapieeinheiten pro Woche
9-649.34	5 Therapieeinheiten pro Woche
9-649.35	6 Therapieeinheiten pro Woche
9-649.36	7 Therapieeinheiten pro Woche
9-649.37	8 Therapieeinheiten pro Woche
9-649.38	9 Therapieeinheiten pro Woche
9-649.39	10 Therapieeinheiten pro Woche
9-649.3a	11 Therapieeinheiten pro Woche
9-649.3b	12 Therapieeinheiten pro Woche
9-649.3c	13 Therapieeinheiten pro Woche

9-649.3d	14 Therapieeinheiten pro Woche
9-649.3e	15 Therapieeinheiten pro Woche
9-649.3f	16 Therapieeinheiten pro Woche
9-649.3g	Mehr als 16 Therapieeinheiten pro Woche
9-649.4-	Gruppentherapie durch Psychotherapeuten und/oder Psychologen (Exkl. Gruppentherapie durch ärztliche Psychotherapeuten (9-649.2- ff.))
9-649.40	1 Therapieeinheit pro Woche
9-649.41	2 Therapieeinheiten pro Woche
9-649.42	3 Therapieeinheiten pro Woche
9-649.43	4 Therapieeinheiten pro Woche
9-649.44	5 Therapieeinheiten pro Woche
9-649.45	6 Therapieeinheiten pro Woche
9-649.46	7 Therapieeinheiten pro Woche
9-649.47	8 Therapieeinheiten pro Woche
9-649.48	9 Therapieeinheiten pro Woche
9-649.49	10 Therapieeinheiten pro Woche
9-649.4a	11 Therapieeinheiten pro Woche
9-649.4b	12 Therapieeinheiten pro Woche
9-649.4c	13 Therapieeinheiten pro Woche
9-649.4d	14 Therapieeinheiten pro Woche
9-649.4e	15 Therapieeinheiten pro Woche
9-649.4f	16 Therapieeinheiten pro Woche
9-649.4g	Mehr als 16 Therapieeinheiten pro Woche
9-649.5-	Einzeltherapie durch Spezialtherapeuten
9-649.50	1 Therapieeinheit pro Woche
9-649.51	2 Therapieeinheiten pro Woche
9-649.52	3 Therapieeinheiten pro Woche
9-649.53	4 Therapieeinheiten pro Woche
9-649.54	5 Therapieeinheiten pro Woche
9-649.55	6 Therapieeinheiten pro Woche
9-649.56	7 Therapieeinheiten pro Woche

9-649.57	8 Therapieeinheiten pro Woche
9-649.58	9 Therapieeinheiten pro Woche
9-649.59	10 Therapieeinheiten pro Woche
9-649.5a	11 Therapieeinheiten pro Woche
9-649.5b	12 Therapieeinheiten pro Woche
9-649.5c	13 Therapieeinheiten pro Woche
9-649.5d	14 Therapieeinheiten pro Woche
9-649.5e	15 Therapieeinheiten pro Woche
9-649.5f	16 Therapieeinheiten pro Woche
9-649.5g	17 Therapieeinheiten pro Woche
9-649.5h	18 Therapieeinheiten pro Woche
9-649.5j	19 Therapieeinheiten pro Woche
9-649.5k	20 Therapieeinheiten pro Woche
9-649.5m	21 Therapieeinheiten pro Woche
9-649.5n	22 Therapieeinheiten pro Woche
9-649.5p	23 Therapieeinheiten pro Woche
9-649.5q	24 Therapieeinheiten pro Woche
9-649.5r	Mehr als 24 Therapieeinheiten pro Woche

9-64a.- Psychiatrisch-psychotherapeutische Behandlung im besonderen kombinierten Eltern-Kind-Setting bei therapiebedürftigem Elternteil und therapiebedürftigem Kind

Exkl.:

- Psychiatrisch-psychotherapeutische Behandlung im besonderen Eltern-Kind-Setting (9-643 ff.)
- Psychiatrisch-psychosomatische Behandlung im besonderen Eltern-Kind-Setting bei psychischen und psychosomatischen Störungen und Verhaltensstörungen bei Kindern und Jugendlichen (9-686)

Hinweis

Diese Kodes sind Zusatzkodes. Sie können sowohl in Kombination mit der Regelbehandlung bei psychischen und psychosomatischen Störungen und Verhaltensstörungen bei Erwachsenen (9-607), der Intensivbehandlung bei psychischen und psychosomatischen Störungen und Verhaltensstörungen bei Erwachsenen (9-61), der psychotherapeutischen Komplexbehandlung bei psychischen und psychosomatischen Störungen und Verhaltensstörungen bei Erwachsenen (9-626) und der psychosomatisch-psychotherapeutischen Komplexbehandlung bei psychischen und psychosomatischen Störungen und Verhaltensstörungen bei Erwachsenen (9-634) als auch mit der Regelbehandlung bei psychischen und psychosomatischen Störungen und Verhaltensstörungen bei Kindern und Jugendlichen (9-656) und der psychiatrisch-psychosomatischen Intensivbehandlung bei psychischen und psychosomatischen Störungen und Verhaltensstörungen bei Kindern und Jugendlichen (9-67) angegeben werden.

Eine durchgeführte Diagnostik bei Verdacht auf Gefährdung von Kindeswohl und Kindergesundheit ist gesondert zu kodieren (1-945 ff.).

Diese Kodes sind sowohl für die voll- als auch für die teilstationäre Behandlung zu verwenden.

Diese Kodes sind bei allen behandelten Elternteilen und Kindern anzugeben.

Es findet eine gemeinsame Behandlung sowohl des psychisch erkrankten Elternteils als auch des psychisch erkrankten Kindes bis zur Vollendung des 14. Lebensjahres (bei Kindern mit Intelligenzminderung auch bis zur Vollendung des 18. Lebensjahres) in einem gesonderten, familiengerechten Setting statt.

Die im Rahmen dieses Zusatzkodes erbrachten patientenindividuellen Therapieeinheiten in Einzel- und in Gruppentherapie werden pro Woche bei den Zusatzkodes 9-649 ff. (Elternteil) oder 9-696 ff. (Kind) angegeben.

Eine Gruppentherapie im Sinne einer Familientherapie dauert mindestens 25 Minuten. Diese wird über den Kode des Elternteils (Zusatzkodes 9-649 ff.) abgebildet.

Spezialtherapeutische Interventionen werden als Einzeltherapie dieser Berufsgruppen für den jeweiligen Patienten (Elternteil oder Kind) gezählt, dem die Leistung gilt, auch wenn jeweils ein Kind oder ein Elternteil in diese Leistung einbezogen ist.

Strukturmerkmale:

- Fachabteilung für Kinder- und Jugendpsychiatrie/-psychotherapie am Standort des Krankenhauses
- Fachabteilung für Psychiatrie oder Psychosomatik am Standort des Krankenhauses
- Spezialisierte, räumlich oder organisatorisch abgegrenzte Einheit mit dualem kinder- und erwachsenenpsychiatrischen/-psyochosomatischen/-psychotherapeutischen Setting
- Duale Behandlungsleitung durch einen Facharzt für Kinder- und Jugendpsychiatrie/-psychotherapie und einen Facharzt für Psychiatrie und Psychotherapie/Facharzt für Psychosomatische Medizin und Psychotherapie
- Familiengerechtes milieutherapeutisches Setting mit einem kindgerechten Aufenthalts- und Spielraum und einem Rückzugsraum für Eltern
- Vorhandensein eines Eltern-Kind-Rooming-In. Rooming-In meint hierbei die Unterbringung des Elternteils mit seinem Kind gemeinsam in einem eigenen familiengerechten Zimmer. Am Standort eines Krankenhauses, an dem ausschließlich tagesklinisch gearbeitet wird, ist das Vorhandensein eines gemeinsamen Ruheraumes für die Kinder ausreichend. Der Ruheraum bietet hierbei die Möglichkeit für altersgerechte Ruhe- und Schlafenszeiten (z.B. Mittagsschlaf). Er kann auch alternativ genutzt werden (z.B. als Bewegungsraum)

Mindestmerkmale:

- Wöchentliche Teambesprechung unter Einbeziehung von mindestens jeweils 2 Berufsgruppen aus dem Behandlungsteam des Kindes und des Elternteils

- Neben der jeweils individuellen Behandlung nehmen das Elternteil und das Kind gemeinsam an Behandlungsangeboten teil
- Qualifizierte Diagnostik der Eltern-Kind-Beziehung sowohl aus der Perspektive des Elternteils als auch des Kindes
- Einsatz mindestens eines spezialisierten Therapieverfahrens zur Verbesserung der Eltern-Kind-Interaktion bzw. -Beziehung
- Einsatz mindestens eines Elterngruppentherapieverfahrens (z. B. Multifamilientherapie, Vermittlung entwicklungsspezifischen Wissens, Training elterlicher Feinfühligkeit)
- Bei Bedarf Unterstützung des Elternteils bei alltäglichen Verrichtungen, Kinderpflege und gemeinsamem Spiel
- Prüfung einer ggf. vorliegenden Kindeswohlgefährdung

9-64a.0	Mindestens 1 bis höchstens 7 Tage
9-64a.1	Mindestens 8 bis höchstens 14 Tage
9-64a.2	Mindestens 15 bis höchstens 21 Tage
9-64a.3	Mindestens 22 bis höchstens 28 Tage
9-64a.4	Mindestens 29 bis höchstens 35 Tage
9-64a.5	Mindestens 36 bis höchstens 42 Tage
9-64a.6	Mindestens 43 bis höchstens 49 Tage
9-64a.7	Mindestens 50 Tage

9-65...9-69 Behandlung bei psychischen und psychosomatischen Störungen und Verhaltensstörungen bei Kindern und Jugendlichen

Hinweis

Ein Kode aus diesem Bereich ist nur für Leistungen anzugeben, die in Einrichtungen im Geltungsbereich des § 17d KHG erbracht wurden.

Die gleichzeitige somatische Diagnostik und Behandlung sind gesondert zu kodieren.

9-656 Psychiatrisch-psychosomatische Regelbehandlung bei psychischen und psychosomatischen Störungen und Verhaltensstörungen bei Kindern und Jugendlichen

Exkl.:

- Psychiatrisch-psychosomatische Intensivbehandlung bei psychischen und psychosomatischen Störungen und Verhaltensstörungen bei Kindern und Jugendlichen (9-672)
- Psychiatrisch-psychosomatische Behandlung im besonderen Eltern-Kind-Setting bei psychischen und psychosomatischen Störungen und Verhaltensstörungen bei Kindern und Jugendlichen (9-686)

Hinweis

Die psychiatrisch-psychotherapeutische Behandlung im besonderen kombinierten Eltern-Kind-Setting bei therapiebedürftigem Elternteil und therapiebedürftigem Kind (9-64a ff.), die Erbringung von Behandlungsmaßnahmen im stationsersetzenden Umfeld und als halbtägige tagesklinische Behandlung (9-691 ff.), der erhöhte Betreuungsaufwand (9-693 ff.) und die spezifische Behandlung im besonderen Setting bei substanzbedingten Störungen (9-694 ff.) sind zusätzlich zu kodieren.

Der Einsatz von Gebärdensprachdolmetschern ist gesondert zu kodieren (9-510 ff.).

Dieser Kode ist für die Behandlung von Patienten anzuwenden, die bei stationärer Aufnahme das 18. Lebensjahr noch nicht vollendet haben (bei deutlichen Entwicklungsdefiziten auch für Heranwachsende bis zum vollendeten 21. Lebensjahr).

Dieser Kode ist sowohl für die voll- als auch die teilstationäre Behandlung zu verwenden.

Dieser Kode ist zu Beginn der Behandlung und bei jedem Wechsel der Behandlungsart anzugeben.

Die Anzahl der Therapieeinheiten pro Woche ist zusätzlich zu kodieren (9-696 ff.).

Strukturmerkmale:

- Multiprofessionelles Team mit Behandlungsleitung durch einen Facharzt für Kinder- und Jugendpsychiatrie und -psychotherapie
- Vorhandensein von Vertretern der folgenden Berufsgruppen:
  - Ärzte (Facharzt für Kinder- und Jugendpsychiatrie und -psychotherapie)
  - Psychotherapeuten oder Psychologen ohne ärztliche Psychotherapeuten (Kinder- und Jugendlichenpsychotherapeut, Psychologischer Psychotherapeut Psychotherapeut mit einer Approbation nach § 2 Abs. 1 Nr. 1 der seit dem 01.09.2020 geltenden Fassung des Psychotherapeutengesetzes (PsychThG), Fachpsychotherapeut für Kinder und Jugendliche bzw. für Erwachsene, Diplom-Psychologe oder Master in Psychologie)
  - Mindestens 2 Spezialtherapeutengruppen (z. B. Ergotherapeuten, Sozialarbeiter, Heilpädagogen, Bewegungs-, Erlebnis-, Kreativtherapeuten, Logopäden)
  - Pädagogisch-pflegerische Fachpersonen (z. B. (Kinder-) Gesundheits- und Krankenpflegepersonal, Pflegefachfrauen/-männer, Erzieher, Heilerziehungspfleger, Jugend- und Heimerzieher)

Mindestmerkmale:

- Wöchentliche Teambesprechung mit Vertretern aus mindestens 2 unterschiedlichen Berufsgruppen zur Beratung des weiteren Behandlungsverlaufs (bei Aufenthalten von mehr als 6 Tagen) oder eine ausführliche Behandlungsplanung mit Vertretern aus mindestens 2 unterschiedlichen Berufsgruppen mindestens alle 4 Wochen
- Die Anwendung der unterschiedlichen Therapieverfahren erfolgt nach ärztlicher Indikation patientenbezogen in unterschiedlichen Kombinationen in einem kind- und/oder jugendgerechten, milieutherapeutischen Setting mit entwick-

lungsspezifischem Umgang und Anleitung und mit Bezug auf das oder im Lebensumfeld des Patienten.

- Als angewandte Verfahren der ärztlichen und psychologischen Berufsgruppen gelten folgende Verfahren oder im Aufwand vergleichbare Verfahren:
  - Ärztliches oder psychologisches Einzelgespräch
  - Einzelpsychotherapie mit kind- und jugendgerechten Verfahren
  - Gruppenpsychotherapie und Entspannungsverfahren
  - Elterngespräche, Familiengespräche und Familientherapie und/oder Gespräche mit Bezugspersonen aus dem Herkunftsmilieu (z. B. Jugendhilfe, Pflegefamilie)
  - Gespräche und Beratungen mit Richtern oder Behördenvertretern
  - Somato-psychosomatisches ärztliches Gespräch
  - Aufklärung (Kind/Jugendlicher und Bezugspersonen), Complianceförderung und Monitoring im Rahmen der ärztlich indizierten Psychopharmakotherapie
- Als angewandte Verfahren der Spezialtherapeuten gelten folgende Verfahren oder im Aufwand vergleichbare Verfahren:
  - Begleitung in die Patientengruppe
  - Anleitung bei sozialer Interaktion
  - Gelenkte Freizeitaktivitäten, Medienpädagogik, Erlebnispädagogik/-therapie mit therapeutischem Auftrag gemäß Gesamtbehandlungsplan
  - Angehörigengespräche und gezielte Anleitung der Bezugspersonen aus dem Herkunftsmilieu
  - Heilpädagogische oder ergotherapeutische Förder- und Behandlungsverfahren

- Spezielle psychosoziale Techniken (z. B. Sozialkompetenztraining, Anleitung zu gemeinsamen Aktivitäten mit Mitpatienten wie Spiel, Sport, Freizeit)
- Kreativtherapien (z. B. Tanztherapie, Kunsttherapie, Musiktherapie)
- Bewegungstherapie, Mototherapie, Logopädie
- Erlebnispädagogik oder -therapie
- Übende Verfahren und prospektive Hilfekoordination hinsichtlich der geplanten Reintegration in Schule und soziales Umfeld, inklusive Behandlung als Hometreatment
- Entspannungsverfahren
- Gespräche mit Behördenvertretern

9-672 Psychiatrisch-psychosomatische Intensivbehandlung bei psychischen und psychosomatischen Störungen und Verhaltensstörungen bei Kindern und Jugendlichen

Exkl.:

- Psychiatrisch-psychosomatische Regelbehandlung bei psychischen und psychosomatischen Störungen und Verhaltensstörungen bei Kindern und Jugendlichen (9-656)
- Psychiatrisch-psychosomatische Behandlung im besonderen Eltern-Kind-Setting bei psychischen und psychosomatischen Störungen und Verhaltensstörungen bei Kindern und Jugendlichen (9-686)

Hinweis

Die psychiatrisch-psychotherapeutische Behandlung im besonderen kombinierten Eltern-Kind-Setting bei therapiebedürftigem Elternteil und therapiebedürftigem Kind (9-64a ff.), der erhöhte Betreuungsaufwand (9-693 ff.) und die spezifische Behandlung im besonderen Setting bei substanzbedingten Störungen (9-694 ff.) sind zusätzlich zu kodieren.

Der Einsatz von Gebärdensprachdolmetschern ist gesondert zu kodieren (9-510 ff.).

Dieser Kode ist für die Behandlung von Patienten anzuwenden, die bei stationärer Aufnahme das 18. Lebensjahr noch nicht vollendet haben (bei deutlichen Entwicklungsdefiziten auch für Heranwachsende bis zum vollendeten 21. Lebensjahr).

Dieser Kode ist sowohl für die voll- als auch die teilstationäre Behandlung zu verwenden.

Dieser Kode ist zu Beginn der Behandlung und bei jedem Wechsel der Behandlungsart anzugeben.

Die Anzahl der Therapieeinheiten pro Woche ist zusätzlich zu kodieren (9-696 ff.).

Strukturmerkmale:

- Multiprofessionelles Team mit Behandlungsleitung durch einen Facharzt für Kinder- und Jugendpsychiatrie und -psychotherapie
- Vorhandensein von Vertretern der folgenden Berufsgruppen:
  - Ärzte (Facharzt für Kinder- und Jugendpsychiatrie und -psychotherapie)
  - Psychotherapeuten oder Psychologen ohne ärztliche Psychotherapeuten (Kinder- und Jugendlichenpsychotherapeut, Psychologischer Psychotherapeut, Psychotherapeut mit einer Approbation nach § 2 Abs. 1 Nr. 1 der seit dem 01.09.2020 geltenden Fassung des Psychotherapeutengesetzes (PsychThG), Fachpsychotherapeut für Kinder und Jugendliche bzw. Erwachsene, Diplom-Psychologe oder Master in Psychologie)
  - Spezialtherapeuten (z. B. Ergotherapeuten, Sozialarbeiter, Heilpädagogen, Bewegungs-, Erlebnis-, Kreativtherapeuten)
  - Pädagogisch-pflegerische Fachpersonen (z. B. (Kinder-) Gesundheits- und Krankenpflegepersonal, Pflegefachfrauen/-männer, Erzieher, Heilerziehungspfleger, Jugend- und Heimerzieher)

Mindestmerkmale:

- Teambesprechung mit Vertretern aus mindestens 2 unterschiedlichen Berufsgruppen einmal pro Woche zur Beratung des weiteren Behandlungsverlaufs
- Als angewandte Verfahren der ärztlichen und psychologischen Berufsgruppen gelten folgende Verfahren oder im Aufwand vergleichbare Verfahren:
  - Ärztliches oder psychologisches Einzelgespräch/einzeltherapeutische Intervention
  - Ärztliche oder psychologische therapeutische Familienkontakte bzw. Kontakt mit Bezugspersonen aus dem Herkunftsmilieu (z. B. Jugendhilfe, Pflegefamilie), Familientherapie
  - Anleitung von anderen Teammitgliedern im Umgang mit dem Patienten, z. B. Begleitung von Deeskalationen (desaktualisierendes Talking down bis hin zu Freiheitseinschränkung oder Freiheitsentzug)
  - (Störungsspezifische) Psychoedukation
  - Aufklärung (Kinder/Jugendliche und Bezugspersonen), Compliance-Förderung und enges Monitoring im Rahmen der ärztlich indizierten Psychopharmakotherapie
  - Monitoring und ärztliche Behandlung von Entzugssymptomatik
  - Begleitung bei richterlichen Anhörungen oder (fach-)ärztliche Stellungnahmen zur Unterbringung
- Als angewandte Verfahren der Spezialtherapeuten gelten folgende Verfahren oder im Aufwand vergleichbare Verfahren:
  - Einzelbegleitung bei sozialen Aktivitäten (z. B. Mahlzeiten, Freizeit) zur Vermeidung von Überforderung oder Konflikten
  - Sofern ärztlich vertretbar, Begleitung bei Ausgang

- Angehörigengespräche und gezielte Anleitung der Bezugspersonen aus dem familiären oder sozialen Raum, Begleitung von Besuchskontakten auf der Station
- Gespräche mit Behördenvertretern
- Ergotherapeutische Behandlungsverfahren, Bewegungstherapie, Krankengymnastik, Kunst- und Musiktherapie, Entspannungsverfahren in Einzelkontakt oder Kleinstgruppe
- Interventionen hinsichtlich der geplanten Überleitung in Regelbehandlung oder rehabilitative Anschlussmaßnahmen (z. B. Jugendhilfe)

- Die Patienten weisen mindestens eines der nachfolgenden Merkmale auf:

  - Deutlich erhöhter Pflegeaufwand
    Die Patienten benötigen deutlich über das altersübliche Maß hinaus Unterstützung bei Aktivitäten des täglichen Lebens im Sinne intensiver pflegerischer Maßnahmen (z. B. Unterstützung bei der Nahrungsaufnahme, bei Hygienemaßnahmen, bei Bettlägerigkeit oder bei anderen schweren körperlichen Einschränkungen/Erkrankungen und Behinderungen (auch Behinderungen der Sinnesorgane); und/oder sie benötigen Aktivierung zum Aufstehen und zur Teilnahme am Gruppenleben); oder sie benötigen kontinuierliche Überwachung wegen drohender somatischer Dekompensation bei vitaler Gefährdung (z. B. Herzrhythmusstörungen oder Elektrolytentgleisungen durch unzureichende Nahrungsaufnahme bei Anorexia nervosa) oder bei Stoffwechselstörung oder Intoxikation.
  - Erhöhter Einzelbetreuungsaufwand wegen mangelnder Gruppenfähigkeit
    Die Patienten sind störungsbedingt nicht gruppenfähig (z. B. wegen hoher Impulsivität, hohem Erregungsniveau, Manipulationen und Bedrohungen von Mitpatienten, Manipulation mit Nahrung, Schutz vor Reizüberflutung),

sodass sie von der Gruppe separiert werden müssen, enge Führung oder ständige Ansprache brauchen.

- Selbstgefährdung
  Die Patienten sind nicht absprachefähig oder ihr Verhalten ist nicht vorhersehbar; sie sind störungsbedingt nicht in der Lage, auch nur für kurze Zeit für sich Verantwortung zu übernehmen.
- Fremdaggressives Verhalten mit deutlicher Beeinträchtigung des Gruppenmilieus
  Patienten zeigen fremdaggressives Verhalten wie Zerstören von Gegenständen, Bespucken von Mitpatienten und/oder Mitarbeitern, massive Bedrohungen von Mitpatienten und/oder Mitarbeitern oder Tätlichkeiten, sofern nicht mit Einzelbetreuung oder Freiheitseinschränkung separiert oder deeskaliert wird.
- Störungsbedingt nicht einschätzbarer, nicht kooperationsfähiger Patient
  Die Patienten zeigen stark wechselhafte Zustände oder Desorientierung oder z.B. psychosebedingte Nichterreichbarkeit; oder sie sind nicht erreichbar für Kooperation, verweigern sich allem, zeigen in keinem Therapiebereich eine Regelakzeptanz.
- Erforderliche Maßnahmen zur Gefahrabwendung
  Isolierung, Fixierung, Festhalten, Zwangsmedikation, Zwangssondierung, Beschränken des Aktionsradius auf die Station bei geschlossener Tür oder es muss stete Bereitschaft dazu und Verfügbarkeit dieser Maßnahmen bestehen, sofern nicht durch hohen Einsatz deeskaliert werden kann.
- Substanzbedingt erhöhter Betreuungsbedarf
  Kontinuierliches Alkohol- oder Drogencraving mit starker Unruhe oder akuter, auch protrahierter Alkohol- oder Drogenentzug.

- Für den Nachweis der Merkmale ist die Regeldokumentation in der Patientenakte ausreichend.

9-686 Psychiatrisch-psychosomatische Behandlung im besonderen Eltern-Kind-Setting bei psychischen und psychosomatischen Störungen und Verhaltensstörungen bei Kindern und Jugendlichen

Exkl.:

- Psychiatrisch-psychosomatische Regelbehandlung bei psychischen und psychosomatischen Störungen und Verhaltensstörungen bei Kindern und Jugendlichen (9-656)
- Psychiatrisch-psychosomatische Intensivbehandlung bei psychischen und psychosomatischen Störungen und Verhaltensstörungen bei Kindern und Jugendlichen (9-672)
- Psychiatrisch-psychotherapeutische Behandlung im besonderen kombinierten Eltern-Kind-Setting bei therapiebedürftigem Elternteil und therapiebedürftigem Kind (9-64a ff.)

Hinweis

Die Erbringung von Behandlungsmaßnahmen im stationsersetzenden Umfeld und als halbtägige tagesklinische Behandlung (9-691 ff.) ist zusätzlich zu kodieren.

Der Einsatz von Gebärdensprachdolmetschern ist gesondert zu kodieren (9-510 ff.).

Dieser Kode ist für die Behandlung von Patienten anzuwenden, die bei stationärer Aufnahme das 18. Lebensjahr noch nicht vollendet haben (bei deutlichen Entwicklungsdefiziten auch für Heranwachsende bis zum vollendeten 21. Lebensjahr).

Es findet eine Behandlung von psychisch kranken Kindern oder retardierten Jugendlichen oder von Kindern/Jugendlichen mit psychischer Symptomatik gemeinsam mit Eltern und ggf. Geschwistern statt, wenn die Eltern-Kind-Dynamik einen wesentlichen Faktor zur Entstehung oder Aufrechterhaltung der Störung darstellt. Die Behandlung in diesem Setting dient der Erlangung einer entwicklungsfördernden Mutter/Vater-Kind-Interaktion unter störungsspezifischen Aspekten.

Dieser Kode ist nicht anzuwenden bei Jugendlichen mit der Fähigkeit zur Ablösung.

Dieser Kode ist sowohl für die voll- als auch die teilstationäre Behandlung zu verwenden.

Dieser Kode ist zu Beginn der Behandlung und bei jedem Wechsel der Behandlungsart anzugeben.

Die Anzahl der Therapieeinheiten pro Woche ist zusätzlich zu kodieren (9-696 ff.).

Strukturmerkmale:

- Spezialisierte, räumlich oder organisatorisch abgegrenzte Einheit
- Familiengerechtes milieutherapeutisches Setting mit einem kindgerechten Aufenthalts- und Spielraum und einem Rückzugsraum für Eltern
- Vorhandensein eines Eltern-Kind-Rooming-In. Rooming-In meint hierbei die Unterbringung des Elternteils mit seinem Kind gemeinsam in einem eigenen familiengerechten Zimmer. Am Standort eines Krankenhauses, an dem ausschließlich tagesklinisch gearbeitet wird, ist das Vorhandensein eines gemeinsamen Ruheraumes für die Kinder ausreichend. Der Ruheraum bietet hierbei die Möglichkeit für altersgerechte Ruhe- und Schlafenszeiten (z. B. Mittagsschlaf). Er kann auch alternativ genutzt werden (z. B. als Bewegungsraum)
- Multiprofessionelles Team mit Behandlungsleitung durch einen Facharzt für Kinder- und Jugendpsychiatrie und -psychotherapie
- Vorhandensein von Vertretern der folgenden Berufsgruppen:
  - Ärzte (Facharzt für Kinder- und Jugendpsychiatrie und -psychotherapie)
  - Psychotherapeuten oder Psychologen ohne ärztliche Psychotherapeuten (Kinder- und Jugendlichenpsychotherapeut, Psychologischer Psychotherapeut, Psychotherapeut mit einer Approbation nach § 2 Abs. 1 Nr. 1 der seit dem 01.09.2020 geltenden Fassung des Psy-

chotherapeutengesetzes (PsychThG), Fachpsychotherapeut für Kinder und Jugendliche bzw. Erwachsene, Diplom-Psychologe oder Master in Psychologie)

- Mindestens 2 Spezialtherapeutengruppen (z.B. Ergotherapeuten, Sozialarbeiter, Heilpädagogen, Bewegungs-, Erlebnis-, Kreativtherapeuten)
- Pädagogisch-pflegerische Fachpersonen (z.B. (Kinder-) Gesundheits- und Krankenpflegepersonal, Pflegefachfrauen/-männer, Erzieher, Heilerziehungspfleger, Jugend- und Heimerzieher)

Mindestmerkmale:

- Wöchentliche Teambesprechung mit Vertretern aus mindestens 2 unterschiedlichen Berufsgruppen zur Beratung des weiteren Behandlungsverlaufs (bei Aufenthalten von mehr als 6 Tagen)
- Die Anwendung der unterschiedlichen Therapieverfahren erfolgt nach ärztlicher Indikation patientenbezogen in unterschiedlichen Kombinationen in einem kind- und familiengerechten, milieutherapeutischen Setting mit entwicklungsspezifischem Umgang und Anleitung.
- Zum Konzept der Behandlung im besonderen Setting gehören: Familiendiagnostik mit evaluierten Verfahren, Interaktionsbeobachtung und -förderung der Eltern-Kind-Beziehung (z.B. unter bindungstheoretischen Gesichtspunkten); Einzelgespräche mit den Eltern (bzw. Elternteilen), Paargespräche, Eltern-Gruppentherapie bzw. Multifamilientherapie, Eltern-Kind-Spieltherapie; Alltagsgestaltung unter Supervision; sozial- bzw. lebensraumorientierte Arbeit und prospektive Hilfekoordination.
- Als angewandte Verfahren der ärztlichen und psychologischen Berufsgruppen gelten folgende Verfahren oder im Aufwand vergleichbare Verfahren:
  - Ärztliches oder psychologisches Einzelgespräch
  - Einzeltherapie von Kind oder Eltern(teil)

  - Paargespräche, Eltern-Gruppentherapie, Multifamilientherapie
  - Helferkonferenzen (z.B. Jugendhilfe), Gespräche und Beratungen mit Richtern oder Behördenvertretern
  - Somato-psychosomatisches ärztliches Gespräch
  - Aufklärung (Kind und Bezugspersonen), Complianceförderung und Monitoring im Rahmen der ärztlich indizierten Psychopharmakotherapie

- Als angewandte Verfahren der Spezialtherapeuten gelten folgende Verfahren oder im Aufwand vergleichbare Verfahren:
  - Gezielte Anleitung der Bezugspersonen aus dem Herkunftsmilieu/Eltern
  - Unterstützung (der Eltern) bei alltäglichen Verrichtungen und Förderung der selbstständigen Konfliktklärung mit dem Kind, ggf. mit Video-Feedback, ggf. mit spezifischen Deeskalationstechniken
  - Begleitung in die Eltern-Kindergruppe
  - Gelenkte Freizeitaktivitäten, Medienpädagogik, Erlebnispädagogik/-therapie
  - Heilpädagogische/ergotherapeutische Förder- und Behandlungsverfahren einzeln und als Eltern-Kind-Interaktionsförderung
  - Spezielle psychosoziale Techniken (z.B. Sozialkompetenztraining in der Eltern-Kind-Gruppe, Anleitung zu gemeinsamem Spiel)
  - Kreativtherapien (z.B. Kunsttherapie)
  - Bewegungstherapie, ggf. in der Eltern-Kind-Gruppe
  - Einübung spezialisierter Therapiemodule gemeinsam mit den Eltern
  - Gespräche mit Behördenvertretern
  - Prospektive Hilfekoordination hinsichtlich der geplanten Reintegration in Schule und soziales Umfeld

9-691.- Erbringung von Behandlungsmaßnahmen im stationsersetzenden Umfeld und als halbtägige tagesklinische Behandlung bei Kindern und Jugendlichen

Hinweis

Diese Kodes sind Zusatzkodes. Sie können nur in Kombination mit der psychiatrisch-psychosomatischen Regelbehandlung bei psychischen und psychosomatischen Störungen und Verhaltensstörungen bei Kindern und Jugendlichen (9-656) und der psychiatrisch-psychosomatischen Behandlung im besonderen Eltern-Kind-Setting bei psychischen und psychosomatischen Störungen und Verhaltensstörungen bei Kindern und Jugendlichen (9-686) angegeben werden.

Ein Kode aus diesem Bereich ist für jeden Tag, an dem die Leistung erbracht wird, gesondert anzugeben. Die Struktur- und Mindestmerkmale des Kodes 9-656 (u. a. Leistungserbringung durch ein multiprofessionelles, fachärztlich geleitetes Behandlungsteam) müssen erfüllt sein.

9-691.0 Ganztägiges Hometreatment

Hinweis

Dieser Kode ist nur anzugeben für die Behandlung im Rahmen von Modellvorhaben nach § 64b SGB V.

Die Behandlung des Patienten erfolgt im häuslichen Umfeld über mindestens 210 Minuten. Fahrzeiten werden dabei nicht angerechnet.

9-691.1 Halbtägiges Hometreatment

Hinweis

Dieser Kode ist nur anzugeben für die Behandlung im Rahmen von Modellvorhaben nach § 64b SGB V.

Die Behandlung des Patienten erfolgt im häuslichen Umfeld über mindestens 105 Minuten bis maximal 209 Minuten. Fahrzeiten werden dabei nicht angerechnet.

9-691.2 Halbtägige tagesklinische Behandlung

Hinweis

Intermittierende Behandlung des Patienten in der Tagesklinik.

Es werden mindestens eine Gruppentherapie über 60 Minuten und eine oder zwei Einzeltherapien über insgesamt mindestens 30 Minuten oder mindestens eine oder zwei Einzeltherapien über insgesamt mindestens 60 Minuten durchgeführt.

9-693.- Erhöhter Betreuungsaufwand bei psychischen und psychosomatischen Störungen und Verhaltensstörungen bei Kindern und Jugendlichen

Hinweis

Diese Kodes sind Zusatzkodes. Sie können nur in Kombination mit der psychiatrisch-psychosomatischen Regelbehandlung bei psychischen und psychosomatischen Störungen und Verhaltensstörungen bei Kindern und Jugendlichen (9-656) und der psychiatrisch-psychosomatischen Intensivbehandlung bei psychischen und psychosomatischen Störungen und Verhaltensstörungen bei Kindern und Jugendlichen (9-672) angegeben werden, wenn die intensive Betreuung in einer Kleinstgruppe oder die Einzelbetreuung indikationsspezifisch erforderlich sind.

Ein Kode aus diesem Bereich ist für die Behandlung von Patienten anzuwenden, die bei stationärer Aufnahme das 18. Lebensjahr noch nicht vollendet haben (bei deutlichen Entwicklungsdefiziten auch für Heranwachsende bis zum vollendeten 21. Lebensjahr). Diese Kodes sind für jeden Behandlungstag einzeln anzugeben.

Es können für einen Tag sowohl Kodes aus dem Bereich 9-693.0 ff. als auch aus dem Bereich 9-693.1 ff. angegeben werden.

Sofern die intensive Betreuung in einer Kleinstgruppe oder Einzelbetreuung an Wochenenden, Feiertagen, Aufnahme- oder Entlassungstagen stattfindet, ist diese ebenfalls zu berücksichtigen.

Ein Kode aus diesem Bereich ist nicht für Patienten anzuwenden, bei denen autonome soziale Integration, wie der Besuch einer externen Regelschule oder ein externes Praktikum, vorliegt.

Bei der Berechnung der Stunden für die Einzelbetreuung und die Betreuung in der Kleinstgruppe werden Einzelkontakte durch alle Berufsgruppen berücksichtigt. Bei Einzelbetreuung und intensiver Betreuung in einer Kleinstgruppe durch mehr als eine Person sind die jeweiligen Zeiten für jede betreuende Person anzurechnen.

Anerkannt werden alle Leistungen, die durch Mitarbeiter erbracht werden, die eine Ausbildung in der jeweiligen, in den Primärkodes (9-656, 9-672) spezifizierten Berufsgruppe abgeschlossen haben und in einem dieser Berufsgruppe entsprechend vergüteten Beschäftigungsverhältnis stehen.

Die für die intensive Betreuung in einer Kleinstgruppe oder Einzelbetreuung aufgewendete Zeit kann nicht für die Berechnung der Therapieeinheiten (9-696 ff.) angerechnet werden.

Mindestmerkmale:

- Persönliche Einzelbetreuung oder intensive persönliche Betreuung in der Kleinstgruppe durch die in den Primärkodes (9-656, 9-672) spezifizierten Berufsgruppen unter Vorhaltung eines Beziehungsangebots
- Einzelbegleitung bei sozialen Aktivitäten in einer Patientengruppe (z. B. Mahlzeiten, Freizeit), soweit ärztlich vertretbar, zur Vermeidung von Überforderung oder Konflikten
- Ggf. gezielte, indizierte störungsspezifische Interventionen
- Begleitung bei Ausgang, sofern ärztlich vertretbar
- Wenn notwendig Begleitung von Besucherkontakten auf der Station
- Dokumentation der Verhaltensbeobachtung im Abstand von höchstens einer Stunde

9-693.0- Intensive Betreuung in einer Kleinstgruppe bei psychischen und/oder psychosomatischen Störungen und/oder Verhaltensstörungen bei Kindern oder Jugendlichen

Hinweis

Zu einer Kleinstgruppe gehören bis zu 3 Kinder und/oder Jugendliche.

Intensive Betreuung in einer Kleinstgruppe bedeutet, dass eine Person bis zu 3 Patienten individuell zusammenhängend ggf. zusätzlich zu angewandten Verfahren betreut. Intensive Betreuung in einer Kleinstgruppe bedeutet, dass bis zu 3 Patienten über einen Zeitraum von mindestens 1 Stunde ohne Unterbrechung fortlaufend von einer oder mehrerer Personen betreut oder bei Bedarf begleitet werden. Mehrere Zeiträume von mindestens 1 Stunde können über den Tag addiert werden. Bei intensiver Betreuung in einer Kleinstgruppe durch mehr als eine Person (2 oder mehr) sind die zusammenhängenden Zeiten aller betreuenden Personen zu einer Gesamtsumme zu addieren.

Mindestmerkmale:

- Mindestens wöchentliche ärztliche Anordnung und Überprüfung der Betreuungsmaßnahmen

9-693.00	Mindestens 1 bis zu 2 Stunden pro Tag
9-693.01	Mehr als 2 bis zu 4 Stunden pro Tag
9-693.02	Mehr als 4 bis zu 8 Stunden pro Tag
9-693.03	Mehr als 8 bis zu 12 Stunden pro Tag
9-693.04	Mehr als 12 bis zu 18 Stunden pro Tag
9-693.05	Mehr als 18 Stunden pro Tag

9-693.1- Einzelbetreuung bei psychischen und/oder psychosomatischen Störungen und/oder Verhaltensstörungen bei Kindern oder Jugendlichen

Hinweis

Einzelbetreuung bedeutet, dass eine Person einen einzelnen Patienten individuell zusammenhängend ggf. zusätzlich zu angewandten Verfahren betreut. Einzelbetreuung bedeutet, dass ein Patient über einen Zeitraum von mindestens 1 Stunde ohne Unterbrechung fortlaufend von einer oder mehreren Personen betreut oder bei Bedarf begleitet wird. Mehrere Zeiträume von mindestens 1 Stunde können über den Tag addiert werden. Bei Einzelbetreuung durch mehr als eine Person (2 oder mehr) sind die zusammenhängenden Zeiten aller betreuenden Personen zu einer Gesamtsumme zu addieren.

Mindestmerkmale:

- Mindestens tägliche ärztliche Anordnung und Überprüfung der Betreuungsmaßnahmen

9-693.10	Mindestens 1 bis zu 2 Stunden pro Tag
9-693.11	Mehr als 2 bis zu 4 Stunden pro Tag
9-693.12	Mehr als 4 bis zu 8 Stunden pro Tag
9-693.13	Mehr als 8 bis zu 12 Stunden pro Tag
9-693.14	Mehr als 12 bis zu 18 Stunden pro Tag
9-693.15	Mehr als 18 Stunden pro Tag

9-694.- Spezifische Behandlung im besonderen Setting bei substanzbedingten Störungen bei Kindern und Jugendlichen

Hinweis

Diese Kodes sind Zusatzkodes. Sie können nur in Kombination mit der psychiatrisch-psychosomatischen Regelbehandlung bei psychischen und psychosomatischen Störungen und Verhaltensstörungen bei Kindern und Jugendlichen (9-656) und der psychiatrisch-psychosomatischen Intensivbehandlung bei psychischen und psychosomatischen Störungen und Verhaltensstörungen bei Kindern und Jugendlichen (9-672) angegeben werden.

Wird die spezifische Behandlung im besonderen Setting bei substanzbedingten Störungen unterbrochen, so wird für jede Behandlungsepisode ein Kode aus diesem Bereich angegeben.

Bei einer Behandlung an mehr als 28 Behandlungstagen ist die Zählung von Neuem zu beginnen und es wird ein weiterer Kode aus diesem Bereich angegeben.

Ein Kode aus diesem Bereich kann bei einfachem oder multiplem Substanzmissbrauch kodiert werden und gilt für alle Formen des Konsums.

Die im Rahmen der spezifischen Behandlung im besonderen Setting bei substanzbedingten Störungen bei Kindern und Jugendlichen anfallenden Therapieeinheiten werden bei den Zusatzkodes 9-696 ff. angegeben.

Ein Kode aus diesem Bereich ist für die Behandlung von Patienten anzuwenden, die bei stationärer Aufnahme das 18. Lebensjahr noch nicht vollendet haben (bei deutlichen Entwicklungsdefiziten auch für Heranwachsende bis zum vollendeten 21. Lebensjahr).

Strukturmerkmale:

- Spezialstation für Suchtpatienten bis zum vollendeten 18. Lebensjahr (bei deutlichen Entwicklungsdefiziten auch für Heranwachsende bis zum vollendeten 21. Lebensjahr)

Mindestmerkmale (für den stationären Gesamtaufenthalt zu erbringende Maßnahmen):

- Versorgung von Kindern und Jugendlichen auf der Spezialstation mit individuellem, ärztlich indiziertem Einsatz von Fachtherapien wie z. B. Ergotherapie oder körperbezogene Therapieverfahren, mit schulischem Angebot (sofern schulpflichtig oder berufsschulpflichtig), mit entwicklungsspezifischem Umgang und Anleitung, mit Bezug auf das oder im Lebensumfeld des Patienten im besonderen suchtspezifischen Setting. Diese Stationen haben ein hochstrukturiertes therapeutisches Milieu und arbeiten nach einem integrierten, auf das Störungsbild zugeschnittenen Konzept. Die folgenden Merkmale sind mindestens Teil des Konzeptes:
  - Somatische Entgiftung, ggf. über Substitutionsmittel oder andere pharmakologische Unterstützung sowie suchtspezifische roborierende Maßnahmen, differenzierte somatische Befunderhebung mit Behandlung von Folge- und Begleiterkrankungen
  - Aufklärung über Abhängigkeitserkrankungen, Gesundheits- und Selbstfürsorgetrainings, soziales Kompetenztraining, Stabilisierung der familiären und/oder psychosozialen Situation, Klärung und Anbahnung der schulischen/beruflichen Wiedereingliederung, ggf. juristische und sozialrechtliche Anspruchsklärung sowie Behandlung nach Traumatisierung, Motivierung zur problemspezifischen Weiterbehandlung und Vermittlung,

ggf. Einleitung suchtspezifischer Anschlussbehandlungen oder erforderlicher Jugendhilfemaßnahmen

- Suchtmedizinisches Assessment sowie Erhebung eines nicht substanzgebundenen Suchtverhaltens
- Sofern erforderlich, Begleitung bei Klärungen mit juristischen Instanzen
- Diagnostik und Behandlung von kinder- und jugendpsychiatrischer Komorbidität bzw. einer kinder- und jugendpsychiatrischen Grundstörung
- Familienarbeit, sofern die Herkunftsfamilie kooperationsfähig ist, alternativ Arbeit mit Bezugspersonen aus Ersatzfamilien oder der Jugendhilfe

9-694.0	1 Behandlungstag
9-694.1	2 Behandlungstage
9-694.2	3 Behandlungstage
9-694.3	4 Behandlungstage
9-694.4	5 Behandlungstage
9-694.5	6 Behandlungstage
9-694.6	7 Behandlungstage
9-694.7	8 Behandlungstage
9-694.8	9 Behandlungstage
9-694.9	10 Behandlungstage
9-694.a	11 Behandlungstage
9-694.b	12 Behandlungstage
9-694.c	13 Behandlungstage
9-694.d	14 Behandlungstage
9-694.e	15 Behandlungstage
9-694.f	16 Behandlungstage
9-694.g	17 Behandlungstage
9-694.h	18 Behandlungstage
9-694.j	19 Behandlungstage
9-694.k	20 Behandlungstage
9-694.m	21 Behandlungstage

9-694.n	22 Behandlungstage
9-694.p	23 Behandlungstage
9-694.q	24 Behandlungstage
9-694.r	25 Behandlungstage
9-694.s	26 Behandlungstage
9-694.t	27 Behandlungstage
9-694.u	28 Behandlungstage

9-696.- Anzahl der Therapieeinheiten pro Woche bei Kindern und Jugendlichen

Hinweis

Diese Kodes sind Zusatzkodes. Sie können nur in Kombination mit der psychiatrisch-psychosomatischen Regelbehandlung bei psychischen und psychosomatischen Störungen und Verhaltensstörungen bei Kindern und Jugendlichen (9-656), der psychiatrisch-psychosomatischen Intensivbehandlung bei psychischen und psychosomatischen Störungen und Verhaltensstörungen bei Kindern und Jugendlichen (9-672) und der psychiatrisch-psychosomatischen Behandlung im besonderen Eltern-Kind-Setting bei psychischen und psychosomatischen Störungen und Verhaltensstörungen bei Kindern und Jugendlichen (9-686) angegeben werden.

Diese Kodes sind für die Behandlung von Patienten anzuwenden, die bei stationärer Aufnahme das 18. Lebensjahr noch nicht vollendet haben (bei deutlichen Entwicklungsdefiziten auch für Heranwachsende bis zum vollendeten 21. Lebensjahr).

Ein Kode aus diesem Bereich ist unabhängig von der Art der Behandlung einmal pro Woche anzugeben. Als erste Woche gilt die Zeitspanne vom Tag der Aufnahme bis zum Ablauf der ersten 7 Tage, usw. Erfolgt innerhalb der Woche ein Wechsel der Behandlungsart, z. B. von Regelbehandlung auf Intensivbehandlung, werden die Therapieeinheiten aus den verschiedenen Behandlungsarten für die jeweilige Berufsgruppe zusammengezählt. Erfolgt eine Versorgung an weniger als 7 Tagen (z. B. aufgrund einer Entlassung), werden auch dann die Therapieeinheiten der jeweiligen Berufsgruppen berechnet und entsprechend der Anzahl der erreichten Therapieeinheiten kodiert.

Sofern Therapieeinheiten an Wochenenden, Feiertagen, Aufnahme- oder Entlassungstagen erbracht werden, sind diese ebenfalls zu berücksichtigen.

Als Einzeltherapie gilt eine zusammenhängende Therapie von mindestens 15 Minuten. Dies entspricht einer Therapieeinheit. Hierzu zählen auch Familientherapie oder Elterngespräche.

Gruppentherapien dauern ebenfalls mindestens 15 Minuten. Bei Eltern-Gruppentherapien oder Eltern-Kind-Gruppentherapien ist die Gruppengröße auf maximal 8 Familien oder 15 Teilnehmer begrenzt. Gruppen mit 4 bis 10 Teilnehmern werden in aller Regel nach dem 2-Therapeuten-Prinzip geführt. Gruppen mit 11 bis 15 Teilnehmern müssen nach dem 2-Therapeuten-Prinzip geführt werden.

Pro Einzel- oder Gruppentherapie dürfen Therapieeinheiten für maximal 2 Therapeuten pro Patient angerechnet werden.

Die für die Diagnostik aufgewendete Zeit ist für die Berechnung der Therapieeinheiten entsprechend zu berücksichtigen.

Die Tabelle der pro Patient anrechenbaren Therapieeinheiten befindet sich im Anhang zum OPS.

Anerkannt werden alle Leistungen, die durch Mitarbeiter erbracht werden, die eine Ausbildung in der jeweiligen, beim Primärkode spezifizierten Berufsgruppe abgeschlossen haben und in einem dieser Berufsgruppe entsprechend vergüteten Beschäftigungsverhältnis stehen. Bei Psychotherapeuten in Ausbildung ist für eine Anerkennung der Leistungen Voraussetzung, dass diese Mitarbeiter eine Vergütung entsprechend ihrem Grundberuf z.B. als Diplom-Psychologe oder Diplom-(Sozial-) Pädagoge erhalten.

Für die Kodierung sind die durch die ärztliche und psychologische Berufsgruppe erbrachten Therapieeinheiten getrennt nach Einzel- und Gruppentherapie zu addieren. Für die Spezialtherapeuten sind die in Einzeltherapie erbrachten Therapieeinheiten zu addieren. Es sind für jede Berufsgruppe gesondert die entsprechenden Kodes anzugeben.

9-696.0 Keine Therapieeinheit pro Woche

Hinweis

Dieser Kode ist nur anzuwenden, wenn im Rahmen der Behandlung eines Patienten von keiner der 3 Berufsgruppen zusammenhängende Therapien von mindestens 15 Minuten pro Woche durchgeführt wurden.

9-696.1- Einzeltherapie durch Ärzte

Hinweis

Die Erbringung der Therapieeinheiten kann durch Fachärzte und durch Ärzte in Weiterbildung erfolgen.

9-696.10 1 Therapieeinheit pro Woche
9-696.11 2 Therapieeinheiten pro Woche
9-696.12 3 Therapieeinheiten pro Woche
9-696.13 4 Therapieeinheiten pro Woche
9-696.14 5 Therapieeinheiten pro Woche
9-696.15 6 Therapieeinheiten pro Woche
9-696.16 7 Therapieeinheiten pro Woche
9-696.17 8 Therapieeinheiten pro Woche
9-696.18 9 Therapieeinheiten pro Woche
9-696.19 10 Therapieeinheiten pro Woche
9-696.1a 11 Therapieeinheiten pro Woche
9-696.1b 12 Therapieeinheiten pro Woche
9-696.1c 13 Therapieeinheiten pro Woche
9-696.1d 14 Therapieeinheiten pro Woche
9-696.1e 15 Therapieeinheiten pro Woche
9-696.1f 16 Therapieeinheiten pro Woche
9-696.1g Mehr als 16 Therapieeinheiten pro Woche

9-696.2- Gruppentherapie durch Ärzte

Hinweis

Die Erbringung der Therapieeinheiten kann durch Fachärzte und durch Ärzte in Weiterbildung erfolgen.

9-696.20	Mehr als 0,06 bis 1 Therapieeinheit pro Woche
9-696.21	Mehr als 1 bis 2 Therapieeinheiten pro Woche
9-696.22	Mehr als 2 bis 3 Therapieeinheiten pro Woche
9-696.23	Mehr als 3 bis 4 Therapieeinheiten pro Woche
9-696.24	Mehr als 4 bis 5 Therapieeinheiten pro Woche
9-696.25	Mehr als 5 bis 6 Therapieeinheiten pro Woche
9-696.26	Mehr als 6 bis 7 Therapieeinheiten pro Woche
9-696.27	Mehr als 7 bis 8 Therapieeinheiten pro Woche
9-696.28	Mehr als 8 bis 9 Therapieeinheiten pro Woche
9-696.29	Mehr als 9 bis 10 Therapieeinheiten pro Woche
9-696.2a	Mehr als 10 bis 11 Therapieeinheiten pro Woche
9-696.2b	Mehr als 11 bis 12 Therapieeinheiten pro Woche
9-696.2c	Mehr als 12 bis 13 Therapieeinheiten pro Woche
9-696.2d	Mehr als 13 bis 14 Therapieeinheiten pro Woche
9-696.2e	Mehr als 14 bis 15 Therapieeinheiten pro Woche
9-696.2f	Mehr als 15 bis 16 Therapieeinheiten pro Woche
9-696.2g	Mehr als 16 Therapieeinheiten pro Woche
9-696.3-	Einzeltherapie durch Psychotherapeuten und/oder Psychologen (Exkl. Einzeltherapie durch ärztliche Psychotherapeuten (9-696.1- ff.))
9-696.30	1 Therapieeinheit pro Woche
9-696.31	2 Therapieeinheiten pro Woche
9-696.32	3 Therapieeinheiten pro Woche
9-696.33	4 Therapieeinheiten pro Woche
9-696.34	5 Therapieeinheiten pro Woche
9-696.35	6 Therapieeinheiten pro Woche
9-696.36	7 Therapieeinheiten pro Woche
9-696.37	8 Therapieeinheiten pro Woche
9-696.38	9 Therapieeinheiten pro Woche
9-696.39	10 Therapieeinheiten pro Woche
9-696.3a	11 Therapieeinheiten pro Woche
9-696.3b	12 Therapieeinheiten pro Woche
9-696.3c	13 Therapieeinheiten pro Woche
9-696.3d	14 Therapieeinheiten pro Woche

9-696.3e 15 Therapieeinheiten pro Woche
9-696.3f 16 Therapieeinheiten pro Woche
9-696.3g Mehr als 16 Therapieeinheiten pro Woche

9-696.4- Gruppentherapie durch Psychotherapeuten und/oder Psychologen
(Exkl. Gruppentherapie durch ärztliche Psychotherapeuten (9-696.2- ff.))
9-696.40 Mehr als 0,06 bis 1 Therapieeinheit pro Woche
9-696.41 Mehr als 1 bis 2 Therapieeinheiten pro Woche
9-696.42 Mehr als 2 bis 3 Therapieeinheiten pro Woche
9-696.43 Mehr als 3 bis 4 Therapieeinheiten pro Woche
9-696.44 Mehr als 4 bis 5 Therapieeinheiten pro Woche
9-696.45 Mehr als 5 bis 6 Therapieeinheiten pro Woche
9-696.46 Mehr als 6 bis 7 Therapieeinheiten pro Woche
9-696.47 Mehr als 7 bis 8 Therapieeinheiten pro Woche
9-696.48 Mehr als 8 bis 9 Therapieeinheiten pro Woche
9-696.49 Mehr als 9 bis 10 Therapieeinheiten pro Woche
9-696.4a Mehr als 10 bis 11 Therapieeinheiten pro Woche
9-696.4b Mehr als 11 bis 12 Therapieeinheiten pro Woche
9-696.4c Mehr als 12 bis 13 Therapieeinheiten pro Woche
9-696.4d Mehr als 13 bis 14 Therapieeinheiten pro Woche
9-696.4e Mehr als 14 bis 15 Therapieeinheiten pro Woche
9-696.4f Mehr als 15 bis 16 Therapieeinheiten pro Woche
9-696.4g Mehr als 16 Therapieeinheiten pro Woche

9-696.5 Einzeltherapie durch Spezialtherapeuten
9-696.50 1 Therapieeinheit pro Woche
9-696.51 2 Therapieeinheiten pro Woche
9-696.52 3 Therapieeinheiten pro Woche
9-696.53 4 Therapieeinheiten pro Woche
9-696.54 5 Therapieeinheiten pro Woche
9-696.55 6 Therapieeinheiten pro Woche
9-696.56 7 Therapieeinheiten pro Woche
9-696.57 8 Therapieeinheiten pro Woche
9-696.58 9 Therapieeinheiten pro Woche

9-696.59	10 Therapieeinheiten pro Woche
9-696.5a	11 Therapieeinheiten pro Woche
9-696.5b	12 Therapieeinheiten pro Woche
9-696.5c	13 Therapieeinheiten pro Woche
9-696.5d	14 Therapieeinheiten pro Woche
9-696.5e	15 Therapieeinheiten pro Woche
9-696.5f	16 Therapieeinheiten pro Woche
9-696.5g	17 Therapieeinheiten pro Woche
9-696.5h	18 Therapieeinheiten pro Woche
9-696.5j	19 Therapieeinheiten pro Woche
9-696.5k	20 Therapieeinheiten pro Woche
9-696.5m	21 Therapieeinheiten pro Woche
9-696.5n	22 Therapieeinheiten pro Woche
9-696.5p	23 Therapieeinheiten pro Woche
9-696.5q	24 Therapieeinheiten pro Woche
9-696.5r	25 Therapieeinheiten pro Woche
9-696.5s	26 Therapieeinheiten pro Woche
9-696.5t	27 Therapieeinheiten pro Woche
9-696.5u	28 Therapieeinheiten pro Woche
9-696.5v	29 Therapieeinheiten pro Woche
9-696.5w	Mehr als 29 Therapieeinheiten pro Woche

9-70-.- **Spezifische Behandlung bei psychischen und psychosomatischen Störungen und Verhaltensstörungen bei Erwachsenen**

Hinweis

Ein Kode aus diesem Bereich ist nur für Leistungen anzugeben, die in Einrichtungen im Geltungsbereich des § 17d KHG erbracht wurden.

Die gleichzeitige somatische Diagnostik und Behandlung sind gesondert zu kodieren.

9-701 Stationsäquivalente psychiatrische Behandlung bei Erwachsenen

Exkl.:

- Regelbehandlung bei psychischen und psychosomatischen Störungen und Verhaltensstörungen bei Erwachsenen (9-607)
- Intensivbehandlung bei psychischen und psychosomatischen Störungen und Verhaltensstörungen bei Erwachsenen (9-61)
- Psychotherapeutische Komplexbehandlung bei psychischen und psychosomatischen Störungen und Verhaltensstörungen bei Erwachsenen (9-626)
- Psychosomatisch-psychotherapeutische Komplexbehandlung bei psychischen und psychosomatischen Störungen und Verhaltensstörungen bei Erwachsenen (9-634)
- Erhöhter Betreuungsaufwand bei psychischen und psychosomatischen Störungen und Verhaltensstörungen bei Erwachsenen (9-640 ff.)
- Integrierte klinisch-psychosomatisch-psychotherapeutische Komplexbehandlung bei psychischen und psychosomatischen Störungen und Verhaltensstörungen bei Erwachsenen (9-642)
- Psychiatrisch-psychotherapeutische Behandlung im besonderen Eltern-Kind-Setting (9-643 ff.)
- Erbringung von Behandlungsmaßnahmen im stationsersetzenden Umfeld und als halbtägige tagesklinische Behandlung bei Erwachsenen (9-644 ff.)
- Spezifische qualifizierte Entzugsbehandlung Abhängigkeitskranker bei Erwachsenen (9-647 ff.)
- Psychiatrisch-psychotherapeutische Behandlung im be-sonderen kombinierten Eltern-Kind-Setting bei therapiebedürftigem Elternteil und therapiebedürftigem Kind (9-64a ff.)

Hinweis

Eine kriseninterventionelle Behandlung (9-641 ff.) und der indizierte komplexe Entlassungsaufwand (9-645 ff.) sind zusätzlich zu kodieren.

Der Einsatz von Gebärdensprachdolmetschern ist gesondert zu kodieren (9-510 ff.).

Voraussetzung für die stationsäquivalente Behandlung ist das Vorliegen einer psychischen Erkrankung und einer Indikation für eine stationäre Behandlung. Die stationsäquivalente Behandlung umfasst eine psychiatrische Behandlung im häuslichen Umfeld des Patienten.

Sie stellt bei Bedarf neben der aufsuchenden Behandlung auch die Nutzung weiterer Ressourcen der psychiatrischen Abteilung oder des psychiatrischen Krankenhauses für ergänzende Diagnostik und Therapie sicher.

Diese Kodes sind für jeden Tag mit stationsäquivalenter Behandlung berufsgruppenspezifisch anzugeben. Therapiezeiten eines Tages einer Berufsgruppe sind zu addieren. Fahrzeiten werden nicht angerechnet.

Bei Gruppentherapien ist die Gruppengröße auf maximal 18 Patienten begrenzt. Bei einer Gruppenpsychotherapie mit 13 bis 18 Patienten sind mindestens 2 Mitarbeiter, von denen mindestens einer ein Arzt oder ein Psychologe ist, erforderlich. Pro Gruppentherapie dürfen Therapiezeiten für maximal 2 Therapeuten angerechnet werden. Die Dauer der Gruppentherapie ist mit der Anzahl der Therapeuten zu multiplizieren und dann durch die Anzahl der teilnehmenden Patienten zu teilen. Diese Zeit wird jedem teilnehmenden Patienten angerechnet.

Die Kodes sind ebenfalls für Leistungen anzugeben, die von an der ambulanten psychiatrischen Behandlung teilnehmenden Leistungserbringern oder von anderen zur Erbringung der stationsäquivalenten Behandlung berechtigten Krankenhäusern (§ 115d Abs. 1 Satz 3 SGB V) erbracht werden.

Strukturmerkmale:

- Mobiles multiprofessionelles Team mit Behandlungsleitung durch einen Facharzt für Psychiatrie und Psychotherapie, Facharzt für Psychiatrie, Facharzt für Nervenheilkunde oder Facharzt für Psychosomatische Medizin und Psychotherapie, bestehend aus ärztlichem Dienst, pflegerischem Dienst und mindestens einem Vertreter einer weiteren Berufsgruppe (z. B. Psychotherapeuten oder Psychologen ohne ärztliche Psychotherapeuten (Psychologischer Psychotherapeut, Psychotherapeut mit einer Approbation nach § 2 Abs. 1 Nr. 1 der seit dem 01.09.2020 geltenden Fassung des Psychotherapeutengesetzes (PsychThG), Fachpsychotherapeut, Diplom-Psychologe oder Master in Psychologie) oder Spezialtherapeuten (z. B. Ergotherapeut, Physiotherapeut, Sozialarbeiter, Sozialpädagoge, Logopäde, Kreativtherapeut))

- Vorhandensein von Vertretern der folgenden Berufsgruppen:
  - Ärzte (Facharzt für Psychiatrie und Psychotherapie, Facharzt für Psychiatrie, Facharzt für Nervenheilkunde oder Facharzt für Psychosomatische Medizin und Psychotherapie)
  - Psychotherapeuten oder Psychologen ohne ärztliche Psychotherapeuten (Psychologischer Psychotherapeut, Psychotherapeut mit einer Approbation nach § 2 Abs. 1 Nr. 1 der seit dem 01.09.2020 geltenden Fassung des Psychotherapeutengesetzes (PsychThG), Fachpsychotherapeut, Diplom-Psychologe oder Master in Psychologie)
  - Spezialtherapeuten (z. B. Ergotherapeuten, Physiotherapeuten, Sozialarbeiter, Logopäden, Kreativtherapeuten)
  - Pflegefachpersonen (z. B. Gesundheits- und Krankenpfleger, Gesundheits- und Kinderkrankenpfleger, Altenpfleger, Pflegefachfrauen/-männer, Heilerziehungspfleger)
- Erreichbarkeit mindestens eines Mitglieds des Behandlungsteams werktags im Rahmen des üblichen Tagesdienstes (Rufbereitschaft). Darüber hinaus jederzeitige, 24 Stunden an 7 Tagen in der Woche, ärztliche Eingriffsmöglichkeit
- Möglichkeit zur umgehenden vollstationären Aufnahme bei kurzfristiger Zustandsverschlechterung

Mindestmerkmale:

- Durchführung einer wöchentlichen ärztlichen Visite (bei stationsäquivalenter Behandlung an mehr als 6 Tagen in Folge) im direkten Patientenkontakt, in der Regel im häuslichen Umfeld. Der Facharztstandard ist zu gewährleisten.
- Durchführung einer wöchentlichen multiprofessionellen Fallbesprechung zur Beratung des weiteren Behandlungsverlaufs (bei stationsäquivalenter Behandlung an mehr als 6 Tagen in Folge), in die mindestens 3 der an der Behandlung beteiligten Berufsgruppen ggf. unter Einbeziehung kooperierender Leistungserbringer nach § 115d Abs. 1 Satz 3 SGB V einbezogen werden. Die Fallbesprechung kann unter Zuhilfenahme von Telekommunikation geschehen.
- Behandlung auf der Grundlage eines individuellen Therapieplans, orientiert an den Möglichkeiten und dem Bedarf des Patienten
- Es erfolgt mindestens ein direkter Patientenkontakt durch mindestens ein Mitglied des multiprofessionellen Teams pro Tag. Kommt ein direkter Kontakt nicht zustande aus Gründen, die der Patient zu verantworten hat, zählt der unternommene Kontaktversuch dennoch als direkter Patientenkontakt.
- Genesungsbegleiter können hinzugezogen werden.
- Als angewandte Verfahren der ärztlichen und psychologischen Berufsgruppen gelten folgende Verfahren oder im Aufwand vergleichbare Verfahren:
  - Supportive Einzelgespräche
  - Einzelpsychotherapie
  - Psychoedukation
  - Internetbasierte Interventionen
  - Angehörigengespräche (z. B. Psychoedukation, Gespräche mit Betreuern)
  - Gespräche mit Richtern oder Behördenvertretern

  - Somato-psychosomatisches ärztliches Gespräch
  - Aufklärung, Complianceförderung und Monitoring im Rahmen der ärztlich indizierten Psychopharmakotherapie, Einnahmetraining
  - Leistungen im und unter Einbeziehung des sozialen Netzwerkes/Umfeldes des Patienten (z.B. Familie, Arbeitgeber, Betreuer, komplementäre Dienste)
  - Gruppenpsychotherapie

- Als angewandte Verfahren der Spezialtherapeuten und Pflegefachpersonen gelten folgende Verfahren oder im Aufwand vergleichbare Verfahren:

  - Beratung, Adhärenz-Förderung und Monitoring im Rahmen der ärztlich indizierten Psychopharmakotherapie, Einnahmetraining
  - Psychoedukation
  - Bezugstherapeutengespräche, supportive Einzelgespräche
  - Behandlung und spezielle Interventionen durch Pflegefachpersonen (z.B. alltagsbezogenes Training, Aktivierungsbehandlung)
  - Ergotherapeutische Behandlungsverfahren
  - Spezielle psychosoziale Interventionen (z.B. Selbstsicherheitstraining, soziales Kompetenztraining)
  - Kreativtherapien (z.B. Tanztherapie, Kunsttherapie, Musiktherapie)
  - Internetbasierte Interventionen
  - Gespräche mit Behördenvertretern
  - Angehörigengespräche, Gespräche mit Betreuern
  - Physio- oder Bewegungstherapie (z.B. Sporttherapie)

- Sensorisch fokussierte Therapien (z.B. Genussgruppe, Snoezelen)
- Entspannungsverfahren (z.B. progressive Muskelrelaxation nach Jacobson, autogenes Training oder psychophysiologische Techniken wie Biofeedback)
- Logopädie (z.B. bei Schluckstörungen)
- Übende Verfahren und Hilfekoordination zur Reintegration in den individuellen psychosozialen Lebensraum
- Gestaltungs-, Körper- und Bewegungstherapie
- Somatopsychisch-psychosomatische Kompetenztrainings (Diätberatung, Sozialberatung, Sport)

9-701.0-	Therapiezeiten am Patienten durch Ärzte
9-701.00	Bis 30 Minuten pro Tag
9-701.01	Mehr als 30 bis 60 Minuten pro Tag
9-701.02	Mehr als 60 bis 90 Minuten pro Tag
9-701.03	Mehr als 90 bis 120 Minuten pro Tag
9-701.04	Mehr als 120 bis 180 Minuten pro Tag
9-701.05	Mehr als 180 bis 240 Minuten pro Tag
9-701.06	Mehr als 240 Minuten pro Tag
9-701.1-	Therapiezeiten am Patienten durch Psychotherapeuten und/oder Psychologen (Exkl. Therapiezeiten am Patienten durch ärztliche Psychotherapeuten (9-701.0 ff.))
9-701.10	Bis 30 Minuten pro Tag
9-701.11	Mehr als 30 bis 60 Minuten pro Tag
9-701.12	Mehr als 60 bis 90 Minuten pro Tag
9-701.13	Mehr als 90 bis 120 Minuten pro Tag
9-701.14	Mehr als 120 bis 180 Minuten pro Tag
9-701.15	Mehr als 180 bis 240 Minuten pro Tag
9-701.16	Mehr als 240 Minuten pro Tag
9-701.2-	Therapiezeiten am Patienten durch Spezialtherapeuten

9-701.20	Bis 30 Minuten pro Tag
9-701.21	Mehr als 30 bis 60 Minuten pro Tag
9-701.22	Mehr als 60 bis 90 Minuten pro Tag
9-701.23	Mehr als 90 bis 120 Minuten pro Tag
9-701.24	Mehr als 120 bis 180 Minuten pro Tag
9-701.25	Mehr als 180 bis 240 Minuten pro Tag
9-701.26	Mehr als 240 Minuten pro Tag

9-701.3-	Therapiezeiten am Patienten durch Pflegefachpersonen
9-701.30	Bis 30 Minuten pro Tag
9-701.31	Mehr als 30 bis 60 Minuten pro Tag
9-701.32	Mehr als 60 bis 90 Minuten pro Tag
9-701.33	Mehr als 90 bis 120 Minuten pro Tag
9-701.34	Mehr als 120 bis 180 Minuten pro Tag
9-701.35	Mehr als 180 bis 240 Minuten pro Tag
9-701.36	Mehr als 240 Minuten pro Tag

9-80-.- Spezifische Behandlung bei psychischen und psychosomatischen Störungen und Verhaltensstörungen bei Kindern und Jugendlichen

Hinweis

Ein Kode aus diesem Bereich ist nur für Leistungen anzugeben, die in Einrichtungen im Geltungsbereich des § 17d KHG erbracht wurden.

Die gleichzeitige somatische Diagnostik und Behandlung sind gesondert zu kodieren.

9-801.- Stationsäquivalente psychiatrische Behandlung bei Kindern und Jugendlichen

Exkl.:

- Psychiatrisch-psychotherapeutische Behandlung im besonderen kombinierten Eltern-Kind-Setting bei therapiebedürftigem Elternteil und therapiebedürftigem Kind (9-64a ff.)

- Regelbehandlung bei psychischen und psychosomatischen Störungen und Verhaltensstörungen bei Kindern und Jugendlichen (9-656)
- Psychiatrisch-psychosomatische Intensivbehandlung bei psychischen und psychosomatischen Störungen und Verhaltensstörungen bei Kindern und Jugendlichen (9-672)
- Psychiatrisch-psychosomatische Behandlung im besonderen Eltern-Kind-Setting bei psychischen und psychosomatischen Störungen und Verhaltensstörungen bei Kindern und Jugendlichen (9-686)
- Erbringung von Behandlungsmaßnahmen im stationsersetzenden Umfeld und als halbtägige tagesklinische Behandlung bei Kindern und Jugendlichen (9-691 ff.)
- Erhöhter Betreuungsaufwand bei psychischen und psychosomatischen Störungen und Verhaltensstörungen bei Kindern und Jugendlichen (9-693 ff.)
- Spezifische Behandlung im besonderen Setting bei substanzbedingten Störungen bei Kindern und Jugendlichen (9-694 ff.)

Hinweis

Der Einsatz von Gebärdensprachdolmetschern (9-510 ff.) ist gesondert zu kodieren.

Diese Kodes sind für die Behandlung von Patienten anzuwenden, die zu Beginn der stationsäquivalenten Behandlung das 18. Lebensjahr noch nicht vollendet haben (bei deutlichen Entwicklungsdefiziten auch für Heranwachsende bis zum vollendeten 21. Lebensjahr).

Voraussetzung für die stationsäquivalente Behandlung ist das Vorliegen einer psychischen Erkrankung und einer Indikation für eine stationäre Behandlung. Die stationsäquivalente Behandlung umfasst eine kinder- und jugendpsychiatrische Behandlung im häuslichen Umfeld des Patienten.

Sie stellt bei Bedarf neben der aufsuchenden Behandlung auch die Nutzung weiterer Ressourcen der kinder- und jugendpsychiatrischen Abteilung oder des kinder- und jugendpsychiatrischen Krankenhauses (je nach Bundesland und Träger im Bedarfsfall auch der Schule für Kranke) für ergänzende Diagnostik und Therapie sicher.

Diese Kodes sind für jeden Tag mit stationsäquivalenter Behandlung berufsgruppenspezifisch anzugeben. Therapiezeiten eines Tages einer Berufsgruppe sind zu addieren. Fahrzeiten werden nicht angerechnet.

Bei Eltern-Gruppentherapien oder Eltern-Kind-Gruppentherapien ist die Gruppengröße auf maximal 8 Familien oder 15 Teilnehmer begrenzt. Gruppen mit 4 bis 10 Teilnehmern werden in aller Regel nach dem 2-Therapeuten-Prinzip geführt. Gruppen mit 11 bis 15 Teilnehmern müssen nach dem 2-Therapeuten-Prinzip geführt werden. Pro Gruppentherapie dürfen Therapiezeiten für maximal 2 Therapeuten angerechnet werden. Die Dauer der Gruppentherapie ist mit der Anzahl der Therapeuten zu multiplizieren und dann durch die Anzahl der teilnehmenden Patienten zu teilen. Diese Zeit wird jedem teilnehmenden Patienten angerechnet.

Die Kodes sind ebenfalls für Leistungen anzugeben, die von an der ambulanten psychiatrischen Behandlung teilnehmenden Leistungserbringern oder von anderen zur Erbringung der stationsäquivalenten Behandlung berechtigten Krankenhäusern (§ 115d Abs. 1 Satz 3 SGB V) erbracht werden.

Strukturmerkmale:

- Mobiles multiprofessionelles Team mit Behandlungsleitung durch einen Facharzt für Kinder- und Jugendpsychiatrie und -psychotherapie, bestehend aus ärztlichem Dienst, pädagogisch-pflegerischem Dienst (z.B. (Kinder-)Gesundheits- und Krankenpflegepersonal, Erzieher, Heilerziehungspfleger, Jugend- und Heimerzieher) und mindestens einem Vertreter einer weiteren Berufsgruppe (z.B. Psychotherapeuten oder Psychologen ohne ärztliche Psychotherapeuten (Kinder- und Jugendlichenpsychotherapeut, Psychologischer Psychotherapeut, Psychotherapeut mit einer Approbation nach § 2 Ab. 1 Nr. 1 der seit dem 01.09.2020 geltenden Fassung des Psychotherapeutengesetzes (PsychThG), Fachpsychotherapeut für Kinder und Jugendliche bzw. für Erwachsene, Diplom-Psychologe oder Master in Psychologie) oder Spezialtherapeuten (z.B. Ergotherapeut, Physiotherapeut,

Sozialarbeiter, Sozialpädagoge, Heilpädagoge, Bewegungs-, Erlebnis-, Kreativtherapeut, Logopäde))

- Vorhandensein von Vertretern der folgenden Berufsgruppen:
  - Ärzte (Facharzt für Kinder- und Jugendpsychiatrie und -psychotherapie)
  - Psychotherapeuten oder Psychologen ohne ärztliche Psychotherapeuten (Kinder- und Jugendlichenpsychotherapeut, Psychologischer Psychotherapeut, Psychotherapeut mit einer Approbation nach § 2 Abs. 1 Nr. 1 der seit dem 01.09.2020 geltenden Fassung des Psychotherapeutengesetzes (PsychThG), Fachpsychotherapeut für Kinder und Jugendlichen bzw. Erwachsene, Diplom-Psychologe oder Master in Psychologie)
  - Spezialtherapeuten (z. B. Ergotherapeuten, Sozialarbeiter, Heilpädagogen, Bewegungs-, Erlebnis-, Kreativtherapeuten, Logopäden)
  - Pädagogisch-pflegerische Fachpersonen (z. B. (Kinder-) Gesundheits- und Krankenpflegepersonal, Pflegefachfrauen/-männer, Erzieher, Heilerziehungspfleger, Jugend- und Heimerzieher)
- Erreichbarkeit mindestens eines Mitglieds des Behandlungsteams werktags im Rahmen des üblichen Tagesdienstes (Rufbereitschaft). Darüber hinaus jederzeitige, 24 Stunden an 7 Tagen in der Woche, ärztliche Eingriffsmöglichkeit
- Möglichkeit zur umgehenden vollstationären Aufnahme bei kurzfristiger Zustandsverschlechterung

Mindestmerkmale:

- Durchführung einer wöchentlichen ärztlichen Visite (bei stationsäquivalenter Behandlung an mehr als 6 Tagen in Folge) im direkten Patientenkontakt, in der Regel im häuslichen Umfeld. Der Facharztstandard ist zu gewährleisten.

- Durchführung einer wöchentlichen multiprofessionellen Fallbesprechung zur Beratung des weiteren Behandlungsverlaufs (bei stationsäquivalenter Behandlung an mehr als 6 Tagen in Folge), in die mindestens 3 der an der Behandlung beteiligten Berufsgruppen ggf. unter Einbeziehung kooperierender Leistungserbringer nach § 115d Abs. 1 Satz 3 SGB V einbezogen werden. Die Fallbesprechung kann unter Zuhilfenahme von Telekommunikation geschehen.
- Behandlung auf der Grundlage eines individuellen Therapieplans, orientiert an den Möglichkeiten und dem Bedarf des Patienten.
- Es erfolgt mindestens ein direkter Patientenkontakt durch mindestens ein Mitglied des multiprofessionellen Teams pro Tag, ggf. auch im Rahmen eines Familiengesprächs/einer Familientherapie oder eines Elterngesprächs mit kurzem Kontakt zum Kind. Kommt ein direkter Kontakt nicht zustande aus Gründen, die der Patient zu verantworten hat, zählt der unternommene Kontaktversuch dennoch als direkter Patientenkontakt.
- Als angewandte Verfahren der ärztlichen und psychologischen Berufsgruppen gelten folgende Verfahren oder im Aufwand vergleichbare Verfahren:
  - Ärztliches oder psychologisches Einzelgespräch/einzeltherapeutische Intervention
  - Einzelpsychotherapie mit kind- und jugendgerechten Verfahren
  - Entspannungsverfahren
  - Ärztliche oder psychologische therapeutische Familienkontakte, Elterngespräche, Familiengespräche und Familientherapie und/oder Gespräche/Kontakte mit Bezugspersonen aus dem Herkunftsmilieu (z. B. Jugendhilfe, Pflegefamilie)
  - Somato-psychosomatisches ärztliches Gespräch

  - Aufklärung (Kind/Jugendlicher und Bezugspersonen), Complianceförderung und Monitoring im Rahmen der ärztlich indizierten Psychopharmakotherapie
  - (Störungsspezifische) Psychoedukation
  - Helferkonferenzen (z. B. Jugendhilfe)
  - Anleitung von Bezugspersonen im Umgang mit dem Patienten, z. B. Begleitung von Deeskalationen
  - Gruppenpsychotherapie

- Als angewandte Verfahren der Spezialtherapeuten und pädagogisch-pflegerischen Fachpersonen gelten folgende Verfahren oder im Aufwand vergleichbare Verfahren:
  - Behandlungseinheiten durch die kinder- und jugendpsychiatrische Pflege/Bezugspflege des Pflege- und Erziehungsdienstes (z. B. alltagsbezogenes Training, Anleitung und Förderung der Selbstständigkeit, Stuhltraining, Esstraining, Verstärkerplan, Feedbackrunden)
  - Anleitung bei sozialer Interaktion
  - Gelenkte Freizeitaktivitäten, Medienpädagogik, Erlebnispädagogik/-therapie mit therapeutischem Auftrag gemäß Gesamtbehandlungsplan
  - Heilpädagogische oder ergotherapeutische Förder- und Behandlungsverfahren (auch als Eltern-Kind-Interaktionsförderung)
  - Kreativtherapien (z. B. Tanztherapie, Kunsttherapie, Musiktherapie)
  - Bewegungstherapie, Mototherapie, Logopädie
  - Übende Verfahren und prospektive Hilfekoordination hinsichtlich der geplanten Reintegration in Schule und soziales Umfeld
  - Gespräche mit Behördenvertretern

- Ergotherapeutische Behandlungsverfahren, Krankengymnastik, Entspannungsverfahren
- Unterstützung (der Eltern) bei alltäglichen Verrichtungen und Förderung der selbstständigen Konfliktklärung mit dem Kind, ggf. mit Video-Feedback, ggf. mit spezifischen Deeskalationstechniken
- Einübung spezialisierter Therapiemodule gemeinsam mit den Eltern
- Spezielle psychosoziale Techniken (z. B. Sozialkompetenztraining, Anleitung zu gemeinsamen Aktivitäten mit Familienmitgliedern wie Spiel, Sport, Freizeit)
- Angehörigengespräche und gezielte Anleitung von Bezugspersonen aus dem Herkunftsmilieu, dem familiären oder sozialen Raum
- Interventionen hinsichtlich der geplanten Überleitung in andere Behandlungssettings oder rehabilitative Anschlussmaßnahmen (z. B. Jugendhilfe)

9-801.0-	Therapiezeiten am Patienten durch Ärzte
9-801.00	Bis 30 Minuten pro Tag
9-801.01	Mehr als 30 bis 60 Minuten pro Tag
9-801.02	Mehr als 60 bis 90 Minuten pro Tag
9-801.03	Mehr als 90 bis 120 Minuten pro Tag
9-801.04	Mehr als 120 bis 180 Minuten pro Tag
9-801.05	Mehr als 180 bis 240 Minuten pro Tag
9-801.06	Mehr als 240 Minuten pro Tag
9-801.1-	Therapiezeiten am Patienten durch Psychotherapeuten und/oder Psychologen (Exkl. Therapiezeiten am Patienten durch ärztliche Psychotherapeuten (9-801.0- ff.))
9-801.10	Bis 30 Minuten pro Tag
9-801.11	Mehr als 30 bis 60 Minuten pro Tag
9-801.12	Mehr als 60 bis 90 Minuten pro Tag
9-801.13	Mehr als 90 bis 120 Minuten pro Tag

9-801.14 Mehr als 120 bis 180 Minuten pro Tag
9-801.15 Mehr als 180 bis 240 Minuten pro Tag
9-801.16 Mehr als 240 Minuten pro Tag

9-801.2- Therapiezeiten am Patienten durch Spezialtherapeuten
9-801.20 Bis 30 Minuten pro Tag
9-801.21 Mehr als 30 bis 60 Minuten pro Tag
9-801.22 Mehr als 60 bis 90 Minuten pro Tag
9-801.23 Mehr als 90 bis 120 Minuten pro Tag
9-801.24 Mehr als 120 bis 180 Minuten pro Tag
9-801.25 Mehr als 180 bis 240 Minuten pro Tag
9-801.26 Mehr als 240 Minuten pro Tag

9-801.3- Therapiezeiten am Patienten durch Pflegefachpersonen
9-801.30 Bis 30 Minuten pro Tag
9-801.31 Mehr als 30 bis 60 Minuten pro Tag
9-801.32 Mehr als 60 bis 90 Minuten pro Tag
9-801.33 Mehr als 90 bis 120 Minuten pro Tag
9-801.34 Mehr als 120 bis 180 Minuten pro Tag
9-801.35 Mehr als 180 bis 240 Minuten pro Tag
9-801.36 Mehr als 240 Minuten pro Tag

9-984.- Pflegebedürftigkeit

Hinweis

Diese Kodes sind für Patienten anzugeben, die im Sinne des § 14 SGB XI pflegebedürftig und gemäß § 15 SGB XI einem Pflegegrad zugeordnet sind. Wechselt während des stationären Aufenthaltes der Pflegegrad, ist der Kode für die höhere Pflegebedürftigkeit anzugeben. Liegt noch keine Einstufung in einen Pflegegrad vor, ist diese aber bereits beantragt, ist der Kode 9-984.b anzugeben. Wurde eine Höherstufung bei vorliegendem Pflegegrad beantragt, ist neben dem zutreffenden Kode aus 9-984.6 bis 9-984.9 der Kode 9-984.b gesondert anzugeben

9-984.6	Pflegebedürftig nach Pflegegrad 1
9-984.7	Pflegebedürftig nach Pflegegrad 2
9-984.8	Pflegebedürftig nach Pflegegrad 3
9-984.9	Pflegebedürftig nach Pflegegrad 4
9-984.a	Pflegebedürftig nach Pflegegrad 5
9-984.b	Erfolgter Antrag auf Einstufung in einen Pflegegrad

7 Psych-PV, PPP-RL und ihre Relevanz für die Kodierung

Die sog. Psychiatrie-Personalverordnung (Psych-PV) regelte bis Ende 2019 die Maßstäbe und Grundsätze zur Ermittlung des Personalbedarfs für Ärzte, Krankenpflegepersonal und sonstiges therapeutisches Fachpersonal in psychiatrischen Einrichtungen für Erwachsene sowie für Kinder und Jugendliche und stellte damit – mit Ausnahme der meisten psychosomatischen Kliniken – die Grundlage für die Budgetfindung im Rahmen der Verhandlungen zwischen Krankenhäusern und Kostenträgern in entsprechenden Kliniken dar. Dafür wurden stationär behandelte Patienten an vier Stichtagen im Jahr (jeweils am dritten Mittwoch der Monate Januar, April, Juli und Oktober) nach Art und Schwere der vorliegenden Krankheit sowie nach den Behandlungszielen und -mitteln in Behandlungsbereiche und Behandlungsarten eingruppiert.

Mit den Vorbereitungen zur Einführung des PEPP-Entgeltsystem erfolgte die Abbildung der unterschiedlichen Behandlungsbereiche und Behandlungsarten dann auch über sog. Pseudo-OPS:

- 9-980.- Behandlung von Erwachsenen in Einrichtungen, die im Anwendungsbereich der Psychiatrie-Personalverordnung liegen, Allgemeine Psychiatrie
- 9-981.- Behandlung von Erwachsenen in Einrichtungen, die im Anwendungsbereich der Psychiatrie-Personalverordnung liegen, Abhängigkeitskranke
- 9-982.- Behandlung von Erwachsenen in Einrichtungen, die im Anwendungsbereich der Psychiatrie-Personalverordnung liegen, Gerontopsychiatrie
- 9-983.- Behandlung von Kindern und Jugendlichen in Einrichtungen, die im Anwendungsbereich der Psychiatrie-Personalverordnung liegen, Kinder- und Jugendpsychiatrie

Ab 2010 war damit für jeden stationären Behandlungsfall zu Beginn der Behandlung und bei jedem Wechsel des Behandlungsbereichs ein OPS-Kode zur Abbildung der Psych-PV-Einstufung anzugeben. Gleichzeitig wurde von den Selbstverwaltungspartnern als Hilfestellung für die Eingruppierungspraxis in den Kliniken eine ergänzende Empfehlung für die Psych-PV-Eingruppierung veröffentlicht.[10]

Ende 2019 ist die Psychiatrie-Personalverordnung außer Kraft getreten. An ihre Stelle trat die Richtlinie zur Personalausstattung in Psychiatrie und Psychosomatik (PPP-RL). Anders als zuvor durch die Vorgaben der Psychiatrie-Personalverordnung, die Personalanhaltszahlen für die Budgetfindung auf Ortsebene bestimmte, werden mit der PPP-RL seit dem 01.01.2020 Mindestvorgaben für die Personalausstattung festgelegt. Die PPP-RL sah abweichend von der alten Psych-PV und den Regelungen der Pseudo-OPS zunächst vor, dass die Einstufungen in die Behandlungsbereiche jeweils an jedem Mittwoch einer ungeraden Kalenderwoche des Jahres für um 14:00 Uhr anwesende Patientinnen und Patienten durchzuführen waren. Entfiel der Stichtag auf einen Feiertag, hatte die Einstufung seit 2021 am nächsten Werktag zu erfolgen.[11] Wie nach der alten Psych-PV mussten dabei für die relevanten Stichtage nach Art und Schwere der Erkrankung sowie nach den Behandlungszielen und -mitteln Einstufungen in Behandlungsbereiche und Behandlungsarten vorgenommen werden. Die folgende Tabelle zeigt die Behandlungsbereiche nach PPP-RL in der zum 01.01.2023 in Kraft getretenen Version:[12]

---

10 GKV-SV/PKV/DKG: Gemeinsame Empfehlung zur Eingruppierung in die Behandlungsgruppen der Psychiatriepersonalverordnung (Psych-PV) für die Entwicklung eines pauschalierenden Entgeltsystems gemäß § 17d KHG. 2009. Online: www.g-drg.de [abgerufen am 3.1.2026].

11 G-BA: Richtlinie des Gemeinsamen Bundesausschusses über die Ausstattung der stationären Einrichtungen der Psychiatrie und Psychosomatik mit dem für die Behandlung erforderlichen therapeutischen Personal gemäß § 136a Absatz 2 Satz 1 des Fünften Buches Sozialgesetzbuch (SGB V), zuletzt geändert am 15.09.2022. Online: https://www.g-ba.de/downloads/62-492-3076/PPP-RL_2022-09-15_iK-2023-01-01.pdf [abgerufen am 3.1.2026].

12 G-BA: Richtlinie des Gemeinsamen Bundesausschusses über die Ausstattung der stationären Einrichtungen der Psychiatrie und Psychosomatik mit dem für die Behandlung erforderlichen therapeutischen Personal gemäß § 136a Absatz 2 Satz 1 des Fünften Buches Sozialgesetzbuch (SGB V), zuletzt geändert am 15.09.2022. Online: https://www.g-ba.de/downloads/62-492-3076/PPP-RL_2022-09-15_iK-2023-01-01.pdf [abgerufen am 3.1.2026].

	Allgemeine Psychiatrie	Abhängigkeitskranke	Gerontopsychiatrie	Psychosomatik	Kinder- und Jugendpsychiatrie
Kinderpsychiatrische Regel- und Intensivbehandlung					KJ1
(Jugendpsychiatrische) Regelbehandlung	A1	S1	G1		KJ2
(Jugendpsychiatrische) Intensivbehandlung	A2	S2	G2		KJ3
Psychotherapie				P1	
Eltern-Kind-Behandlung					KJ6
Tagesklinische Behandlung	A6/A8	S6	G6	P3/P4	KJ7
Psychosomatisch-psychotherapeutische und psychotherapeutische Komplexbehandlung	A7			P2	
Stationsäquivalente Behandlung	A9	S9	G9		KJ9

Im Vergleich zu den Einstufungsmöglichkeiten nach Psych-PV sind die Behandlungsbereiche zur Abbildung der Rehabilitativen Behandlung weggefallen. Diese dürften in der akutstationären Versorgung in der Vergangenheit keine große Rolle gespielt haben. Neu hinzugekommen sind die Behandlungsbereiche „Psychosomatisch-psychotherapeutische und psychotherapeutische Komplexbehandlung“ (A7 im vollstationären und A8 im teilstationären Setting) sowie die Stationsäquivalente Behandlung (A9, S9, G9, KJ9). Ebenfalls neu, da von der Psych-PV bisher nicht erfasst, sind ferner die Behandlungsbereiche der Psychosomatik. Im Jahr 2020 wurden zunächst für den vollstationären Bereich die Behandlungsbereiche P1 (Psychotherapie) und P2 (Psychosomatisch-psychotherapeutische Komplexbehandlung), ab 2021 dann zusätzlich auch für die Abbildung teilstationärer Behandlungsfälle die Behandlungsbereiche P3 (Psychotherapie teilstationär) und P4 (Psychosomatisch-psychotherapeutische Komplexbehandlung teilstationär) eingeführt.

In der zum 01.01.2023 in Kraft getretenen Version sind im Vergleich zu den früheren Einstufungsmöglichkeiten nach Psych-PV und auch noch nach PPP-RL bis 2022 die Behandlungsbereiche „Langdauernde Behandlung Schwer- und Mehrfachkranker" (A4, S4, G4, KJ5) und „Psychotherapie" (A5, S5, G5) weggefallen.[13]

Die Verwendung der Pseudo-OPS-Kodes war aufgrund der Aufhebung der Psychiatrie-Personalverordnung bereits im Jahr 2020 nicht mehr notwendig, wenngleich entsprechende OPS-Kodes noch in der OPS-Version 2020 vorhanden waren. Die Abbildung der PPP-RL-Einstufungen erfolgt nicht über OPS-Kodes. Die alten OPS-Kodes zur Abbildung der Psych-PV sind damit ab OPS-Version 2021 ersatzlos entfallen.

Nachdem im Jahr 2024 die Einrichtungen bei der Ermittlung der Mindestpersonalanforderungen im Rahmen des PPP-RL-Nachweises eine Wahloption dahingehend hatten, die Mindestvorgaben entweder unter Berücksichtigung der Stichtagseinstufungen zu ermitteln oder sich für die stärkere Nutzung der bereits zu Abrechnungszwecken erfassten OPS-Kodes zu entscheiden, sind die Behandlungstage je Behandlungsbereich nach PPP-RL seit dem 01.01.2025 auf Grundlage der kontinuierlichen Kodierung der Behandlungsarten (Psych-Komplexkodes) zu ermitteln.

13 G-BA: Beschluss des Gemeinsamen Bundesausschusses über eine Änderung der Personalausstattung Psychiatrie und Psychosomatik-Richtlinie: Erste Anpassung gemäß § 1 Absatz 3 vom 15.09.2022. Online: https://www.g-ba.de/downloads/39-261-5696/2022-09-15_PPP-RL_Erste-Anpassung.pdf [abgerufen am 08.01.2026].

Damit hat die Bedeutung der für die Abrechnung im Einzelfall erfassten Psych-Komplexkodes zugenommen, spätestens ab 01.01.2025 sind sie nach Ende einer einjährigen Übergangsfrist maßgeblich für die Bestimmung der Behandlungsbereiche im Rahmen der PPP-RL; und dies nicht nur für die Stichtage alle 14 Tage, sondern für jeden Behandlungstag. Damit spielen die Einstufungen nicht nur im Einzelfall bei der PEPP-Zuordnung eine Rolle.

Nachdem in vielen Krankenhäusern die mit der Kodierung betrauten Mitarbeiterinnen und Mitarbeiter auch bei Anwendung der bisherigen Stichtagssystematik mit in den Prozess der Erfassung der Behandlungsbereiche nach PPP-RL eingebunden waren, ist dies nach Ende der Übergangsphase unabdingbar. Der Fokus ist dabei nicht nur auf die für die Abrechnung relevanten OPS-Kodes, sondern auch auf die Bedeutung der Einstufungen im Rahmen der PPP-RL zu legen. Dabei sind insbesondere die folgenden Gesichtspunkte zu berücksichtigen:

- Die Einstufungen in die Behandlungsarten nach Psych-Komplexkode (und damit auch die Einstufungen nach PPP-RL) sollten im Behandlungsteam erfolgen. Nur so kann sichergestellt werden, dass alle notwendigen Informationen und Kenntnisse bei der Entscheidung zur Einstufung Berücksichtigung finden.
- Für die spätere Überprüfbarkeit der Einstufungen ist zwingend eine konsistente Dokumentation unter Berücksichtigung der unterschiedlichen Berufsgruppen erforderlich.
- Die Bedeutung der Einstufungen über die Abrechnungsrelevanz im Einzelfall hinaus macht ein kontinuierliches Monitoring der relevanten Einstufungen notwendig, da die Einstufungen nach PPP-RL im Rahmen der Nachweise nicht allein auf bereits entlassenen und/oder abgerechneten Behandlungsfällen beruhen, sondern alle Einstufungen von Behandlungsfällen berücksichtigen, die im jeweiligen Quartal in der Einrichtung behandelt wurden.
- Bei Nichteinhaltung der Mindestvorgaben kommen 2026 erstmals Vergütungssanktionen zum Tragen. Auch dies un-

terstreicht die Bedeutung der korrekten Einstufungen in die Behandlungsarten über ihre Relevanz im Rahmen der Abrechnung hinaus.

Bei der Bestimmung der Behandlungsbereiche nach PPP-RL aus den für die Abrechnung erfassten Routinedaten sind die Eingruppierungsempfehlungen unter Berücksichtigung der Gültigkeitsdauern der erfassten Psych-Komplexkodes, bestimmter Diagnosen und dem Alter bei Aufnahme gemäß Anlage 2 der PPP-RL zu beachten.[14] Diese unterscheiden sich unter Berücksichtigung der für die Psych-Komplexkodes aktuell relevanten Mindestmerkmale insbesondere in den im Folgenden aufgeführten Konstellationen von den bisher zu berücksichtigenden Vorgaben für die Einstufung der Behandlungsbereiche nach PPP-RL:

- Zuordnung von Behandlungsfällen in Einrichtungen der Erwachsenenpsychiatrie in den Bereich der Abhängigkeitskranken anhand einer Hauptdiagnose aus F10–F19 bei einem Alter bei Aufnahme < 65 Jahre,
- Zuordnung von Behandlungsfällen in Einrichtungen der Erwachsenenpsychiatrie in den Bereich der Gerontopsychiatrie anhand des Alters bei Aufnahme ≥ 65 Jahre,
- Abweichende Mindestmerkmale zur Definition einer Intensivbehandlung sowohl in Einrichtungen der Kinder- und Jugendpsychiatrie als auch in Einrichtungen der Erwachsenenpsychiatrie,
- Berücksichtigung von A7- und A8-Einstufungen auch bei Abhängigkeitskranken und bei Behandlungsfällen im Bereich Gerontopsychiatrie.
- Definition der KJ1-Einstufung (Kinderpsychiatrische Regel- und Intensivbehandlung) über ein Alter bei Aufnahme < 13 Jahre.

---

14 G-BA: Richtlinie des Gemeinsamen Bundesausschusses über die Ausstattung der stationären Einrichtungen der Psychiatrie und Psychosomatik mit dem für die Behandlung erforderlichen therapeutischen Personal gemäß § 136a Absatz 2 Satz 1 des Fünften Buches Sozialgesetzbuch (SGB V), zuletzt geändert am 20.06.2024. Online: https://www.g-ba.de/downloads/62-492-3666/PPP-RL_2024-06-20_iK-2025-01-01.pdf [abgerufen am 3.1.2026].

Die folgenden Ausführungen stellen die Eingruppierungsempfehlungen gemäß Anlage 2 der PPP-RL[15] im Detail dar.

7.1 Allgemeine Psychiatrie

A1 Regelbehandlung

Erläuterungen
Menschen mit psychischen Erkrankungen, die in psychiatrischen Einrichtungen für Erwachsene vollstationär behandelt werden und bei denen die Voraussetzungen des OPS-Kodes 9-607 (Regelbehandlung bei psychischen und psychosomatischen Störungen und Verhaltensstörungen bei Erwachsenen) erfüllt sind.

Einstufung
Psychiatrische Einrichtung für Erwachsene

+ Alter < 65 Jahre

+ vollstationäre Behandlung

+ OPS-Kode 9-607 Regelbehandlung Erwachsene

A2 Intensivbehandlung

Erläuterungen
Menschen mit psychischen Erkrankungen, die in psychiatrischen Einrichtungen für Erwachsene vollstationär behandelt werden und bei denen die Voraussetzungen des OPS-Kodes 9-61 (Intensivbehandlung bei psychischen und psychosomatischen Störungen und Verhaltensstörungen bei Erwachsenen) erfüllt sind.

Einstufung
Psychiatrische Einrichtung für Erwachsene

+ Alter < 65 Jahre

+ vollstationäre Behandlung

+ OPS-Kode 9-61 Intensivbehandlung Erwachsene

15 G-BA: Richtlinie des Gemeinsamen Bundesausschusses über die Ausstattung der stationären Einrichtungen der Psychiatrie und Psychosomatik mit dem für die Behandlung erforderlichen therapeutischen Personal gemäß § 136a Absatz 2 Satz 1 des Fünften Buches Sozialgesetzbuch (SGB V), zuletzt geändert am 18.06.2025. Online: https://www.g-ba.de/downloads/62-492-3993/PPP-RL_2025-06-18_iK_2026-01-01.pdf [abgerufen am 3.1.2026].

A6 Tagesklinische Behandlung

Erläuterungen
Menschen mit psychischen Erkrankungen, die in psychiatrischen Einrichtungen für Erwachsene teilstationär behandelt werden.

Einstufung
Psychiatrische Einrichtung für Erwachsene

+ Alter < 65 Jahre

+ teilstationäre Behandlung

A7 Psychosomatisch-psychotherapeutische und psychotherapeutische Komplexbehandlung

Erläuterungen
Menschen mit psychischen Erkrankungen, die in psychiatrischen Einrichtungen für Erwachsene vollstationär behandelt werden und bei denen die Voraussetzungen des OPS-Kodes 9-62 (Psychotherapeutische Komplexbehandlung bei psychischen und psychosomatischen Störungen und Verhaltensstörungen bei Erwachsenen) oder des OPS-Kodes 9-63 (Psychosomatisch-psychotherapeutische Komplexbehandlung bei psychischen und psychosomatischen Störungen und Verhaltensstörungen bei Erwachsenen) erfüllt sind. Damit müssen insbesondere die durchgeführten ärztlichen und/oder psychologischen Verfahren (ärztl. und psycholog. Einzel- und Gruppentherapie) mindestens drei Therapieeinheiten pro Woche umfassen.

Einstufung
Psychiatrische Einrichtung für Erwachsene

+ vollstationäre Behandlung

+ OPS-Kode 9-626 Psychotherapeutische Komplexbehandlung Erwachsene

oder

Psychiatrische Einrichtung für Erwachsene

+ vollstationäre Behandlung

+ OPS-Kode 9-634 Psychosomatische Komplexbehandlung Erwachsene

A8 Psychosomatisch-psychotherapeutische und psychotherapeutische Komplexbehandlung teilstationär

Erläuterungen

Menschen mit psychischen Erkrankungen, die in psychiatrischen Einrichtungen für Erwachsene teilstationär entweder komplex psychosomatisch-psychotherapeutisch oder komplex psychotherapeutisch behandelt werden und bei denen die Voraussetzungen des OPS-Kodes 9-62 (Psychotherapeutische Komplexbehandlung bei psychischen und psychosomatischen Störungen und Verhaltensstörungen bei Erwachsenen) oder des OPS-Kodes 9-63 (Psychosomatisch-psychotherapeutische Komplexbehandlung bei psychischen und psychosomatischen Störungen und Verhaltensstörungen bei Erwachsenen) erfüllt sind. Damit müssen insbesondere die durchgeführten ärztlichen und/oder psychologischen Verfahren (ärztl. und psycholog. Einzel- und Gruppentherapie) mindestens drei Therapieeinheiten pro Woche umfassen.

Einstufung

Psychiatrische Einrichtung für Erwachsene

+ teilstationäre Behandlung

+ OPS-Kode 9-626 Psychotherapeutische Komplexbehandlung Erwachsene

oder

Psychiatrische Einrichtung für Erwachsene

+ teilstationäre Behandlung

+ OPS-Kode 9-634 Psychosomatische Komplexbehandlung Erwachsene

A9 Stationsäquivalente Behandlung

Erläuterungen

Menschen mit psychischen Erkrankungen, die in psychiatrischen Einrichtungen für Erwachsene stationsäquivalent im Sinne von § 39 Absatz 1 SGB V behandelt werden und die nicht in S9 oder G9 eingestuft werden.

Einstufung

Psychiatrische Einrichtung für Erwachsene

+ Alter < 65 Jahre

+ stationsäquivalente Behandlung

7.2 Abhängigkeitskranke

S1 Regelbehandlung

Erläuterungen
Menschen mit Alkohol-, Medikamenten- oder Drogenabhängigkeit, die in psychiatrischen Einrichtungen für Erwachsene vollstationär behandelt werden, mit einer Hauptdiagnose aus ICD-10-GM F10–19 und bei denen die Voraussetzungen des OPS-Kodes 9-607 (Regelbehandlung bei psychischen und psychosomatischen Störungen und Verhaltensstörungen bei Erwachsenen) erfüllt sind.

Einstufung
Psychiatrische Einrichtung für Erwachsene

+ Alter < 65 Jahre

+ Hauptdiagnose aus ICD-10-GM F10–F19

+ vollstationäre Behandlung

+ OPS-Kode 9-607 Regelbehandlung Erwachsene

S2 Intensivbehandlung

Erläuterungen
Menschen mit Alkohol-, Medikamenten- oder Drogenabhängigkeit, die in psychiatrischen Einrichtungen für Erwachsene vollstationär behandelt werden, mit einer Hauptdiagnose aus ICD-10-GM F10–19 und bei denen die Voraussetzungen des OPS-Kodes 9-61 (Intensivbehandlung bei psychischen und psychosomatischen Störungen und Verhaltensstörungen bei Erwachsenen) erfüllt sind.

Einstufung
Psychiatrische Einrichtung für Erwachsene

+ Alter < 65 Jahre

+ Hauptdiagnose aus ICD-10-GM F10–F19

+ vollstationäre Behandlung

+ OPS-Kode 9-61 Intensivbehandlung Erwachsene

S6 Tagesklinische Behandlung

Erläuterungen
Menschen mit Alkohol-, Medikamenten- oder Drogenabhängigkeit, die in psychiatrischen Einrichtungen für Erwachsene teilstationär behandelt werden, mit einer Hauptdiagnose aus ICD-10-GM F10–19.

Einstufung
Psychiatrische Einrichtung für Erwachsene

+ Alter < 65 Jahre

+ Hauptdiagnose aus ICD-10-GM F10–F19

+ teilstationäre Behandlung

S9 Stationsäquivalente Behandlung

Erläuterungen
Menschen mit Alkohol-, Medikamenten- oder Drogenabhängigkeit mit einer Hauptdiagnose aus ICD-10-GM F10–19, die in psychiatrischen Einrichtungen für Erwachsene stationsäquivalent im Sinne von § 39 Absatz 1 SGB V behandelt werden.

Einstufung
Psychiatrische Einrichtung für Erwachsene

+ Alter < 65 Jahre

+ Hauptdiagnose aus ICD-10-GM F10–F19

+ stationsäquivalente Behandlung

7.3 Gerontopsychiatrie

G1 Regelbehandlung

Erläuterungen
Menschen mit psychischen Erkrankungen im Alter von ≥ 65 Jahren (meist Multimorbidität), die in psychiatrischen Einrichtungen für Erwachsene vollstationär behandelt werden und bei denen die Voraussetzungen des OPS-Kodes 9-607 (Regelbehandlung bei psychischen und psychosomatischen Störungen und Verhaltensstörungen bei Erwachsenen) erfüllt sind.

Einstufung
Psychiatrische Einrichtung für Erwachsene
+ Alter ≥ 65 Jahre
+ vollstationäre Behandlung
+ OPS-Kode 9-607 Regelbehandlung Erwachsene

G2 Intensivbehandlung

Erläuterungen
Menschen mit psychischen Erkrankungen im Alter von ≥ 65 Jahren, die in psychiatrischen Einrichtungen für Erwachsene vollstationär behandelt werden und bei denen die Voraussetzungen des OPS-Kodes 9-61 (Intensivbehandlung bei psychischen und psychosomatischen Störungen und Verhaltensstörungen bei Erwachsenen) erfüllt sind.

Einstufung
Psychiatrische Einrichtung für Erwachsene
+ Alter ≥ 65 Jahre
+ vollstationäre Behandlung
+ OPS-Kode 9-61 Intensivbehandlung Erwachsene

G6 Tagesklinische Behandlung

Erläuterungen
Menschen mit psychischen Erkrankungen im Alter von ≥ 65 Jahren, die in psychiatrischen Einrichtungen für Erwachsene teilstationär behandelt werden.

Einstufung
Psychiatrische Einrichtung für Erwachsene
+ Alter ≥ 65 Jahre
+ teilstationäre Behandlung

G9 Stationsäquivalente Behandlung

Erläuterungen
Menschen mit psychischen Erkrankungen im Alter von ≥ 65 Jahren, die in psychiatrischen Einrichtungen für Erwachsene stationsäquivalent im Sinne von § 39 Absatz 1 SGB V behandelt werden.

Einstufung
Psychiatrische Einrichtung für Erwachsene

+ Alter ≥ 65 Jahre

+ stationsäquivalente Behandlung

7.4 Psychosomatik

P1 Psychotherapie

Erläuterungen
Menschen mit psychischen Erkrankungen, die in psychosomatischen Einrichtungen vollstationär psychosomatisch-psychotherapeutisch oder psychotherapeutisch behandelt werden und bei denen die Voraussetzungen des OPS-Kodes 9-607 (Regelbehandlung bei psychischen und psychosomatischen Störungen und Verhaltensstörungen bei Erwachsenen) oder 9-61 (Intensivbehandlung bei psychischen und psychosomatischen Störungen und Verhaltensstörungen bei Erwachsenen) erfüllt sind. Beispielsweise Menschen mit schweren Neurosen, Persönlichkeitsstörungen, Verhaltensstörungen oder somatoformen Störungen.

Einstufung
Psychosomatische Einrichtung

+ vollstationäre Behandlung

+ OPS-Kode 9-607 Regelbehandlung Erwachsene

oder

Psychosomatische Einrichtung

+ vollstationäre Behandlung

+ OPS-Kode 9-61 Intensivbehandlung Erwachsene

P2 Psychosomatisch-psychotherapeutische Komplexbehandlung

Erläuterungen
Menschen mit psychischen Erkrankungen, die in psychosomatischen Einrichtungen vollstationär komplex psychosomatisch-psychotherapeutisch behandelt werden und bei denen die Voraussetzungen des OPS-Kodes 9-62 (Psychotherapeutische Komplexbehandlung bei psychischen und psychosomatischen Störungen und Verhaltensstörungen bei Erwachsenen) oder 9-63 (Psychosomatischpsychotherapeutische Komplexbehandlung bei psychischen und psychosomatischen Störungen und Verhaltensstörungen bei Erwachsenen) erfüllt sind. Damit müssen insbesondere die durchgeführten ärztlichen und/oder psychologischen Verfahren (ärztl. und psycholog. Einzel- und Gruppentherapie) mindestens drei Therapieeinheiten pro Woche umfassen.

Einstufung
Psychosomatische Einrichtung

+ vollstationäre Behandlung

+ OPS-Kode 9-626 Psychotherapeutische Komplexbehandlung Erwachsene

oder

Psychosomatische Einrichtung

+ vollstationäre Behandlung

+ OPS-Kode 9-634 Psychosomatische Komplexbehandlung Erwachsene

P3 Psychotherapie teilstationär

Erläuterungen
Menschen mit psychischen Erkrankungen, die in psychosomatischen Einrichtungen teilstationär psychosomatisch-psychotherapeutisch oder psychotherapeutisch behandelt werden und bei denen die Voraussetzungen des OPS-Kodes 9-607 (Regelbehandlung bei psychischen und psychosomatischen Störungen und Verhaltensstörungen bei Erwachsenen) oder 9-61 (Intensivbehandlung bei psychischen und psychosomatischen Störungen und Verhaltensstörungen bei Erwachsenen) erfüllt sind. Beispielsweise Menschen mit schweren Neurosen, Persönlichkeitsstörungen, Verhaltensstörungen oder somatoformen Störungen.

Einstufung
Psychosomatische Einrichtung
+ teilstationäre Behandlung
+ OPS-Kode 9-607 Regelbehandlung Erwachsene
oder
Psychosomatische Einrichtung
+ teilstationäre Behandlung
+ OPS-Kode 9-61 Intensivbehandlung Erwachsene

P4 Psychosomatisch-psychotherapeutische Komplexbehandlung teilstationär

Erläuterungen
Menschen mit psychischen Erkrankungen, die in psychosomatischen Einrichtungen teilstationär komplex psychosomatisch-psychotherapeutisch behandelt werden und bei denen die Voraussetzungen des OPS-Kodes 9-62 (Psychotherapeutische Komplexbehandlung bei psychischen und psychosomatischen Störungen und Verhaltensstörungen bei Erwachsenen) oder 9-63 (Psychosomatischpsychotherapeutische Komplexbehandlung bei psychischen und psychosomatischen Störungen und Verhaltensstörungen bei Erwachsenen) erfüllt sind. Damit müssen insbesondere die durchgeführten ärztlichen und/oder psychologischen Verfahren (ärztl. und psycholog. Einzel- und Gruppentherapie) mindestens drei Therapieeinheiten pro Woche umfassen.

Einstufung
Psychosomatische Einrichtung
+ teilstationäre Behandlung
+ OPS-Kode 9-626 Psychotherapeutische Komplexbehandlung Erwachsene
oder
Psychosomatische Einrichtung
+ teilstationäre Behandlung
+ OPS-Kode 9-634 Psychosomatische Komplexbehandlung Erwachsene

7.5 Kinder- und Jugendpsychiatrie

KJ1 Kinderpsychiatrische Regel- und Intensivbehandlung (bis 14. Lebensjahr)

Erläuterungen

Vorschul- und Schulkinder bis zum 14. Lebensjahr mit psychischen Erkrankungen, die in Einrichtungen der Kinder- und Jugendpsychiatrie vollstationär behandelt werden und bei denen die Voraussetzungen des OPS-Kodes 9-656 (Regelbehandlung bei psychischen und psychosomatischen Störungen und Verhaltensstörungen bei Kindern und Jugendlichen) oder 9-672 (Psychiatrisch-psychosomatische Intensivbehandlung bei psychischen und psychosomatischen Störungen und Verhaltensstörungen bei Kindern und Jugendlichen) erfüllt sind.

Einstufung

Einrichtung der Kinder- und Jugendpsychiatrie

+ Alter bis zum 14. Lebensjahr

+ vollstationäre Behandlung

+ OPS-Kode 9-656 Regelbehandlung KJP

oder

Einrichtung der Kinder- und Jugendpsychiatrie

+ Alter bis zum 14. Lebensjahr

+ vollstationäre Behandlung

+ OPS-Kode 9-672 Intensivbehandlung KJP

KJ2 Jugendpsychiatrische Regelbehandlung

Erläuterungen

Jugendliche und Heranwachsende ab dem 14. Lebensjahr mit psychischen Erkrankungen, die in Einrichtungen der Kinder- und Jugendpsychiatrie vollstationär behandelt werden und bei denen die Voraussetzungen des OPS-Kodes 9-656 (Regelbehandlung bei psychischen und psychosomatischen Störungen und Verhaltensstörungen bei Kindern und Jugendlichen) erfüllt sind.

Einstufung
Einrichtung der Kinder- und Jugendpsychiatrie
+ Alter ab dem 14. Lebensjahr
+ vollstationäre Behandlung
+ OPS-Kode 9-656 Regelbehandlung KJP

KJ3 Jugendpsychiatrische Intensivbehandlung

Erläuterungen
Jugendliche mit psychischen Erkrankungen und psychosozial retardierte Heranwachsende ab dem 14. Lebensjahr, die in Einrichtungen der Kinder- und Jugendpsychiatrie vollstationär behandelt werden und bei denen die Voraussetzungen des OPS-Kodes 9-672 (Psychiatrisch-psychosomatische Intensivbehandlung bei psychischen und psychosomatischen Störungen und Verhaltensstörungen bei Kindern und Jugendlichen) erfüllt sind.

Einstufung
Einrichtung der Kinder- und Jugendpsychiatrie
+ Alter ab dem 14. Lebensjahr
+ vollstationäre Behandlung
+ OPS-Kode 9-672 Intensivbehandlung KJP

KJ6 Eltern-Kind-Behandlung (gemeinsame Aufnahme von Kind und Bezugspersonen)

Erläuterungen
Kinder mit psychischen Erkrankungen, die in Einrichtungen der Kinder- und Jugendpsychiatrie im Eltern-Kind-Setting vollstationär behandelt werden und bei denen die Voraussetzungen des OPS-Kodes 9-686 (Psychiatrisch-psychosomatische Behandlung im besonderen Setting (Eltern-Kind-Setting) bei psychischen und psychosomatischen Störungen und Verhaltensstörungen bei Kindern und Jugendlichen) erfüllt sind.

Einstufung
Einrichtung der Kinder- und Jugendpsychiatrie
+ vollstationäre Behandlung
+ OPS-Kode 9-686 Eltern-Kind-Setting KJP

KJ7 Tagesklinische Behandlung

Erläuterungen
inder und Jugendliche mit psychischen Erkrankungen, die keiner vollstationären Behandlung bedürfen.

Einstufung
Einrichtung der Kinder- und Jugendpsychiatrie

+ teilstationäre Behandlung

KJ9 Stationsäquivalente Behandlung

Erläuterungen
Kinder und Jugendliche mit psychischen Erkrankungen, die stationsäquivalent im Sinne von § 39 Absatz 1 SGB V behandelt werden.

Einstufung
Einrichtung der Kinder- und Jugendpsychiatrie

+ stationsäquivalente Behandlung

8 Rechnungsprüfungen durch Kostenträger

8.1 Gesetzliche Grundlage für Rechnungsprüfungen

Die gesetzliche Grundlage für die Prüfung von Rechnungen durch die gesetzlichen Krankenkassen bildet in erster Linie § 275 Sozialgesetzbuch V (SGB V).[16] Danach sind die Krankenkassen zur Prüfung von Voraussetzung, Art und Umfang der Leistung sowie bei Auffälligkeiten zur Prüfung der ordnungsgemäßen Abrechnung verpflichtet, wenn dies nach Art, Schwere, Dauer oder Häufigkeit der Erkrankung oder nach dem Krankheitsverlauf erforderlich ist. Die Prüfung hat durch den Medizinischen Dienst (MD) zu erfolgen.

Dabei ist zu berücksichtigen, dass ein Patient bzw. eine Patientin nach § 39 SGB V[17] nur dann Anspruch auf eine stationäre Krankenhausbehandlung hat, wenn vorrangige Versorgungsmöglichkeiten nicht ausreichen:

Zitat: *Die Krankenhausbehandlung wird vollstationär, stationsäquivalent, tagesstationär, teilstationär, vor- und nachstationär sowie ambulant erbracht; [...] Versicherte haben Anspruch auf vollstationäre, stationsäquivalente oder tagesstationäre Behandlung durch ein nach § 108 zugelassenes Krankenhaus, wenn die Aufnahme oder die Behandlung im häuslichen Umfeld nach Prüfung durch das Krankenhaus erforderlich ist, weil das Behandlungsziel nicht durch teilstationäre, vor- und nachstationäre oder ambulante Behandlung einschließlich häuslicher Krankenpflege erreicht werden kann.*

---

16 Das Fünfte Buch Sozialgesetzbuch – Gesetzliche Krankenversicherung – (Artikel 1 des Gesetzes vom 20. Dezember 1988, BGBl. I S. 2477, 2482), das zuletzt durch Artikel 21 des Gesetzes vom 2. Dezember 2025 (BGBl. 2025 I Nr. 301) geändert worden ist. Online: https://www.gesetze-im-internet.de/sgb_5/SGB_5.pdf [abgerufen am 3.1.2026].

17 Ebd.

> *[...] Die stationsäquivalente Behandlung umfasst eine psychiatrische Behandlung im häuslichen Umfeld durch mobile ärztlich geleitete multiprofessionelle Behandlungsteams; die tagesstationäre Behandlung umfasst einen täglich mindestens sechsstündigen Aufenthalt der Patientinnen und Patienten im Krankenhaus, währenddessen überwiegend ärztliche oder pflegerische Behandlung erbracht wird, ohne Übernachtung im Krankenhaus. Die stationsäquivalente Behandlung und die tagesstationäre Behandlung entsprechen hinsichtlich der Inhalte sowie der Flexibilität und Komplexität der Behandlung einer vollstationären Behandlung.*

Das weitere Verfahren zur Durchführung und zum Umfang von Prüfungen durch den Medizinischen Dienst regelt darüber hinaus § 275c SGB V in Verbindung mit der jeweils gültigen Prüfverfahrensvereinbarung (PrüfvV). Im Juni 2021 wurde die Prüfverfahrensvereinbarung, die für alle Patientinnen und Patienten, die ab dem 1. Januar 2022 in Krankenhaus aufgenommen werden, anzuwenden ist, von der Bundesschiedsstelle festgesetzt[18]. Zu den in den genannten Quellen geregelten Verfahrensinhalten gehören:

- Fristen für die Einleitung des Prüfverfahrens und die Beauftragung des Medizinischen Dienstes sowie für die im Rahmen des Prüfverfahrens zu benennenden und von den Krankenhäusern zur Verfügung zu stellenden Unterlagen
- Regelungen zur Bestimmung der zulässigen quartalsbezogenen Prüfquote für ein Krankenhaus
- Regelungen für die Möglichkeit eines Vorverfahrens vor Einleitung einer Rechnungsprüfung durch den Medizinischen Dienst

18 GKV-SV/DKG: Vereinbarung über das Nähere zum Prüfverfahren nach § 275c Absatz 1 SGB V (Prüfverfahrensvereinbarung PrüfvV) gemäß § 17c Absatz 2 KHG und über das einzelfallbezogene Erörterungsverfahren nach § 17c Absatz 2b Satz 1 KHG vom 22.06.2021. Online: https://www.dkgev.de/fileadmin/default/Mediapool/2_Themen/2.2_Finanzierung_und_Leistungskataloge/2.2.8._MDK-Pruefungen/Neue_PruefvV.pdf [abgerufen am 3.1.2026]..

- Einzelheiten zur Durchführung der eigentlichen Prüfung durch den Medizinischen Dienst
- Möglichkeiten eines Nachverfahrens nach Abschluss der Prüfung durch den Medizinischen Dienst
- Festlegung einer Aufwandspauschale in Höhe von 300 EUR für die Krankenhäuser bei einer Rechnungsprüfung, die nicht zu einer Minderung des Abrechnungsbetrages geführt hat
- Festlegung von Rechnungsaufschlägen für die Krankenhäuser bei erfolgreicher Prüfung durch die Krankenkasse, abhängig vom Anteil unbeanstandeter Abrechnungen
- Zahlungs- und Aufrechnungsregeln
- Verbot, pauschale Abschläge zwischen Krankenkassen und Krankenhäusern auf die Abrechnung geltender Entgelte zu vereinbaren

Rechnungsprüfungen von Krankenhausbehandlungen nicht gesetzlich versicherter Patienten erfolgen nicht nach der gesetzlichen Grundlage des SGB V, sondern nach den Vorgaben des Bürgerlichen Gesetzbuches (BGB).

8.2 Entwicklung der Rechnungsprüfungen in Psychiatrie und Psychosomatik

Mit der Abrechnung über das neue Vergütungssystem hat die Anzahl an Rechnungsprüfungen in den Krankenhäusern deutlich zugenommen[19]. Während vor Einführung des pauschalierenden Entgeltsystems bei Abrechnung über tagesgleiche Pflegesätze lediglich die Verweildauer Einfluss auf den Rechnungsbetrag hatte, spielt jetzt auch zusätzlich die Kodierung eine Rolle. Dem-

19 Hamburg Center for Health Economics/BQS Institut für Qualität und Patientensicherheit: Begleitforschung zu den Auswirkungen der Einführung des pauschalierenden Entgeltsystems für psychiatrische und psychosomatische Einrichtungen. Auftrag nach § 17d Abs. 8 KHG. Endbericht für die Datenjahre 2011 – 2018. Online: www.g-drg.de [abgerufen am 3.1.2026].

entsprechend liegt der Fokus der durch die Kostenträger eingeleiteten Rechnungsprüfungen insbesondere auf folgenden, für die PEPP-Zuordnung relevanten und damit den Rechnungsbetrag beeinflussenden Parametern (siehe auch Kapitel 3 zu Relevanz der Diagnosekodierung sowie Kapitel 4 zur Bedeutung der Prozeduren im PEPP-System):

- Kodierung
  - Klassifizierung von Diagnosen (Auswahl des richtigen ICD-Kodes zur Abbildung eines medizinischen Zustands)
  - Wahl der Hauptdiagnose
  - Verschlüsselung relevanter somatischer und psychiatrischer/psychosomatischer Nebendiagnose(n)
  - Angabe von Prozeduren (Abbildung unterschiedlicher Behandlungsarten über Psych-Komplexkodes, Leistungen im Rahmen von Zusatzkodes, Gabe von Medikamenten, Durchführung bestimmter Einzelleistungen wie beispielsweise Elektrokonvulsionstherapien)
- Verweildauer

Im Hinblick auf die Verweildauer ist insbesondere zwischen den Konstellationen zu unterscheiden, in denen geprüft wird, ob ein Patient überhaupt hätte stationär behandelt werden müssen (sog. primäre Fehlbelegung) und solchen, in denen die Länge des stationären Krankenhausaufenthaltes in Frage gestellt wird (sog. sekundäre Fehlbelegung). Tertiäre Fehlbelegungen und damit die Prüfung, ob ein Patient in der angemessenen Versorgungsform behandelt wurde, spielen derzeit erfahrungsgemäß eher eine untergeordnete Rolle.

Der Einfluss von Verweildauerkürzungen auf den Rechnungsbetrag ist dabei nicht zu unterschätzen, wie folgendes Beispiel zeigen soll:

Beispiel

Abbildung eines Behandlungsfalls über die PEPP PA04C (Affektive, neurotische, Belastungs-, somatoforme und Schlafstörungen, Alter < 65 Jahre, ohne komplizierende Konstellation, ohne komplizierende Diagnose, ohne erhebliche Pflegebedürftigkeit) mit 50 Berechnungstagen (BT); darüber hinaus Abrechnung des ergänzenden Tagesentgeltes (ET) 02.03 über fünf Tage. Der Fall wird durch den Medizinischen Dienst geprüft. Unter Berücksichtigung eines fiktiven Basisentgeltwertes in Höhe von 280 EUR resultieren:

PEPP-Erlös	249,14 € (= 0,8898 x 280 €) x 50 BT = 12.457,00 €	
Erlös aus ET	53,90 € (= 0,1925 x 280 €) x 5 BT = 269,50 €	
	MD streicht ET02.03	MD kürzt fünf Berechnungstage
Resultierende Rechnungskürzung	269,50 €	1.245,72 €

Auch wenn möglicherweise die Abrechnung des ergänzenden Tagesentgeltes über fünf Tage den ausschlaggebenden Prüfanlass darstellte, führt die Korrektur der Verweildauer um fünf Tage im Vergleich zur vollständigen Streichung des ergänzenden Tagesentgeltes zu einer deutlich höheren Rechnungskürzung.

Die Bedeutung einer konsistenten und vollständigen Dokumentation in der individuellen Patientenakte kann dabei nicht häufig genug betont werden. Dies betrifft jedoch nicht nur die Dokumentation der stationären Behandlungsnotwendigkeit sowie der Begründung von Verweildauertagen.

In der OPS Version 2021 wurde für alle Psych-Komplexkodes eine Aufteilung der bisherigen Mindestmerkmale in krankenhausbezogene Strukturmerkmale sowie patientenbezogene Mindestmerkmale vorgenommen (siehe Kapitel 6). Für die als patientenbezogene Merkmale klassifizierten Voraussetzungen ist die Frage, ob diese aus der individuellen Patientenakte hervorgehen müssen, eindeutig mit „ja" zu beantworten. Gleiches gilt für die

Dokumentation von Diagnosen. Dies soll anhand der Kodierung des ICD-Kodes E66.06 (Adipositas durch übermäßige Kalorienzufuhr: Adipositas Grad III (WHO) bei Patienten von 18 Jahren und älter, Body-Mass-Index [BMI] von 40 bis unter 50) verdeutlicht werden. Für die Kodierung des ICD-Kodes als Nebendiagnose sollte aus der individuellen Patientenakte hervorgehen:

- Das Vorliegen einer Adipositas entsprechenden Schweregrads, insbesondere belegt durch Angabe von
  - Größe und
  - Gewicht
- Ein Ressourcenverbrauch gemäß DKR-Psych (PD003c), beispielsweise in Form von
  - Ernährungsberatung
  - Einsatz eines Spezialbetts
  - kalorienreduzierter Kost
  - erhöhtem Pflegeaufwand

8.3 Bedeutung von Rechnungsprüfungen in Psychiatrie und Psychosomatik

Die Finanzierung in psychiatrischen und psychosomatischen Einrichtungen erfolgt über Budgets, die jährlich zwischen Krankenhaus und Kostenträgern individuell zu vereinbaren sind. Neben regionalen und strukturellen Besonderheiten sind bei der Vereinbarung des Budgets zahlreiche weitere Faktoren zu berücksichtigen. Der für das jeweilige Krankenhaus individuelle Basisentgeltwert ergibt sich dabei – unter besonderer Berücksichtigung von Zusatzentgelten und Entgelten für unbewertete Leistungen – aus dem Ergebnis der Division des vereinbarten Gesamtbetrags und der Summe der vereinbarten Bewertungsrelationen. Bereits bei der Vereinbarung des Gesamtbetrags zwischen Krankenhaus und Kostenträgern sind die Ergebnisse von Fehlbelegungsprüfungen und Veränderungen in der Leistungserbringung, auf die Rechnungsprüfungen durchaus Einfluss haben können, zu berücksichtigen.

Trotz des weiterhin für die Einrichtungen in Psychiatrie und Psychosomatik geltenden „Budgetsystems" erfolgt die Vergütung im Einzelfall über das neue Entgeltsystem; die Abrechnung über PEPPs, ergänzende Tagesentgelte und Zusatzentgelte stellt damit einen Abschlag auf das vereinbarte Budget dar. Der mit den Kostenträgern vereinbarte Betrag fließt dementsprechend nur, wenn die vereinbarten und der Berechnung des Basisentgeltwerts zugrunde gelegten Leistungen auch erbracht werden. Weichen die tatsächlich erbrachten Leistungen von den vereinbarten Leistungen ab, ist nachträglich ein Ausgleich vorzunehmen. Kürzungen im Rahmen von Rechnungsprüfungen können damit einen erheblichen Einfluss darauf nehmen, ob die vereinbarten Leistungen auch tatsächlich zur Abrechnung gebracht werden können und der vereinbarte Gesamtbetrag damit erreicht wird.

8.4 Wie kann den Herausforderungen durch Rechnungsprüfungen begegnet werden?

Rechnungsprüfungen stellen mit der Einführung des neuen Entgeltsystems eine große Herausforderung für psychiatrische und psychosomatische Einrichtungen dar – insbesondere auch deshalb, da eine Rechnungskorrektur durch das Krankenhaus seit dem 01.01.2022 nur noch in eng umgrenzten Fällen zulässig ist.

Kodier- und Abrechnungsprozesse sowie der Umgang mit Rechnungsprüfungen sollten von jedem Krankenhaus unter Berücksichtigung der individuellen Gegebenheiten analysiert und optimiert werden.

Dazu gehören insbesondere:

- Schulung der relevanten Mitarbeiter zur Kodierung und Dokumentation, aber auch zu den gesetzlichen Rahmenbedingungen im Hinblick auf das neue Vergütungssystem:
  - Allgemeine und fachspezifische Schulungen insbesondere von neuen Mitarbeitern

  - Schulung der jährlichen Neuerungen in den Klassifikationssystemen, dem PEPP-System selbst, den Kodierrichtlinien sowie den Abrechnungsbestimmungen
  - ...
- Standardisierung des Kodierprozesses, aber auch der Abläufe im Rahmen der Rechnungsprüfungen („MD-Management“)
  - Wer erfasst Leistungen und Diagnosen?
  - Wer nimmt die abschließende Prüfung der Behandlungsfälle vor und prüft insbesondere die Konsistenz zwischen Dokumentation und Leistungserfassung?
  - Wer überprüft die medizinisch-inhaltliche Dokumentation von Parametern, die den Rechnungsbetrag beeinflussen?
  - ...
- Effektiver und effizienter Einsatz von Kodierfachkräften innerhalb der genannten Prozesse
  - In welcher Klinik/auf welcher Station macht der Einsatz von Kodierfachkräften überhaupt Sinn?
  - Bei welchen Tätigkeiten im Rahmen der Dokumentation und Kodierung können Kodierfachkräfte am besten unterstützen?
  - ...
- Monitoring von Fristen und relevanten Kennzahlen im Rahmen der Rechnungsprüfungen
  - Etablierung von Berichtswesen
  - Strukturierte Rückmeldungen an die Kliniken zu Prüfaufkommen und -ergebnissen
  - ...
- Unterstützung der genannten Prozesse durch geeignete Softwaretools
  - Etablierung von Prüfroutinen zur Verbesserung der Kodierqualität und Dokumentation
  - Systematische Erfassung von Rechnungsprüfungen
  - ...

- Enger Austausch zwischen den an den genannten Prozessen beteiligten Mitarbeitern (Medizincontrolling, Kodierfachkräfte, Therapeuten in der Klinik, ...)
  - Beteiligung unterschiedlicher Berufsgruppen an Teamsitzungen
  - Regelmäßiger Austausch aller Beteiligten zu Kodierung/Dokumentation/Rechnungsprüfungen
  - ...

8.5 Fazit

- Regelungen zu Rechnungsprüfungen sind in den letzten Jahren deutlich komplexer geworden.
- Rechnungsprüfungen stellen mit der Einführung des neuen Vergütungssystems eine große Herausforderung für psychiatrische und psychosomatische Einrichtungen dar.
- Die Anforderungen an eine korrekte und vollständige Dokumentation und der damit verbundene Aufwand für die Mitarbeiter in den Krankenhäusern ist mit der Abrechnung nach PEPP gestiegen.
- Rechnungsprüfungen bzw. deren Ergebnisse sind auch im Rahmen eines Budgetsystems von Relevanz.
- Abhängig von der tatsächlichen Anzahl an Prüfungen ist ein zuverlässiges Monitoring der Prüfungen unerlässlich.
- Die bereits seit dem Jahr 2022 geltende Prüfverfahrensvereinbarung sowie die Regelungen zu Aufschlagszahlungen bei Rechnungsminderungen im Prüfverfahren durch die Medizinischen Dienste, Fristen im Rahmen von Widerspruchsverfahren und verpflichtendem Erörterungsverfahren werden auch im Jahr 2026 Einfluss auf das Management der Rechnungsprüfungen auf Krankenhaus- und Kostenträgerseite nehmen.

9 Häufige Fragen in Zusammenhang mit der Kodierung und Abrechnung in Psychiatrie und Psychosomatik

9.1 Definitionen und Kennzahlen im PEPP-System

1. Was ist die Verweildauer?

Die Verweildauer wird durch die Subtraktion des Aufnahmedatums vom Entlassungsdatum ermittelt. Bei Beurlaubungen werden die vollständigen Tage der Abwesenheit abgezogen. Bei Aufnahme und Entlassung am gleichen Kalendertag resultiert eine Verweildauer von einem Tag.

2. Wie sind Berechnungstage definiert?

Berechnungstage sind der Aufnahmetag sowie jeder weitere Tag des Krankenhausaufenthaltes inkl. des Verlegungs- oder Entlassungstages aus dem Krankenhaus. Vollständige Kalendertage der Abwesenheit sind keine Berechnungstage. Bei Aufnahme und Entlassung am gleichen Tag resultiert ein Berechnungstag. Bei Verlegungen innerhalb eines Krankenhauses am selben Kalendertag aus dem Geltungsbereich der Bundespflegesatzverordnung (Psychiatrie/Psychosomatik) in den Geltungsbereich des Krankenhausentgeltgesetzes (Somatik) ist der Verlegungstag von der Psychiatrie/Psychosomatik nicht abrechnungsfähig. Gleiches gilt bei internen Verlegungen bzw. Wechseln am selben Kalendertag innerhalb der Psychiatrie/Psychosomatik zwischen vollstationärer, stationsäquivalenter oder teilstationärer Behandlung. Der Verlegungstag ist hier ebenfalls für den verlegenden Bereich nicht abrechnungsfähig.

3. Was sind Behandlungstage nach PPP-RL?[21]

Als Behandlungstage nach PPP-RL zählen der Aufnahmetag und jeder weitere Tag des Krankenhausaufenthaltes bzw. bei stationsäquivalenter Behandlung Tage mit direktem Patientenkontakt. Entlassungs- und Verlegungstage, die nicht zugleich Aufnahmetag sind, sowie Tage, an denen eine über Mitternacht hinausgehende Beurlaubung oder Abwesenheit beginnt, werden nicht berücksichtigt. Bei teilstationärer Behandlung ist der letzte Tag des Aufenthaltes als Behandlungstag zu berücksichtigen.

4. Was ist eine Verbringung?

Verbringungsleistungen sind vom Krankenhaus veranlasste Leistungen Dritter. Von Drittleistungen im Rahmen einer Verbringung sind die Leistungen eines anderen Krankenhauses oder eines anderen Entgeltbereichs innerhalb desselben Krankenhauses (im Fall von Psychiatrie/Psychosomatik z.B. Somatik) nach Verlegung des Patienten dorthin zu unterscheiden. Im Rahmen einer Verbringung verlässt der Patient das Krankenhaus für die veranlasste Leistung, bleibt aber dabei Patient des entsendenden Krankenhauses. Bei einer Verlegung verlässt der Patient hingegen den Verantwortungsbereich des verlegenden Krankenhauses und wird in die stationären Abläufe des aufnehmenden Krankenhauses integriert. Die Tatsache, ob es sich um eine Verbringung oder um eine Verlegung handelt, hat damit auch Einfluss auf die Vergütung der erbrachten Leistung.

21 G-BA: Richtlinie des Gemeinsamen Bundesausschuss über die Ausstattung der stationären Einrichtungen der Psychiatrie und Psychosomatik mit dem für die Behandlung erforderlichen therapeutischen Personal gemäß § 136a Absatz 2 Satz 1 des Fünften Buches Sozialgesetzbuch (SGB V), zuletzt geändert am 18.06.2025. Online: https://www.g-ba.de/downloads/62-492-3993/PPP-RL_2025-06-18_iK_2026-01-01.pdf [abgerufen am 3.1.2026].

9.2 Fallzusammenfassungen im PEPP-System

1. Was versteht man unter Fallzusammenfassung?

In bestimmten Konstellationen sind zwei oder mehr, eigentlich getrennte medizinische Aufenthalte als ein Behandlungsfall abzurechnen. Die Aufenthaltsdaten der ursprünglichen Fälle sind dafür zu einem Fall zusammenzufassen.

2. Unter welchen Bedingungen sind Fallzusammenfassungen vorzunehmen?

Wird ein Patient innerhalb von 14 Kalendertagen ab dem Entlassungsdatum der vorangegangenen Behandlung wieder in dieselbe Strukturkategorie aufgenommen und liegen zwischen dem Aufnahmedatum des ersten Falls und dem Aufnahmedatum des aktuellen Falls nicht mehr als 90 Tage, ist eine Fallzusammenfassung vorzunehmen. Die Regel gilt dabei nur für Fälle, die über mit Bewertungsrelationen bewertete oder stationsäquivalente Entgelte abgebildet werden. Eine Fallzusammenfassung von Behandlungsfällen mit Aufnahmedatum aus unterschiedlichen Jahren erfolgt nicht.

Wird ein Patient in ein anderes Krankenhaus verlegt und von diesem oder einem anderen Krankenhaus in dasselbe Krankenhaus zurückverlegt, gelten die gleichen Regeln zur Fallzusammenfassung.

3. Worauf ist bei Fallzusammenfassungen zu achten?

Sind mehrere Fälle zu einem Abrechnungsfall zusammenzufassen, sind ggf. Anpassungen bei der Kodierung notwendig:

- Zur Wahl der Hauptdiagnose, siehe Kapitel 2.3.
- Anpassungen von Nebendiagnosen sollten dann vorgenommen werden, wenn die Kodierung durch die Fallzusammenfassung unplausibel wird. Dies ist beispielsweise der Fall, wenn nach Fallzusammenfassung unterschiedliche Schweregrade eines medizinischen Zustands (z. B. unterschiedli-

che Schweregrade einer chronischen Niereninsuffizienz, verschiedene Stoffwechsellagen eines Diabetes mellitus) im Datensatz resultieren.

- Regelhaft müssen keine Anpassungen von Prozeduren vorgenommen werden; nach den Kodierrichtlinien müssen keine Anpassungen der Bezugsdaten der Psych-Komplexkodes und Zusatzkodes unter Berücksichtigung des ersten Behandlungsfalls erfolgen; d. h. die OPS-Kodes der Einzelfälle werden im zusammengefassten Fall aufgeführt. Anpassungen sind ggf. nur dann notwendig, wenn durch die Fallzusammenfassung eine Fehler-PEPP resultiert. Dies kann in besonderen Konstellationen der Fall sein, wenn beispielsweise eine Patientin oder ein Patient am selben Tage entlassen und wieder aufgenommen wird, die Abbildung zunächst über unterschiedliche Fälle erfolgte und in beiden Fällen für denselben Tag tagesbezogene Leistungen wie 1:1-Betreuungen dokumentiert wurden. Die Zeiten sind bei Fallzusammenfassung für den Tag zu addieren und über einen OPS-Kode abzubilden.
- OPS-Kodes, die nach Zeit, Menge oder Dauer differenziert werden, sind zu prüfen und ggf. anzupassen. Wurde beispielsweise in mehreren Aufenthalten intramuskulär Paliperidon verabreicht, ist für den zusammengefassten Fall die Gesamtmenge zu ermitteln und über einen OPS-Kode zu verschlüsseln.
- Bestimmte OPS-Kodes sind pro Aufenthalt nur einmal anzugeben. Dies betrifft beispielsweise die Grundleistung bei Elektrokonvulsionstherapien (OPS 8-630.2) oder im Rahmen der repetitiven transkraniellen Magnetstimulation (OPS 8-632.0). Führt die Zusammenfassung der Daten dazu, dass mehr als ein Kode für die Grundleistung im Datensatz resultiert, ist eine entsprechende Anpassung vorzunehmen und die über eine Grundleistung hinausgehenden Leistungen in Therapiesitzungen umzukodieren.

9.3 Systematik des PEPP-Systems

1. Welcher Strukturkategorie werden Behandlungsfälle zugeordnet, die im selben stationären Aufenthalt innerhalb der Psychiatrie/Psychosomatik zwischen unterschiedlichen Fachbereichen im gleichen Krankenhaus verlegt wurden (Verlegungen zwischen Psychiatrie/Psychosomatik, Psychiatrie/Kinder- und Jugendpsychiatrie oder Psychosomatik/ Kinder- und Jugendpsychiatrie)?

Auch bei Verlegungen zwischen unterschiedlichen Fachbereichen der Psychiatrie/Psychosomatik innerhalb eines stationären Aufenthaltes im selben Krankenhaus resultiert eine PEPP, die das Krankenhaus gegenüber dem Kostenträger zur Abrechnung bringen kann. Die Zuordnung zu einer Strukturkategorie erfolgt dabei nach einem festgelegten Algorithmus. Zunächst wird geprüft, ob es sich um einen Fall der Strukturkategorie „Kinder- und Jugendpsychiatrie/-psychosomatik" handelt. Dieser Strukturkategorie werden Behandlungsfälle zugeordnet, die mindestens eins der folgenden Kriterien erfüllen:

- Alter bei Aufnahme unter 14 Jahren
- Überwiegende Aufenthaltsdauer in einer Fachabteilung für Kinder- und Jugendpsychiatrie/-psychosomatik
- Überwiegende Aufenthaltsdauer in einer Fachabteilung für Psychosomatik und Behandlungsleitung durch einen Facharzt für Kinder- und Jugendpsychiatrie bei Jugendlichen und Heranwachsenden bis zu einem Alter bei Aufnahme < 21 Jahre

Erfüllt ein Behandlungsfall keines der aufgeführten Kriterien, wird geprüft, ob es sich um einen Behandlungsfall der Strukturkategorie „Psychosomatik" handelt. Dieser Strukturkategorie werden Behandlungsfälle zugeordnet, die mindestens eines der folgenden Kriterien erfüllen:

- Überwiegende Aufenthaltsdauer in einer Fachabteilung für Psychosomatik

- Durchführung einer psychosomatisch-psychotherapeutischen Komplexbehandlung (OPS 9-634) an mehr als 50 % der Pflegetage

Erfüllt ein Behandlungsfall weder die Kriterien für die Strukturkategorie „Kinder- und Jugendpsychiatrie/-psychosomatik" noch für die Strukturkategorie „Psychosomatik", wird er der Strukturkategorie „Allgemeine Psychiatrie" zugeordnet. Ausnahmen bilden lediglich Fälle, die einer Fehler-PEPP zugeordnet werden oder die Kriterien einer Prä-PEPP erfüllen.

Wechsel zwischen voll- und teilstationärer sowie stationsäquivalenter Behandlung führen immer zur Abbildung des Aufenthaltes über eine gesonderte PEPP.

2. Ein Patient mit affektiver Störung wird ins Krankenhaus aufgenommen. Macht es einen Unterschied, ob er – bei ggf. gleichem Behandlungskonzept – in die Psychiatrie oder in die Psychosomatik aufgenommen wird?

Innerhalb der unterschiedlichen Strukturkategorien existieren jeweils PEPPs zur Abbildung von affektiven Störungen. Welcher Strukturkategorie ein Behandlungsfall zugeordnet wird, entscheidet sich anhand des Alters des Patienten (Kinder, Jugendliche, Heranwachsende, Erwachsene), des Fachabteilungsschlüssels, in der der Patient behandelt wird, und der Behandlungsart (psychosomatisch-psychotherapeutische Komplexbehandlung). Im o. g. Beispiel entscheiden damit insbesondere Fachabteilungsschlüssel und die eventuelle Durchführung einer psychosomatisch-psychotherapeutischen Komplexbehandlung, welcher Strukturkategorie und damit welcher abrechenbaren PEPP der Fall zugeordnet wird.

9.4 Abbildung ausgewählter Leistungen im PEPP-System

1. Wie werden Leistungen im Rahmen des PEPP-Systems vergütet, die nicht mit einem OPS-Kode verschlüsselt werden oder zwar verschlüsselt werden können, aber keine Auswirkung auf die PEPP-Zuordnung haben?

Entsprechende Leistungen und die damit einhergehenden Kosten sind ebenfalls Teil der Daten, die im Rahmen der jährlichen Kalkulation und Weiterentwicklung des Entgeltsystems von den sog. Kalkulationskrankenhäusern ans InEK übermittelt werden. Ihre Abbildung erfolgt über weitere Parameter im PEPP-System wie die Diagnosen eines Falls oder auch weitere Prozeduren.

2. Wie werden im neuen Entgeltsystem Dialysebehandlungen vergütet?

Anders als beispielsweise im DRG-System erfolgt die Abbildung von Dialysebehandlungen im Rahmen eines stationären Aufenthaltes in Psychiatrie/Psychosomatik nicht über Zusatzentgelte. Die Abrechnungsbestimmungen regeln vielmehr, dass entsprechende Behandlungen entweder über Entgelte für teilstationäre Dialyse (Basis-DRG L90) nach den Vorgaben des Krankenhausentgeltgesetzes (sofern die Leistung in einer eigenen Dialyseeinrichtung des Krankenhauses erbracht wird) oder über den ambulanten Leistungserbringer (bei ambulanter Durchführung) abgerechnet werden.

3. Wie werden Leistungen abgebildet, die im Rahmen einer Verbringung erbracht wurden?

Prozeduren im Rahmen einer Verbringung werden durch das verbringende Krankenhaus kodiert. Die im Rahmen einer Verbringung „eingekaufte“ Leistung kann damit für die Abrechnung wie eine vom Krankenhaus selbst erbrachte Leistung kodiert werden. Dabei sind jedoch die Feststellungen des BSG im Zusammenhang mit vom Krankenhaus veranlassten Leistungen Dritter und deren Kodierfähigkeit unter Berücksichtigung des

Versorgungsauftrages des Krankenhauses[22] sowie die mit dem Krankenhausversorgungsverbesserungsgesetzt (KHVVG) vorgenommene Änderung des § 2 Abs. 2 Satz 3 BPflV, nach der nun auch Strahlentherapie von den allgemeinen Krankenhausleistungen ausgenommen ist, wenn ihre Durchführung durch Dritte medizinisch notwendig ist, zu beachten[23].

Die Dokumentation der Leistung(en) sollte nachgehalten werden, um im Nachgang belegen zu können, welche Leistungen im Rahmen der Verbringung erbracht wurden.

4. Wie ist eine Leistung zu verschlüsseln, für die ein Patient aufgenommen wurde, die dann aber nicht durchgeführt werden konnte?

Wenn ein Patient für eine Leistung aufgenommen wurde, die dann, aus welchen Gründen auch immer (aus medizinischen oder technischen Gründen), nicht durchgeführt wurde, ist die ursprüngliche, den Krankenhausaufenthalt veranlassende Diagnose als Hauptdiagnose zu wählen. Zusätzlich ist als Nebendiagnose der ICD-Kode

Z53 *Personen, die Einrichtungen des Gesundheitswesens wegen spezifischer Maßnahmen aufgesucht haben, die aber nicht durchgeführt wurden*

zusammen mit ggf. medizinischen Zuständen, die dazu geführt haben, dass die Leistung nicht erbracht werden konnte, zu kodieren. Die Leistung selbst ist nicht als OPS zu verschlüsseln.

22 BSG, 29.08.2023 – B 1 KR 18/22 R. Online: https://www.bsg.bund.de/SharedDocs/Entscheidungen/DE/2023/2023_08_29_B_01_KR_18_22_R.html [abgerufen am 3.1.2026].

23 Gesetz zur Verbesserung der Versorgungsqualität im Krankenhaus und zur Reform der Vergütungsstrukturen (Krankenhausversorgungsverbesserungsgesetz — KHVVG). Online: https://www.recht.bund.de/bgbl/1/2024/400/VO.html [abgerufen am 3.1.2026].

5. Was sind Begleitpersonen und wie werden sie finanziert?

Begleitpersonen eines Patienten oder eine Pflegekraft nach § 11 Abs. 3 SGB V gehören zu den allgemeinen Krankenhausleistungen, wenn die Mitaufnahme aus medizinischen Gründen notwendig ist[24]. Die Vertragsparteien auf Bundesebene haben bereits 2004 Zuschläge für die Aufnahme von medizinisch indizierten Begleitpersonen in Höhe von 45,00 EUR pro Tag vereinbart[25].

Mit der Vereinbarung von Zuschlägen für die Aufnahme von Begleitpersonen nach § 17b Abs. 1a Nr. 7 KHG ab dem Jahr 2025 (Begleitpersonenzuschlagsvereinbarung 2025)[26] haben sich die Vertragsparteien auf Bundesebene auf eine Erhöhung des Begleitpersonenzuschlages ab dem 01.01.2025 auf 60 EUR verständigt.

Gemäß PEPPV 2026 gilt die aufgeführte Vergütung nicht für Mitaufnahmen im Rahmen eines Eltern-Kind-Settings gemäß OPS 9-686.- oder Mutter/Vater-Kind-Setting gemäß OPS 9-643.-, bei denen sämtliche Leistungen für eine Begleitperson mit der Vergütung der Patientin oder des Patienten abgegolten werden[27].

---

24 Bundespflegesatzverordnung vom 26. September 1994 (BGBl. I S. 2750), die zuletzt durch Artikel 12 des Gesetzes vom 30. September 2025 (BGBl. 2025 I Nr. 231) geändert worden ist. Online: https://www.gesetze-im-internet.de/bpflv_1994/BJNR275010994.html [abgerufen am 3.1.2026]

25 Vereinbarung der Vertragsparteien auf Bundesebene über Zuschläge für die Aufnahme von Begleitpersonen nach § 17b Abs. 1 Satz 4 KHG vom 16.09.2004. Online: https://www.g-drg.de/ag-drg-system-2023/zu-abschlaege [abgerufen am 3.1.2026].

26 Vereinbarung von Zuschlägen für die Aufnahme von Begleitpersonen nach § 17b Absatz 1a Nummer 7 KHG ab dem Jahr 2025 vom 18.12.2024 (Begleitpersonenzuschlagsvereinbarung 2025). Online: https://www.dkgev.de/fileadmin/default/Mediapool/2_Themen/2.2_Finanzierung_und_Leistungskataloge/2.2.1._Stationaere_Verguetung/2.2.1.7._Vereinbarungen_auf_Bundesebene/Begleitpersonenzuschlagsvereinbarung_2025.pdf [abgerufen am 3.1.2026].

27 GKV-Spitzenverband/PKV/DKG: Vereinbarung zum pauschalierenden Entgeltsystem für psychiatrische und psychosomatische Einrichtungen für das Jahr 2026. Online: www.g-drg.de [abgerufen am 3.1.2026].

9.5 Definition von Berufsgruppen nach Psych-Komplexkode

1. Welche Berufsgruppen werden im Rahmen der Psych-Komplexkodes unterschieden?

Ärzte, Psychotherapeuten oder Psychologen ohne ärztliche Psychotherapeuten, Pflegefachpersonen (Erwachsene) bzw. pädagogisch-pflegerisches Fachpersonal (Kinder- und Jugendliche), Spezialtherapeuten

2. Welche Ausbildungsabschlüsse rechtfertigen die Zuordnung zur Berufsgruppe der Psychologen im Rahmen der Psych-Komplexkodes?

Bei Erwachsenen:

- Psychologischer Psychotherapeut, Psychotherapeut mit einer Approbation nach § 2 Abs. 1 Nr. 1 der seit dem 01.09.2020 geltenden Fassung des Psychotherapeutengesetzes (PsychThG), Fachpsychotherapeut, Diplom-Psychologe, Master in Psychologie; ein Bachelor of Science in Psychologie rechtfertigt die Zuordnung zu dieser Berufsgruppe nicht.

Bei Kindern und Jugendlichen:

- Kinder- und Jugendlichenpsychotherapeut, Psychologischer Psychotherapeut, Psychotherapeut mit einer Approbation nach § 2 Abs. 1 Nr. 1 der seit dem 01.09.2020 geltenden Fassung des Psychotherapeutengesetzes (PsychThG), Fachpsychotherapeut für Kinder und Jugendliche bzw. für Erwachsene, Diplom-Psychologe, Master in Psychologie; ein Bachelor of Science in Psychologie rechtfertigt die Zuordnung zu dieser Berufsgruppe nicht.

3. Unter welcher Berufsgruppe können Leistungen der Sozialarbeiter dokumentiert werden?

Leistungen der Sozialarbeiter sind als Leistungen der Spezialtherapeuten zu dokumentieren.

4. Welche Ausbildungsabschlüsse rechtfertigen die Zuordnung zur Berufsgruppe der Pflegefachpersonen im Rahmen der Psych-Komplexkodes?

Gesundheits- und Krankenpflegerinnen und -pfleger, Gesundheits- und Kinderkrankenpflegerinnen und -pfleger, Altenpflegerinnen und Altenpfleger, Heilerziehungspflegerinnen und -pfleger; Pflegefachfrauen und Pflegefachmänner; Leistungen von Altenpflegehelferinnen und Altenpflegehelfern sowie von Krankenpflegehelferinnen und Krankenpflegehelfern gehören nicht dazu.[28]

5. Welche Ausbildungsabschlüsse rechtfertigen die Zuordnung zur Berufsgruppe des pädagogisch-pflegerischen Fachpersonals im Rahmen der Psych-Komplexkodes?

(Kinder-)Gesundheits- und Krankenpflegepersonal, Pflegefachfrauen und Pflegefachmänner, Erzieherinnen und Erzieher, Heilerziehungspflegerinnen und Heilerziehungspfleger, Jugend- und Heimerzieherinnen und -erzieher.

6. Was versteht man unter Behandlungsleitung gemäß Psych-Komplexkode?

In Vorbereitung auf die Strukturprüfungen wurde die Begrifflichkeit der „Behandlungsleitung" in der OPS-Version 2021 dahingehend spezifiziert, dass die Behandlungsleitung durch einen Facharzt mit der jeweils kodespezifisch geforderten Qualifikation erfolgte; sie könne durch unterschiedliche Personen mit der jeweils geforderten Qualifikation sichergestellt werden. Ferner wurde klargestellt, dass die Behandlungsleitung die fachlich-inhaltliche Verantwortung für die Versorgung des Patienten trage; sie plane, koordiniere und überwache die Leistungen und ärztlichen Tätigkeiten am Patienten.

28 Schlottmann/Laufer: Pauschalierendes Entgeltsystem für die Psychiatrie und Psychosomatik – Materialien und Erläuterungen Version 2014. 2014.

Rückwirkend zum 01.01.2021 hat das BfArM in seinen Ausführungen vom 26.10.2021 zusätzlich klargestellt:

Zitat: *„Die Festlegung bedeutet, dass eine Person als Behandlungsleitung ausreicht, um das Strukturmerkmal zu erfüllen, sofern nicht bei dem einzelnen OPS-Kode ausdrücklich vorgegeben ist, dass die Behandlungsleitung durch mehrere Personen zu erfüllen ist. Für den Fall, dass die Behandlungsleitung die Planung, Koordination und Überwachung der Leistungen und ärztlichen Tätigkeiten am Patienten nicht erfüllen kann, ist eine entsprechende Vertretung mit der jeweils kodespezifisch geforderten Qualifikation sicherzustellen. Dies kann auch durch Kooperation erfolgen. Mit der Behandlungsleitung sind keine Vorgaben zu Anwesenheit, Patientenkontakten und Teilnahme an den Teambesprechungen oder Visiten verbunden, sofern keine kodespezifischen Vorgaben hierzu bestehen.“*[29]

9.6 Zusammenhang zwischen den Behandlungsarten nach den Psych-Komplexkodes und den Einstufungen in die Behandlungsbereiche nach PPP-RL

1. Wie unterscheiden sich die Behandlungsarten nach den Psych-Komplexkodes und die Behandlungsbereiche nach PPP-RL?

Auf den ersten Blick haben die Behandlungsarten nach den Psych-Komplexkodes und die Behandlungsbereiche nach PPP-RL unter Berücksichtigung ihrer Bezeichnungen viele Gemeinsamkeiten. Dabei ist jedoch zu berücksichtigen, dass den Einstufungen bis zum Ende der Übergangsregelungen nach § 16 Abs. 9

29 BfArM: Klarstellungen und Änderungen gemäß § 295 Absatz 1 Satz 8 und § 301 Absatz 2 Satz 6 SGB V. Online: https://klassifikationen.bfarm.de/ops/kode-suche/htmlops2022/zusatz-09-anh-klarstellungen.htm [abgerufen am 3.1.2026].

PPP-RL in ihrer Fassung vom 19.10.2023 unterschiedliche Kriterien und Mindestmerkmale zugrunde lagen. Ferner waren die Behandlungsarten mindestens zu Beginn und bei jedem Wechsel der Behandlungsart anzugeben, während die Einstufungen nach PPP-RL sich an davon unabhängigen Stichtagen orientierten. Dies führte dazu, dass sich auch bei möglicherweise gleicher Bezeichnung unterschiedliche Fallkollektive hinter den Einstufungen verbergen konnten. Für die tägliche Praxis bedeutete dies, dass beide Einstufungen unter Berücksichtigung der jeweils gültigen Kriterien und erforderlichen Mindestmerkmale vorzunehmen waren und auf ihre Plausibilität und Kongruenz zueinander hin überprüft werden mussten. Spätestens mit Ende der Übergangsphase zum 31.12.2024 leiten sich die Behandlungsbereiche nach PPP-RL ab dem 01.01.2025 aus der im Rahmen der Abrechnung vorgenommenen Dokumentation (Psych-Komplexkodes, zum Teil in Kombination mit Diagnosen und weiteren Informationen wie dem Alter der Patientinnen und Patienten) ab.

9.7 Abbildung ausgewählter Diagnosen

1. Wie ist eine „doppelte Depression" (double depression) zu verschlüsseln?

Von einer doppelten Depression spricht man, wenn zusätzlich zu einer Dysthymie (innerhalb der ICD-10-GM definiert als eine chronische, wenigstens mehrere Jahre andauernde depressive Verstimmung, die weder schwer noch hinsichtlich einzelner Episoden anhaltend genug ist, um die Kriterien einer schweren, mittelgradigen oder leichten rezidivierenden depressiven Störung zu erfüllen) eine schwere depressive Episode auftritt. Dieser Zustand ist am ehesten über den ICD-Kode F34.1 (Dysthymia) zusammen mit einem ICD-Kode zur Abbildung der schweren depressiven Episode wie beispielsweise F33.2 (Rezidivierende depressive Störung, gegenwärtig schwere Episode ohne psychotische Symptome) zu verschlüsseln.

2. Wie ist ein Serotonin-Syndrom zu verschlüsseln?

Gemäß DKR-Psych[30] ist wie folgt zu verschlüsseln:

Zitat: *„Wenn es für ein Syndrom in den ICD 10-Verzeichnissen einen spezifischen Kode gibt, so ist er für dieses Syndrom zu verwenden. Sehen die ICD 10-Verzeichnisse keine spezifische Schlüsselnummer für das Syndrom vor, so sind die einzelnen Manifestationen zu verschlüsseln."*

Innerhalb der ICD-10-GM existiert kein spezifischer Kode, um das Serotonin-Syndrom zu verschlüsseln. Damit sind zur Verschlüsselung des Syndroms die einzelnen Manifestationen wie beispielsweise Ruhelosigkeit, Schwitzen, Tachykardie usw. anzugeben.

9.8 Dokumentation von Therapieeinheiten

1. Dürfen bei Patienten, die eine Vielzahl an kurzen therapeutischen Kontakten erhalten, die isoliert weniger als 25 Minuten (Erwachsene) oder 15 Minuten (Kinder und Jugendliche) dauern, die Gesprächsdauern zu einer Gesamtzeit addiert werden?

Eine Addition ist nicht zulässig. Aus der Formulierung des OPS-Kodes geht eindeutig hervor, dass es sich bei einer Therapieeinheit um eine zusammenhängende Therapie der angegebenen Dauern handeln muss.

2. Können Vorbereitungs- und Dokumentationszeiten bei der Ermittlung der Therapieeinheiten berücksichtigt werden?

Patientenferne Leistungen wie Vorbereitungs- und Dokumentationszeiten dürfen bei der Ermittlung der Therapieeinheiten nicht mitberücksichtigt werden. Ausnahmen bilden die im OPS ge-

30 DKG/GKV-SV/PKV/InEK: Deutsche Kodierrichtlinien für die Psychiatrie/Psychosomatik (DKR-Psych) Version 2026. 2025.

nannten Leistungen wie Gespräche und Telefonate mit Richtern, Behördenvertretern, Angehörigen usw.

3. Sind Paar- und Familiengespräche (Patient mit Partner oder Familienangehörigen) als Einzel- oder Gruppentherapien zu berücksichtigen?

Da sich entsprechende Leistungen auf einen Patienten beziehen, sind diese Leistungen am ehesten als Einzeltherapie zu verschlüsseln.

4. Ab wann spricht man von Gruppentherapie, was ist eine Kleinstgruppe?

Von einer Gruppentherapie spricht man, wenn mehr als ein Patient an der Therapiesitzung teilnimmt. Eine Kleinstgruppe ist auf maximal drei Patienten begrenzt.

5. Wie sind die Leistungen, die im Rahmen des 2021 neu eingeführten OPS-Kodes 9-64a.- (Psychiatrisch-psychotherapeutische Behandlung im besonderen kombinierten Eltern-Kind-Setting bei therapiebedürftigem Elternteil und therapiebedürftigem Kind) zu verschlüsseln?

- Patientenindividuelle Therapie als Einzel- oder Gruppentherapie – 9-649.- (Elternteil) oder 9-696.- (Kind) (Einzel- oder Gruppentherapie)
- Familientherapie – 9-649.- (Elternteil) (Gruppentherapie)
- Spezialtherapeutische Interventionen – 9-649.- (Elternteil) oder 9-696.- (Kind), je nachdem, wem die Leistung gilt, auch wenn jeweils ein Kind oder ein Elternteil in diese Leistung mit einbezogen ist (Einzeltherapie)

6. Auf einer Station wird eine Großgruppe mit 20 Patienten von einem Arzt und einem Psychologen geleitet. Kann die Großgruppe für die Abrechnung rechnerisch in zwei Gruppen mit je einem Therapeuten aufgeteilt werden, um trotz der eigentlichen Größe der Gruppe Therapieeinheiten dokumentieren zu können?

Rechnerische Aufsplittungen von Gruppen für die Abrechnung sind nicht erlaubt. Unter Berücksichtigung der möglichen Relevanz von Therapieeinheiten, und hier insbesondere anteilig berücksichtigter Gruppentherapien, würden die dadurch zusätzlich kodierbaren Therapieeinheiten auch nur mit geringer Wahrscheinlichkeit eine Relevanz für die PEPP-Zuordnung haben.

7. Dürfen Therapieeinheiten, die im Rahmen eines besonderen Settings (beispielsweise im Rahmen eines Qualifizierten Entzugs) erbracht wurden, als Therapieeinheiten verschlüsselt werden?

Ja, Leistungen, die im Rahmen eines besonderen Settings erbracht wurden, sind über entsprechende Kodes zur Abbildung von Leistungen zu verschlüsseln.

Abkürzungsverzeichnis

Abs.	Absatz
AMDP	Arbeitsgemeinschaft für Dokumentation und Methodik in der Psychiatrie
Anm.	Anmerkung
Art.	Artikel
ATL	Aktivitäten des täglichen Lebens
Aufl.	Auflage
Az.	Aktenzeichen
Banz.	Bundesanzeiger
BGB	Bürgerliches Gesetzbuch
BGBl.	Bundesgesetzblatt
BfArM	Bundesinstitut für Arzneimittel und Medizinprodukte
BMI	Body-Mass-Index
BSS	Beeinträchtigungs-Schwere-Score
CHARMI	Charité Mobility Index
COPD	chronic obstructive pulmonary disease (chronisch obstruktive Lungenerkrankung)
CT	Computertomographie
DEMMI	De Morton Mobility Index
DIA-S	Depression im Alter-Skala
DKG	Deutsche Krankenhausgesellschaft
DKR-Psych	Deutsche Kodierrichtlinien für die Psychiatrie/ Psychosomatik
DRG	Diagnosis Related Groups (Diagnosebezogene Fallgruppen)
EEG	Elektroenzephalogramm, Elektroenzephalographie
EKG	Elektrokardiogramm
EKT	Elektrokonvulsionstherapie
EMG	Elektromyographie
EOG	Elektrookulographie
ET	Ergänzendes Tagesentgelt
et al.	Et alii (= und andere)
etc.	et cetera (= und übrige)
Exkl.	Exklusivum
FIM	Functional Independence Measure

FZF	Fallzusammenführung
GAF	Global Assessment of Functioning
G-BA	Gemeinsamer Bundesausschuss
GDS	Geriatrische Depressionsskala
GKV	Gesetzliche Krankenversicherung
Hinw.	Hinweis
Hrsg.	Herausgeber
i. d. F.	in der Fassung
i. V. m.	in Verbindung mit
ICD-10-GM	Internationale statistische Klassifikation der Krankheiten und verwandter Gesundheitsprobleme, 10. Revision, German Modification
InEK	Institut für das Entgeltsystem im Krankenhaus
Inkl.	Inklusivum
KHG	Krankenhausfinanzierungsgesetz
KHK	Koronare Herzkrankheit
KHRG	Krankenhausfinanzierungsreformgesetz
KHVVG	Krankenhausversorgungsverbesserungsgesetz
KJP	Kinder- und Jugendpsychiatrie/-psychosomatik
MDK	Medizinischer Dienst der Krankenversicherung
MIS-A	Multisystem inflammatory syndrome in adults
MIS-C	Multisystem inflammatory syndrome in children
MMSE	Mini Mental State Examination
MoCA	Montreal Cognitive Assessment
MRE	Multiresistente Erreger
MRSA	Methicillin-resistenter Staphylococcus aureus
MRT	Magnetresonanztomographie
MSLT	Multipler Schlaflatenztest
MWT	Multipler Wachbleibetest
NUB	Neue Untersuchungs- und Behandlungsmethode
o. n. A.	Ohne nähere Angabe
OPD	Operationalisierte Psychodynamische Diagnostik
OPS	Operationen- und Prozedurenschlüssel
PEPP	Pauschalierendes Entgeltsystem für Psychiatrie und Psychosomatik
PET	Positronen-Emissions-Tomographie
PIMS	Paediatric inflammatory multisystem syndrome

PKV	Private Krankenversicherung
PPP-RL	Personalausstattung in Psychiatrie und Psychosomatik-Richtlinie
PrüfvV	Prüfverfahrensvereinbarung
Psy-BaDo	Basisdokumentation in der Psychotherapie
Psych-PV	Psychiatrie-Personalverordnung
Psych-VVG	Gesetz zur Weiterentwicklung der Versorgung und der Vergütung für psychiatrische und psychosomatische Leistungen
rTMS	Repetitive transkranielle Magnetstimulation
S.	Satz; Seite
s.	siehe
SGB	Sozialgesetzbuch
SGB V	Sozialgesetzbuch – Fünftes Buch
SPECT	single photon emission computed tomography (Einzelphotonen-Emissionscomputertomographie)
SPPB	Short Physical Performance Battery
TE	Therapieeinheit(en)
TUG	Timed Up and Go
u. a.	und andere, unter anderem
vgl.	vergleiche
z. B.	zum Beispiel
ZP	Zusatzentgelt

Literaturverzeichnis

Bundesinstitut für Arzneimittel und Medizinprodukte (BfArM) im Auftrag des Bundesministeriums für Gesundheit (BMG) unter Beteiligung der Arbeitsgruppe OPS des Kuratoriums für Fragen der Klassifikation im Gesundheitswesen (KKG): Operationen- und Prozedurenschlüssel Version 2026. Online: https://klassifikationen.bfarm.de/ops/kode-suche/htmlops2026/index.htm [abgerufen am 03.01.2026].

Bundesinstitut für Arzneimittel und Medizinprodukte (BfArM) im Auftrag des Bundesministeriums für Gesundheit (BMG) unter Beteiligung der Arbeitsgruppe ICD des Kuratoriums für Fragen der Klassifikation im Gesundheitswesen (KKG): ICD-10-GM Version 2026, Systematisches Verzeichnis, Internationale statistische Klassifikation der Krankheiten und verwandter Gesundheitsprobleme, 10. Revision. Online: https://klassifikationen.bfarm.de/icd-10-gm/kode-suche/htmlgm2026/index.htm [abgerufen am 03.01.2026].

Bundesinstitut für Arzneimittel und Medizinprodukte (BfArM): Klarstellungen und Änderungen gemäß § 295 Absatz 1 Satz 8 und § 301 Absatz 2 Satz 6 SGB V. Online: https://klassifikationen.bfarm.de/ops/kode-suche/htmlops2022/zusatz-09-anh-klarstellungen.htm [abgerufen am 03.01.2026].

Bundesinstitut für Arzneimittel und Medizinprodukte (BfArM): Was bedeutet die Aufhebung der Psych-PV und die Entwicklung der PPP-RL für die Anwendung des OPS 2020? (OPS Nr. 9009). 2019. Online: https://www.bfarm.de/DE/Kodiersysteme/Services/Kodierfragen/OPS/_node.html;jsessionid=D82C2169275F56C85EB9CADB60CC4612.intranet231 [abgerufen am 03.01.2026].

Bundespflegesatzverordnung vom 26. September 1994 (BGBl. I S. 2750), die zuletzt durch Artikel 12 des Gesetzes vom 30. September 2025 (BGBl. 2025 I Nr. 231) geändert worden ist.. Online: https://www.gesetze-im-internet.de/bpflv_1994/BJNR275010994.html [abgerufen am 03.01.2026].

Bundessozialgericht (BSG), 29.08.2023 - B 1 KR 18/22 R. Online: https://www.bsg.bund.de/SharedDocs/Entscheidungen/DE/2023/2023_08_29_B_01_KR_18_22_R.html [abgerufen am 03.01.2026].

Das Fünfte Buch Sozialgesetzbuch – Gesetzliche Krankenversicherung – (Artikel 1 des Gesetzes vom 20. Dezember 1988, BGBl. I S. 2477, 2482), das zuletzt durch Artikel 21 des Gesetzes vom 2. Dezember 2025 (BGBl. 2025 I Nr. 301) geändert worden ist.. Online: https://www.gesetze-im-internet.de/sgb_5/SGB_5.pdf [abgerufen am 03.01.2026].

Deutsche Krankenhausgesellschaft (DKG)/GKV-Spitzenverband (GKV-SV)/Verband der privaten Krankenversicherung (PKV)/Institut für das Entgeltsystem im Krankenhaus (InEK): Deutsche Kodierrichtlinien für die Psychiatrie/Psychosomatik (DKR-Psych) Version 2026. Berlin 2025.

Gemeinsamer Bundesausschuss (G-BA): Beschluss des Gemeinsamen Bundesausschusses über eine Änderung der Personalausstattung Psychiatrie und Psychosomatik-Richtlinie: Änderungen ab dem Erfassungsjahr 2024 vom 19. Oktober 2023. Online: https://www.g-ba.de/downloads/39-261-6245/2023-10-19_PPP-RL_Aenderungen-2024.pdf [abgerufen am 03.01.2026].

Gemeinsamer Bundesausschuss (G-BA): Beschluss des Gemeinsamen Bundesausschusses über eine Änderung der Personalausstattung Psychiatrie und Psychosomatik-Richtlinie: Erste Anpassung gemäß § 1 Absatz 3 vom 15.09.2022. Online: https://www.g-ba.de/downloads/39-261-5696/2022-09-15_PPP-RL_Erste-Anpassung.pdf [abgerufen am 03.01.2026].

Gemeinsamer Bundesausschuss (G-BA): Richtlinie des Gemeinsamen Bundesausschusses über die Ausstattung der stationären Einrichtungen der Psychiatrie und Psychosomatik mit dem für die Behandlung erforderlichen therapeutischen Personal gemäß § 136a Absatz 2 Satz 1 des Fünften Buches Sozialgesetzbuch (SGB V), zuletzt geändert am 15.09.2022. Online: https://www.g-ba.de/downloads/62-492-3076/PPP-RL_2022-09-15_iK-2023-01-01.pdf [abgerufen am 03.01.2026].

Gemeinsamer Bundesausschuss (G-BA): Richtlinie des Gemeinsamen Bundesausschusses über die Ausstattung der stationären Einrichtungen der Psychiatrie und Psychosomatik mit dem für die Behandlung erforderlichen therapeutischen Personal gemäß § 136a Absatz 2 Satz 1 des Fünften Buches Sozialgesetzbuch (SGB V), zuletzt geändert am 20.06.2024. Online: https://www.g-ba.de/downloads/62-492-3666/PPP-RL_2024-06-20_iK-2025-01-01.pdf [abgerufen am 03.01.2026].

Gemeinsamer Bundesausschuss (G-BA): Richtlinie des Gemeinsamen Bundesausschusses über die Ausstattung der stationären Einrichtungen der Psychiatrie und Psychosomatik mit dem für die Behandlung erforderlichen therapeutischen Personal gemäß § 136a Absatz 2 Satz 1 des Fünften Buches Sozialgesetzbuch (SGB V), zuletzt geändert am 18.06.2025. Online: https://www.g-ba.de/downloads/62-492-3993/PPP-RL_2025-06-18_iK_2026-01-01.pdf [abgerufen am 03.01.2026].

Gesetz zum ordnungspolitischen Rahmen der Krankenhausfinanzierung ab dem Jahr 2009 (Krankenhausfinanzierungsreformgesetz – KHRG). Online: http://www.bgbl.de/xaver/bgbl/start.xav?startbk=Bundesanzeiger_BGBl&jumpTo=bgbl109s0534.pdf [abgerufen am 03.01.2026].

Gesetz zur Verbesserung der Versorgungsqualität im Krankenhaus und zur Reform der Vergütungsstrukturen (Krankenhausversorgungsverbesserungsgesetz — KHVVG). Online: https://www.recht.bund.de/bgbl/1/2024/400/VO.html [abgerufen am 03.01.2026].

Gesetz zur Weiterentwicklung der Versorgung und der Vergütung für psychiatrische und psychosomatische Leistungen (PsychVVG). Online: http://www.bgbl.de/xaver/bgbl/start.xav?startbk=Bundesanzeiger_BGBl&jumpTo=bgbl116s2986.pdf [abgerufen am 03.01.2026].

GKV-Spitzenverband (GKV-SV)/Deutsche Krankenhausgesellschaft (DKG): Vereinbarung über das Nähere zum Prüfverfahren nach § 275c Absatz 1 SGB V (Prüfverfahrensvereinbarung PrüfvV) gemäß § 17c Absatz 2 KHG und über das einzelfallbezogene Erörterungsverfahren nach § 17c Absatz 2b Satz 1 KHG vom 22.06.2021. Online: https://www.dkgev.de/fileadmin/default/Mediapool/2_Themen/2.2_Finanzierung_und_Leistungskataloge/2.2.8._MDK-Pruefungen/Neue_PruefvV.pdf [abgerufen am 03.01.2026].

GKV-Spitzenverband (GKV-SV)/Verband der privaten Krankenversicherung (PKV)/Deutsche Krankenhausgesellschaft (DKG): Gemeinsame Empfehlung zur Eingruppierung in die Behandlungsgruppen der Psychiatriepersonalverordnung (Psych-PV) für die Entwicklung eines pauschalierenden Entgeltsystems gemäß § 17d KHG. 2009. Online: www.g-drg.de [abgerufen am 03.01.2026].

GKV-Spitzenverband (GKV-SV)/Verband der Privaten Krankenversicherung (PKV)/Deutsche Krankenhausgesellschaft (DKG): Vereinbarung zum pauschalierenden Entgeltsystem für psychiatrische und psychosomatische Einrichtungen für das Jahr 2026 (Vereinbarung über die pauschalierenden Entgelte für die Psychiatrie und Psychosomatik 2026 – PEPPV 2026) vom 26.09.2025. Online: https://www.g-drg.de/pepp-entgeltsystem-2026/abrechnungsbestimmungen [abgerufen am 03.01.2026].

GKV-Spitzenverband (GKV-SV)/Verband der privaten Krankenversicherung (PKV)/Deutsche Krankenhausgesellschaft (DKG): Vereinbarung zum pauschalierenden Entgeltsystem für psychiatrische und psychosomatische Einrichtungen für das Jahr 2025 (Vereinbarung über die pauschalierenden Entgelte für die Psychiatrie und Psychosomatik 2025 – PEPPV 2025) vom 26.09.2024. Online: https://www.g-drg.de/pepp-entgeltsystem-2025/abrechnungsbestimmungen [abgerufen am 03.01.2026].

Hamburg Center for Health Economics/BQS Institut für Qualität und Patientensicherheit: Begleitforschung zu den Auswirkungen der Einführung des pauschalierenden Entgeltsystems für psychiatrische und psychosomatische Einrichtungen. Auftrag nach § 17d Abs. 8 KHG. Endbericht für die Datenjahre 2011 – 2018. Online: www.g-drg.de [abgerufen am 03.01.2026].

Institut für das Entgeltsystem im Krankenhaus GmbH (InEK): Pauschalierendes Entgeltsystem Psychiatrie/Psychosomatik, Version 2026 Definitionshandbuch. Online: www.g-drg.de [abgerufen am 03.01.2026].

Schlottmann, N./Laufer, R. (Hrsg.): Pauschalierendes Entgeltsystem für die Psychiatrie und Psychosomatik – Materialien und Erläuterungen Version 2014. Düsseldorf 2014.

Stichwortverzeichnis

V

Z

weitere Titel der Reihe

Praxiswissen Abrechnung

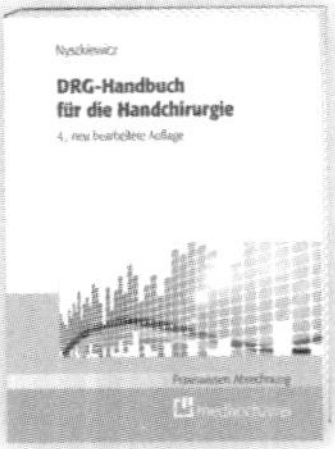

Nyszkiewicz

DRG-Handbuch für die Handchirurgie

Softcover | 4. Aufl. 2022 | 121 Seiten
35,00 € | ISBN 978-3-86216-893-4

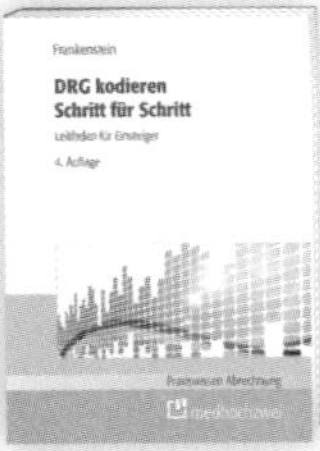

Frankenstein

DRG kodieren Schritt für Schritt
Leitfaden für Einsteiger

Softcover | 4. Aufl. 2023 | 79 Seiten
29,00 € | ISBN 978-3-86216-995-5

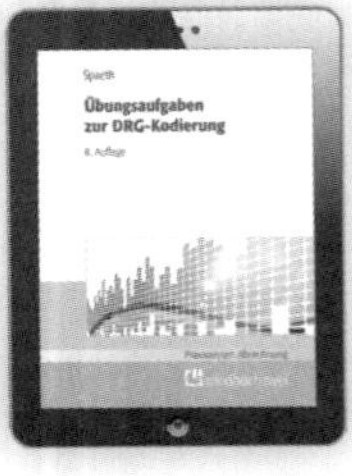

Spaeth

Übungsaufgaben zur DRG-Kodierung

epub | 8. Auflage 2021
26,99 € | ISBN 978-3-86216-791-3

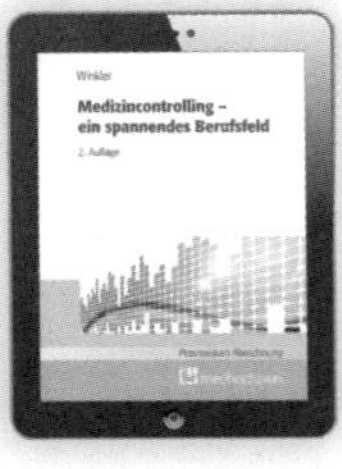

Winkler

Medizincontrolling – ein spannendes Berufsfeld

epub | 2. Auflage 2015
24,99 € | ISBN 978-3-86216-245-1

medhochzwei
www.medhochzwei-verlag.de